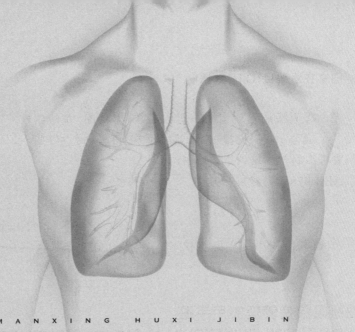

MANXING HUXI JIBIN

GUANLI SHIYONG SHOUCE

• 慢性呼吸疾病管理专科护士培训指导用书 •

慢性呼吸疾病管理实用手册

学术顾问：梁宗安　黄　浩　吴小玲

主　编：万群芳　蒋　丽　黄维维

U0255065

四川科学技术出版社

图书在版编目(CIP)数据

慢性呼吸疾病管理实用手册 / 万群芳, 蒋丽, 黄维维
主编. -- 成都: 四川科学技术出版社, 2024. 6. (慢性呼吸
疾病管理专科护士培训指导用书) .
　　ISBN 978-7-5727-1392-7
　　Ⅰ. R56-62

中国国家版本馆 CIP 数据核字第 2024TB3035 号

慢性呼吸疾病管理实用手册

MANXING HUXI JIBING GUANLI SHIYONG SHOUCE

主　　编　万群芳　蒋丽　黄维维

出 品 人　程佳月
策划组稿　罗小燕
责任编辑　周美池
责任校对　唐晓莹
画　　图　郑宋浩　戴一凡
封面设计　李　庆
责任出版　欧晓春
出版发行　四川科学技术出版社
　　　　　成都市锦江区三色路 238 号　邮政编码 610023
　　　　　官方微博: http://weibo.com/sckjcbs
　　　　　官方微信公众号: sckjcbs
　　　　　传真: 028-86361756
成品尺寸　185mm×250mm
　　　　　印张 15.75　字数 315 千
印　　刷　四川华龙印务有限公司
版　　次　2024 年 6 月第一版
印　　次　2024 年 6 月第一次印刷
定　　价　78.00 元

ISBN 978-7-5727-1392-7

邮　　购: 成都市锦江区三色路 238 号新华之星 A 座 25 层　邮政编码: 610023
电　　话: 028-86361758

《慢性呼吸疾病管理实用手册》
编委会

主　编：万群芳　蒋　丽　黄维维

副主编：刘祥敏　邹学敏　阳绪容

编　者：敖冬梅（四川大学华西医院）

　　　　陈晓珊（四川大学华西医院/四川大学华西天府医院）

　　　　邓青芳（四川大学华西天府医院/四川大学华西医院）

　　　　冯　晨（四川大学华西天府医院/四川大学华西医院）

　　　　范霖聪（四川大学华西天府医院/四川大学华西医院）

　　　　符小敏（四川大学华西医院）

　　　　苟智琼（四川大学华西医院/四川大学华西天府医院）

　　　　高　芩（四川大学华西天府医院/四川大学华西医院）

　　　　黄维维（四川大学华西医院）

　　　　蒋　丽（四川大学华西医院/四川大学华西天府医院）

　　　　刘祥敏（四川大学华西医院）

　　　　刘晓宇（四川大学华西天府医院/四川大学华西医院）

　　　　刘晓玉（四川大学华西天府医院/四川大学华西医院）

　　　　苏学丽（四川大学华西天府医院/四川大学华西医院）

　　　　吴小玲（四川大学华西医院/三亚市人民医院 | 四川大学华西三亚医院）

　　　　万群芳（四川大学华西医院/四川大学华西天府医院）

　　　　王文楠（自贡市中医医院）

　　　　王亚利（四川大学华西天府医院/四川大学华西医院）

　　　　伍家民（四川大学华西天府医院/四川大学华西医院）

　　　　阳绪容（四川大学华西医院/四川大学华西天府医院）

　　　　叶丽娟（四川大学华西医院/四川大学华西天府医院）

　　　　郑宋浩（四川大学华西天府医院/四川大学华西医院）

　　　　邹学敏（自贡市中医医院）

　　　　张利君（自贡市中医医院）

　　　　朱论武（四川大学华西天府医院/四川大学华西医院）

"慢性呼吸疾病管理专科护士培训指导用书" 序

慢性呼吸疾病简称呼吸慢病，其高发病率、高死亡率、高致残率居各疾病之首，给家庭及社会带来沉重的经济负担，与高血压、糖尿病等相比，呼吸慢病管理严重滞后，且公众对慢性阻塞性肺疾病等的认知率不足10％。国家先后出台《中国防治慢性病中长期规划（2017—2025 年)》《健康中国行动（2019—2030 年)》《国家慢性病综合防控示范区建设管理办法》等政策，旨在促进呼吸慢病规范化管理。

呼吸慢病管理需要医生、护士、物理治疗师、营养师、心理咨询师等多学科成员共同参与，护士在其中承担了多种角色和任务，这就要求护士既要有扎实的临床护理知识与技能，又要具备与呼吸康复相关的知识与技能、慢病全程管理知识、良好的健康教育能力等。因此，做好呼吸慢病管理，人才培养必须先行。

"慢性呼吸疾病管理专科护士培训指导用书"共分三册，分别是《呼吸康复实用图册》《慢性呼吸疾病管理实用手册》《"肺"常健康，畅享呼吸》。

《呼吸康复实用图册》采用以图片为主、文字为辅的编撰形式，呈现临床常用呼吸康复护理技能的实施流程、操作要点、注意事项等，为实施呼吸康复的临床各类人员提供直观的指导。

《慢性呼吸疾病管理实用手册》包含慢病管理相关理论、技术体系、常见慢性呼吸系统疾病管理方案及中医适宜技术，详细阐述呼吸慢病管理的组织架构、管理流程、管理要点等，为呼吸慢病全程管理提供参考。

《"肺"常健康，畅享呼吸》为科普读物，从呼吸系统疾病的预防保健、症状快速自查自护、疾病的长期管理进行系统的科普，同时随书配备有声电子书，供阅读有困难的人群进行扫码听书，一键获取所需知识，适用于不同文化背景的城乡居民、呼吸疾病患者，也是慢病管理护士实施健康教育的指导用书。

该丛书的出版旨在为从事呼吸慢病管理的专科护士及其他临床工作者提供专业的指导，提升管理水平，促进呼吸慢病的规范化管理。由于编者能力有限，书中难免存在疏漏或不当之处，敬请广大读者批评指正。在此衷心感谢参与本书的编写人员和出版人员的辛勤付出。

编委会

2024 年 3 月 5 日

本书序一

随着人口老龄化和城镇化、工业化进程加快，我国慢性疾病患者基数不断扩大。因慢性疾病死亡的比例也持续增加。

慢性呼吸系统疾病的高发病率、高死亡率、高致残率给家庭及社会带来沉重的经济负担，居各疾病之首。与高血压、糖尿病等相比，慢性呼吸疾病管理严重滞后。国家先后出台《中国防治慢性病中长期规划（2017－2025年)》《健康中国行动（2019－2030年)》《国家慢性病综合防控示范区建设管理办法》等政策，旨在促进慢性呼吸疾病在规范化管理、专业化评估、改善生活方式上得到阶梯式上升。

慢性病管理，人才先行！慢性呼吸疾病管理需要医生、护士、物理治疗师、营养师等多学科成员共同参与，而护士在其中承担了多种角色和任务，要求护士既要有扎实的临床护理知识与技能，又要具备慢性病全程管理知识。当前，虽然众多医疗机构和学术团体都在开展形式多样的慢性呼吸疾病管理护士培养，但专业的慢性呼吸疾病管理人才仍然缺乏。本书从慢性病管理的国内外模式、团队构建与人员职责、常见慢性呼吸疾病的全程管理流程、中医适宜技术等方面为致力于慢性呼吸疾病管理的临床医护人员提供参考。衷心感谢参与本书编写和出版的人员的辛勤付出。

2024 年 8 月

本书序二

我国慢性疾病具有"患者人数多、患病时间长、医疗成本高、服务需求大"的特点。据《中国卫生健康统计年鉴（2022）》数据显示：2021 年和 2022 年心脑血管病、癌症和慢性呼吸疾病是我国城乡居民的主要死因，2022 年上述三类疾病死因占据超过 80% 的比重。其中慢性呼吸疾病的发病率高，无法治愈，不可逆转，严重影响了患者的生活质量，给患者家庭及社会都带来沉重的经济负担。按照国家卫生健康委员会等 13 部门联合制定的《健康中国行动——慢性呼吸系统疾病防治行动实施方案（2024—2030 年）》要求，到 2030 年，慢性呼吸疾病防治体系要进一步完善，危险因素综合防控要取得阶段性进展，慢性呼吸疾病基层筛查能力及规范化管理水平应显著提升，70 岁及以下人群慢性呼吸疾病死亡率要下降到 8.1/10 万及以下。

《慢性呼吸疾病管理实用手册》从慢性病管理的国内外模式、团队构建与人员职责、常见慢性呼吸疾病的全程管理流程、中医适宜技术的应用等方面为致力于相关领域的医护人员提供一套系统的慢性呼吸疾病全程管理方案。内容全面、详细、实用。

愿《慢性呼吸疾病管理实用手册》能成为防治慢性呼吸疾病的助手，为全民开展慢性呼吸疾病管理提供帮助。衷心感谢为此项工作付出艰辛努力的所有专家、学者。

2024 年 8 月

目 录

第一篇　绪论

第一章　慢性呼吸疾病管理概述

一、我国的慢性非传染性疾病现状

慢性非传染性疾病简称慢性病或慢病，是一种长期存在的疾病状态，表现为逐渐的或进行性的组织器官结构病理改变或功能异常，与急性疾病相比，具有起病隐匿、病程持续时间长、病情迁延难愈等特点。随着社会的发展，人口老龄化问题加剧，慢性病发生率日益渐增，已成为危害我国居民健康的主要问题。

在我国，常见的四类慢性病为心脑血管疾病、糖尿病、恶性肿瘤以及慢性呼吸疾病。据《中国居民营养与慢性病状况报告（2020年）》显示，随着我国经济社会发展和卫生健康服务水平的不断提高，居民人均预期寿命不断增长，慢性病患者生存期不断延长，加之人口老龄化、城镇化、工业化进程加快和行为危险因素流行对慢性病发病的影响，我国慢性病患者基数仍将不断扩大。同时，慢性病死亡的比例也会持续增加，2019年我国因慢性病导致的死亡人数占总死亡人数的88.5%，其中心脑血管病、恶性肿瘤、慢性呼吸疾病死亡比例为80.7%。由此可见，我国有很多居民受到慢性病的侵害。

1978—2015年，我国卫生支出由110.21亿元上升至40 974.64亿元，增长约371倍，其中有相当大比重的医疗费用产生于慢性病。根据卫生经济研究所的研究数据，按目前慢性病治疗费用年平均17.72%的速度递增，预计2030年该费用将高达148 947.10亿元，占卫生总费用的81.13%。相比于我国经济水平的发展状况，用于医疗领域的卫生支出增长速度过快。2015年，我国卫生总费用研究报告显示，1978—2015年间，GDP的年均增长速度约为15.37%，低于卫生支出17.46%的增长率，卫生费用相对于国内生产总值比重稳步增加。2016年，卫生支出占国内生产总值的比重为6.05%，虽已达到卫生费用相对于国内生产总值不低于5%的要求，但如不加以控制，过高的卫生支出会加重政府与家庭负担，必定会阻碍我国经济进一步发展。

二、我国的慢性病管理现状

慢性病管理（chronic disease management，CDM）是指对慢性非传染性疾病及其危险因素进行定期及连续监测、评估与综合干预管理的医学行为及过程，主要内涵包括慢性病早期筛查、风险预测、预警与综合干预，以及慢性病患者群的综合管理、慢性病管理效果评估等。

当前，我国慢性病呈现出患者人数多、患病时间长、医疗成本高、服务需求大的特点。《健康管理蓝皮书：中国健康管理与健康产业发展报告（2023－2024）》指出：随着国家防治慢性病中长期规划的实施，国家基本公共卫生服务项目和慢性病防控综合示范区建设的深入推进，慢性病健康管理开始受到前所未有的重视。一是慢性病健康管理正式列入《"健康中国建设2030"规划纲要》和《中国防治慢性病中长期规划2017—2025年》；二是将慢性病健康管理与儿童健康管理、老年人健康管理、孕产妇健康管理等作为国家基本公共卫生服务项目推行和实施；三是国家卫生健康委员会正在研究制定慢性病健康管理与促进服务示范机构建设指导意见，以加快慢性病健康管理规范、有序的发展。

由于我国对于慢性病的管理起步较晚，现阶段对慢性病管理的三级预防结合还不够严密，临床医学和公共卫生资源也还需进一步整合。慢性病管理在我国尚无成熟的工作模式，但在摸索中也取得了一些模式的应用经验，如慢性病信息监测系统模式、慢性病自我管理模式（chronic disease self－management，CDSM）、社区慢性病健康管理模式、社区慢性病临床路径管理模式等。在诸多工作模式的探索中，我国现在采用的慢性病管理方法主要分为三种：①生物医学管理方法，其重点在于从生物医学角度进行管理，对患者心理、行为、社会等方面的因素进行有效的干预措施，从而达到理想的效果，也是目前采用最为普遍的管理方法。②认知行为干预，主要通过向患者传授健康知识，使患者了解慢性病的危害、不良生活方式与慢性病之间的关系，从而督促患者改变生活习惯。③心理动力干预，主要是在前两种方法的基础上，引入心理学的理论和方法对患者进行干预，使其生活质量和生活方式得到显著改变。慢性病管理呈现出越来越综合的发展趋势，从被动的"有病医病"到"未病先防"。近年来，一些专家对国内慢性病管理的研究文献进行了详细分析，近20年慢性病管理相关文献中高频出现的关键词具体分为五种：即高血压与糖尿病的慢性病管理、社区卫生服务中心在慢性病防治与管理中的重要地位、全科医生在慢性病管理中的重要作用、健康管理及护理在老年人中的应用、社区护理的重要作用等。由此可见，以常见疾病作为慢性病管理的主要管理对象，以社区为单位对慢性病患者进行相关科普知识宣传，以调整患者心理状态和行为方式为主导，以提高医生专业水平为重要抓手，都对提升慢性病管理水平具有积极作用。

三、我国慢性呼吸疾病的现状

2018 年世界卫生组织调查结果表明，慢性呼吸疾病年死亡人数高居世界第三位，约为 380 万。《健康中国行动（2019—2030）》指出：慢性呼吸疾病是以慢性阻塞性肺疾病（以下简称为慢阻肺）、哮喘等为代表的一系列疾病。慢性呼吸疾病包括慢阻肺、哮喘、间质性肺病、肺动脉高压、慢性支气管炎等。

慢阻肺（chronic obstructive pulmonary disease，COPD）是一种具有气流阻塞特征的慢性支气管炎和（或）肺气肿，可进一步发展为肺心病和呼吸衰竭的常见慢性疾病。我国 40 岁及以上人群慢阻肺患病率为 13.6%，总患者数近 1 亿。慢阻肺具有高患病率、高致残率、高病死率和高疾病负担的特点，患病周期长，反复急性加重，有多种并发症，严重影响中老年患者的预后和生活质量。

哮喘（bronchial asthma）是由多种细胞和细胞组分参与的以气道慢性炎症为特征的异质性疾病，这种慢性炎症与气道高反应性相关，通常出现广泛而多变的可逆性呼气气流受限，导致反复发作的喘息、气促、胸闷和（或）咳嗽等症状，强度随时间变化，多在夜间和（或）清晨发作、加剧，多数患者可自行缓解或经治疗缓解。支气管哮喘如诊治不及时，随病程的延长可产生气道不可逆性缩窄和气道重塑。在我国，哮喘患者约 4 500 万人，因病程长、反复发作，极大影响了儿童生长发育和患者生活质量。

间质性肺疾病（intersttial lung diseases，ILD）是影响肺泡结构、肺间质和（或）小气道的 200 多种肺部疾病的总称，病变呈两肺弥漫性分布，因此又称弥漫性间质性肺病（diffuse interstitial lung disease，DILD）。尽管 ILD 是罕见疾病，但全球疾病负担研究报告称，1990—2013 年，与 ILD 相关的寿命损失年数（years of life lost，YLL）增加了 86%。因此，ILD 首次被列入全球 YLL 的五十大病因之列。

一项由中华医学会呼吸病学分会牵头的全国多中心调查资料显示，我国收治的 DILD 患者 1990 年占呼吸科住院人数的 1.98%，占全院住院人数的 0.11%；2003 年分别为 4.66% 和 0.25%，在收治的 DILD 患者中特发性肺纤维化（international pharmaceutical federation，IPF）占 25.2%，自身免疫性疾病合并肺间质纤维化为 15.2%，肺结节病为 5.1%，过敏性肺泡炎（extrinsic allergic alveolitis，EAA）为 3.6%，未分类的为 50.9%。2007 年，我国重庆地区对重庆市两所医科大学主要的 5 家教学医院 5 年期间的 DILD 流行病学情况及结果分析显示，收治的 DILD 患者从 2002 年占呼吸科住院人数的 2.83%，占全院住院人数的 0.30%，到 2006 年分别为 8.29% 和 0.48%。可见 ILD 的患病率呈上升趋势。

肺动脉高压（pulmonary arterial hypertension，PAH）是累及小动脉的肺血管疾病，会导致肺动脉压力及血管阻力增加。根据世界卫生组织（WHO）的标准，海平面、静息状态下，右心导管测量平均肺动脉压（mPAP）≥25 mmHg*，可确诊为 PAH。PAH 可分为原发性肺动脉高压和继发性肺动脉高压。前者发病率较低，为 1~2 人/百万人，后者则很常见，主要病因包括结缔组织疾病、先天性心脏病、HIV 感染、肺静脉疾病、呼吸系统疾病、血栓栓塞性疾病等。PAH 的持续恶化进展会导致右心衰竭、静脉淤血、重要器官静脉回流受限等病理状态，极易形成恶病质，死亡率极高。

提到慢性病，首先会想到高血压、糖尿病，甚至肿瘤，而作为与前三者并列为四大慢性病的呼吸系统疾病，却长期未受到足够的重视。与其他国家相比，我国的呼吸道疾病情况更加严峻，是我国慢性病管理体系中的短板。补齐呼吸道疾病防治短板，对于延长人口平均寿命，建设国民健康体系至关重要。

慢性呼吸疾病已成为与高血压、糖尿病"等量齐观"的慢性疾病，给我国的公共卫生体系和医疗系统带来了巨大的挑战。半个世纪以来，在几代呼吸病学专家的努力下，中国慢性呼吸疾病研究和防治能力有了长足进步。《健康中国行动（2019—2030 年）》制定的 15 项专项行动中，有 8 项与呼吸疾病的防、诊、治密切相关，使我国的慢性呼吸疾病"促、防、诊、控、治、康"工作迎来前所未有的条件和机遇，有效地维护了人民群众的健康。然而，我国慢性呼吸疾病发病率以及死亡率目前仍处于高位，慢性呼吸疾病管理任重道远。

四、慢性病管理目的及意义

慢性病管理的宗旨是通过医护健康管理人员的教育、培训、监督、培养，让患者掌握自我管理疾病的知识，养成健康生活的习惯，用正确的方式和心态处理疾病中遇到的各种问题。达到此目的的方法就是让患者学会自我管理，要求患者能够进行自我管理和自我疾病监控，在专业医务人员的指导下完成有关的医学任务，配合医务人员的工作。

慢性病自我管理涉及生理、心理、社会三个层面，医学专业人员对患者进行专业知识与技能的培训，指导患者学会监测疾病，正确用药，从而增强患者对自身疾病的认识，减轻对疾病的恐惧，成为一个"内行患者"，使其既能掌握自身疾病所需的专业知识，又能依靠自己解决生活中的一些问题，从而使患者增加对抗疾病的信心，使患者更好地融入社会，提高自身的生活质量。

"三分治，七分养"，慢性病本身是一个长期存在的疾病，它很难治愈，大多依靠患者的自我长期管理，需要患者坚持规律、正确地服药，适时锻炼，学会监测病情的变化。慢性病管理最终的核心目标也不是治愈疾病，而是使慢性病的病情得到有效的控制。

从我国的现状来看，慢性病已是不容忽视的问题，预防和治疗慢性病也是刻不容

---

* 1mmHg = 0.133kPa。

缓的任务。慢性呼吸疾病的发病率高，无法治愈，不可逆转，影响患者的生活质量，给患者家庭、社会带来沉重的经济负担。慢性呼吸疾病管理可改善慢性病患者的治疗效果，提高生活质量，改变不良的生活方式，减少用药，控制医疗保健成本，节约社会卫生资源，提高慢性病患者的幸福指数，使其能够独立生活，回归社会。

（苏学丽、吴小玲、朱论武）

参考文献

[1] 何亚鑫，樊威伟，周世芬，等. 慢性病管理临床应用的研究进展与分析 [J]. 中医药管理杂志，2023，31（1）：199－202.

[2] 董彦，袁丽荣. 多学科协作慢性病管理模式在慢性呼吸系统疾病患者中的应用 [J]. 护理研究，2020，34（21）：3922－3926.

[3] 李文静. 间质性肺疾病合并肺炎的临床特征 [D]. 长春：吉林大学，2023.

[4] 王佳，王淑美，王铭. 中医药防治肺动脉高压研究进展 [J]. 中国中医急症，2022，31（10）：1877－1880.

[5] 李玉保，李丽清，杜福贻. 慢性非传染性疾病对卫生费用的影响及作用机制分析 [J]. 中国社会医学杂志，2018，35（1）：79－82.

第二章　慢性呼吸疾病管理相关模式

一、慢性病管理模式

美国是最早研究及应用慢性病管理模型的国家。1998 年，Wanger 提出了慢性病照护模式（chronic care model，CCM），主要包括六个基本要素，分别是卫生保健组织和政策领导、社区资源配合、患者自我管理的支持、卫生保健系统协调、临床决策支撑和临床信息系统。这一模式得到了广泛应用，对之后的慢性病管理模式有很大的参考价值。

慢性病管理在此后的 20 年间也在不断地演化、发展，相继提出了慢性病自我管理计划（chronic disease self－management program，CDSMP）和慢性病创新照护框架（innovative care for chronic conditions framework，ICCC）。但其本质都是对慢性病管理系统基本要素的重塑与整合，目标是促进两大核心慢性病管理者，即"对自身健康状况知情且积极参与管理"的需求方与"有准备"的供给方的有效交互作用。各类慢性病管理模式区别主要表现为侧重点的不同，引入主体、要素、措施、技术不同，管理主体之间的交互分工不同等。

（一）国外慢性病管理模式

1. 慢性病照护模式（chronic care mode，CCM）

美国是最早研究及应用慢性病管理模型的国家。近年来，美国将信息技术应用到慢性病管理领域，在 CCM 基础上构建出以家庭为基础的慢性病远程管理模式，建立了患者专项档案，实时监测数据，及时调整治疗方案。

通过远程网络的系统管理，使得慢性病患者的生活及行为方式得到极大改善，慢性病的发病率、病死率、致残率明显降低，从而达到促进健康、提高生活质量的目的。

2. 慢性病自我管理模式（chronic disease self-management，CDSM）

CDSM 起源于 20 世纪五六十年代的美国，旨在训练患者具备以下技能：处理压力，管理和监控疾病的症状，完成一切必要的生物医学任务，并配合卫生保健人员的工作。其典型代表是美国斯坦福大学患者教育研究中心的慢性病自我管理项目（chronic disease self-management program，CDSMP）。

慢性病自我管理模式要求患者能够进行自我管理和自我疾病监控，完成有关医学任务，配合医务人员的工作。主要是由专业的医务人员成立专门的管理小组，为患者及家属通过视频、图片等讲述慢性病管理的预防、用药、营养支持等相关知识，以及教授他们慢性病管理方法，以达到患者可以进行自我疾病监测、预防，以及科学正确规范地用药，从而减缓疾病的加重，提高患者的生活质量。

这种模式改善了人群的健康状况，提高了生命质量，得到了世界卫生组织的高度赞赏，并向全世界推广，目前已在澳洲、欧洲、亚洲各国得到广泛应用。

3. 慢性病创新照护框架（innovative care for chronic conditions framework，ICCC）

ICCC 结合 CCM 和 CDSM 管理模型对某些要素进行调整。2002 年，世界卫生组织（WHO）提出了更适合发展中国家应用的慢性病管理框架——ICCC。ICCC 强调整合、一体化协调思路，从宏观（政策、筹资环境）、中观（卫生服务组织与社区）和微观（患者—家庭—社区伙伴）三个层面建立。具体内容：①微观层面，包括患者及其家庭、卫生保健工作组和社区伙伴。卫生保健工作组包括多种类别的服务提供者。社区伙伴是指社区中的非医疗专业人士，如社区居委会、街道办事处和以居民为主的各种形式的社区志愿者。②中观层面，包括卫生保健组织和社区两方面，卫生保健组织强调与慢性病有关的服务的持续性和协调性，鼓励高质量照护，支持自我管理和预防，使用信息系统；社区强调提高公众对慢性病的认识和减少谴责，通过领导和支持鼓励社区更好地筹集和协调资源，提供补充服务。③宏观层面，主要指积极的政策环境，包括制定并宣传综合政策，促进一致的供给，开发和调拨人力资源，支持立法框架和加强伙伴关系。

WHO 提出 ICCC 更适合中低等收入国家。ICCC 强调政府及政策的支持，增加经费培养全科医生，以慢性病患者为重点签约对象，开展签约服务，对签约的慢性病患者及家庭成员提供基本诊疗服务、相关随访、健康教育等。这种模式以预防为重点，为慢性病患者提供一体化、综合化的管理，增强自主管理意识及自我管理技能，从根本上实现初级卫生保健工作的目标。

4. 同伴支持管理模式（peer support programs to manage chronic disease）

1985 年，Lorig 等首次提出同伴支持的理念，同伴支持管理模式以患者组成的小组、团体或俱乐部等为主体，通过医护人员、医疗体系、信息系统等对其进行信息和情感的支持，增强治疗信心，增加患者的社会支持和自我照护意识，以进行科学高效的慢性病管理。

该模式将具有相同疾病的患者组成小组，可以通过线上组建相关慢性病微信群，线下定期开展交流会，分享和交流自身的情感、经历以及相关疾病知识，鼓励正在经历疾病的患者。具有相同经历的人的支持可以更好地让被支持者接受，提升他们战胜疾病的信心。

（二）国内慢性病管理模式

我国现已形成比较完善的慢性病管理模式体系。目前，我国慢性病管理模式包括自我管理模式、社区慢性病健康管理模式、医联体模式和多学科协作模式等。

近年来，一些新的慢性病管理创新模式相继出现，比如基于物联网的慢性病管理模式，此研究在疫情期间特殊管理方式下凸显出物联网在慢性病管理中的优势，其应用和发展无疑将成为未来慢性病管理的新方向，为慢性病患者带来新的前景和希望；再比如建立医院—社区—患者—志愿者一体化慢性病管理新体系。此研究证明该新体系可以有效提高慢性病患者的生活质量，提升患者慢性病自我管理能力与医药健康知识水平。

1. 自我管理模式

该模式源于慢性病自我管理计划模型（chronic disease self - management program，CDSMP）。这一模式是以患者为中心，强调疾病的治疗者是患者本身而非医护人员。

我国公共卫生系统在其中作为自我管理理念的传播者，所需提供的是帮助患者学会自我管理的方法和增强自我管理的积极性、信心的各种支持，如健康手册、宣教讲座、技能培训等，从而培养持续、稳定的"患者方—供给方"伙伴关系，成为患者自我管理的支持者和贡献者。

2. 社区慢性病健康管理模式

社区慢性病管理模式主要以家庭医生式签约服务模式为主，是指社区家庭医生通过与居民签约的方式，提供慢性病管理的签约服务，以签约社区卫生服务、定期随访与体检、管理健康档案、实施健康教育等手段进行社区慢性病管理。

其主要方法是构建慢性病管理团队，每个团队包括 1 名全科医生、1 名公卫医生和1 名社区护士。具体如下：①建立档案，为患者建立档案，并做好档案的编码和管理；

②完善信息，系统、详细地记录管理对象的健康状况，包括个人一般情况、生活行为状况与既往史、家庭生活史和疾病基本信息、危险因素及相关检查信息等；③实施评估，定期对患者疾病状况及各个健康管理指标展开评估；④制订方案，对疾病发展的风险进行预测，为患者制订具有针对性的综合干预方案。方案中包括健康教育、个性化饮食、合理用药等多项措施；⑤定期随访。

3. 医联体模式

医联体，顾名思义即区域医疗联合体，是指通过分级诊疗的方式整合同一个区域内的医疗资源，通常将一个区域内的村卫生院、社区医院、二级医疗机构、三级医疗机构联合组成一个医疗团体，目的是为了解决百姓看病难、看病贵的问题。

学者郭燕红提出医联体主要有四种模式：城市的医疗集团、县域内的医共体、跨区域的专科联盟、远程医疗的协作网。具体如下：①城市的医疗集团，由三级公立医院或者业务能力强的医院负责牵头，联合社区卫生服务机构，形成资源共享、技术支持、分工协作的管理模式；②县域内的医共体，以县级医院为龙头、乡镇医院为枢纽、村卫生室为基础的县乡一体化管理；③跨区域的专科联盟，由医疗机构特色专科技术力量为支撑，充分发挥医学中心、临床医学研究中心及其协调网络的作用，以专科协作为纽带，形成补位发展模式；④远程医疗的协作网，由公立医院面向基层、边远和欠发达地区提供医疗、远程教学、远程培训等服务的模式。

4. 多学科协作管理模式

多学科协作管理模式是病案管理模式的一个扩展，通过多学科的综合团队来共同管理慢性病患者。这个团队不仅包括医学专业人员如医生、护士、药剂师，还包括营养师和社会工作者等。

该模式要求团队成员分工明确、团队合作，医生为患者进行药物指导，心理咨询师为患者进行心理咨询和疏导，营养师给予患者个体化的营养指导，康复治疗师尽早为患者提供康复训练，医护定期随访，出现问题及时反馈给团队成员，共同合作，为慢性呼吸疾病患者的自我管理提供强大的支持，患者可规范、正确地用药，从而使病情得到最大程度的控制，提高生活质量。

5. 上海"1＋1＋1"模式

2016 年，上海在社区卫生服务综合改革中推出"1＋1＋1"签约服务试点，即居民根据自愿原则，在与家庭医生签约的基础上，可再选择 1 家区级和 1 家市级医院签约。试点优先满足 60 岁以上老年人与慢性病居民的签约需求，再逐步扩大。签约居民通过家庭医生，可以优先预约就诊，帮助及时转诊到大医院、找到合适的医生，还可以享受慢性病长期处方（从 1～2 周配药量扩大到 1～2 个月）、延伸处方（在社区延续上级医院的处方）等便利服务。

上海市"1＋1＋1"医疗机构组合签约人数已超 500 万名，其中 60 岁及以上老年人 322 万名，已签约居民中 72% 在"1 + 1 + 1"签约医疗机构组合内就诊，在签约社区卫生服务中心就诊比例达到 50%。

6."互联网+"慢性病全程管理模式

随着互联网与通信技术的纵深发展与拓展运用，"互联网+"慢性病管理模式应运而生。它是运用互联网技术建设慢性病管理信息平台，比如建立微信/QQ 医患社群，开发物联网 APP 等，通过建立慢性病电子健康档案、慢性病随访管理平台以及先进的物联网技术，实现线上随访管理、院外监测、智慧宣教、智慧预警、线上咨询答疑等慢性病业务全过程信息化管理。这种模式不仅可以帮助患者监控并记录慢性呼吸疾病的病情变化、治疗和恢复等情况，还能帮助医生对患者进行长期有效的健康教育以及远程指导医疗。

该管理模式目前广泛应用于医疗机构慢性病专病的全程管理中，如四川大学华西医院为满足慢性病患者全流程、全周期、个性化、连续性的循环式服务需求，专门成立了慢性病连续性管理办公室，鼓励临床科室成立慢性病专病项目团队。各项目团队根据慢性病各类病种的不同治疗及康复方式，制定标准化的慢性病单病种健康管理流程，由医护团队为患者定制个性化的诊疗方案，管理团队依托于"互联网+"信息化平台及信息智慧化医疗工具，长期追踪，定期监测，为患者提供连续性的医疗服务。该管理服务特点是以患者为中心，在慢性病发生、发展、转归和康复过程中，将既往医疗机构只管诊断和治疗的被动服务转变为主动服务，通过建立单一病种一体化临床路径为基础的连续性医疗服务及质量控制体系，健全"预防－治疗康复－长期护理"服务链，通过医、护、技、管多方合作形成团队，对慢性病患者提供全流程、全周期、个性化、连续性的循环式服务，提高医疗服务的连续性、有效互动，普及疾病防治健康知识，提高患者的依从性，有效控制慢性病病情的发展，降低医药费用，改善就医体验，提升患者满意度。该模式通过系统、规范化的管理，达到减少患者的医疗费用，提高其生活质量和就医满意度的良好效果。

二、慢性呼吸疾病管理模式

为了减少我国慢性呼吸疾病的发病率和死亡率，提高患者的生活质量，延长患者的生命周期，部分医院定期为患者提供健康教育及科普活动，加强患者的出院宣教，定期进行随访管理，以降低患者急性加重次数，提升疾病控制水平。许多呼吸专科专家及医务工作者置身于慢性呼吸系统病管理研究当中，创新了许多慢性呼吸疾病管理模式。

（一）"3－2－1"模式

2016 年，重庆西区医院呼吸与危重症医学科成立了呼吸慢性病管理中心，组建了以区二院呼吸慢性病管理 MDT 团队为核心，上级医疗机构专家、基层医疗机构管理者共同参与的呼吸慢性病管理队伍，实现三方联动、多学科协作的一体化综合管理，开创了呼吸慢性病管理"3－2－1"模式。

该模式包括患者筛查、评估建档、综合干预三条主线，线上、线下两种途径，覆盖慢阻肺、肺栓塞、慢性支气管炎、肺纤维化、支气管哮喘、肺结核、肺部肿瘤等呼吸慢性病。2018 年，该模式在"2018 全国医院擂台总决赛"中被列入"全国十佳案例"。

（二）全程闭环管理模式

全程闭环管理模式包括院内的诊疗评估与治疗、患者教育、院外的随访管理和自我管理指导。全程闭环管理可促进慢性呼吸疾病规范化管理，提高患者的依从性，使其长期获益。

1. 闭环管理第一环——诊断评估与治疗

首诊患者确诊后统一肺功能检查留存基线数据，进行常规检查（血常规、CT 等），使用综合评估工具（慢阻肺 CAT 评分表/哮喘 ACT 评分表/哮喘日记）评估患者的疾病症状，观察是否有并发症（鼻炎、反流等）。

利用医院慢性病专用的电子管理平台对患者的就诊情况进行登记管理，内容包括：患者的一般资料，肺功能及相关检验、检查结果，各种评估结果情况并发症等。同时在病房、门诊进行肺功能登记造册，让患者的检查数据有对照依据，进而增强治疗信心。

2. 闭环管理第二环——患者教育

患者教育工作主要包括门诊就诊宣教、入院宣教以及其他形式的宣教。

慢性病患者门诊健康教育管理包括：提高患者对疾病的认知、治疗的依从性及应对常见问题的能力；定期检查，反复强化患者正确使用吸入装置；科学规范的戒烟指导；指导家庭氧疗与呼吸机治疗的实施；制订实施个性化肺康复计划；发放健康教育资料，举行健康讲座，通过网络平台进行知识宣教等多种形式，根据患者特点制订个性化的教育计划。

3. 闭环管理第三环——随访管理

门诊患者是较难管理的一个群体，做好随访管理是慢性病管理成功与否的重要环节。实施专人监测患者末次就诊时间，重点关注超过 90 天未就诊患者，采用电话回访、短信回访等方式干预。以往患者就诊结束谨遵医嘱用药，对疾病本身认知与自我管理预警能力不足。在规范慢性病管理之后，要求患者做好日记。例如以哮喘患者为例，要求患者记录每日呼吸峰流速变异率，每次随访跟进自我管理记录，从而提高患者的依从性。慢阻肺、哮喘患者随访采用电话随访、上门随访以及患者回院复诊等形式。

4. 闭环管理第四环——自我管理指导

针对出院患者进行多方面的教育指导，让患者了解疾病发生的原因及诱发因素、肺康复的方法等，以加强患者的自我管理。

（三）慢阻肺全程管理创新模式——建立慢阻肺数字化生态管理系统

2018 年 3 月 31 日，银川市卫生健康委员会与葛兰素史克（中国）投资有限公司签署战略合作协议，开展银川市慢性呼吸疾病管理建设。该项目通过双方的创新合作与居民健康大数据平台的构建，首创性地探索基于"互联网＋"医疗健康以及"智能分级诊疗"的慢阻肺全程管理创新模式，积极打造慢性呼吸疾病管理的智慧医疗示范系统。

银川市慢阻肺数字化生态管理系统以银川市第一人民医院为轴心，连接全国三级医疗机构知名专家与全市基层区县医疗机构，为基层医生群体提供疾病诊疗知识培训和继续教育，推动慢阻肺分级诊疗在银川各级医疗单位的全面覆盖。

该项目计划推动人工智能等前沿信息技术在慢性呼吸疾病管理领域的应用，广泛开展数字化疾病管理的创新性尝试，包括：建立慢性呼吸疾病数字化健康创新中心，构建居民健康大数据平台，通过上线健康管理移动应用和签约患者管理系统，搭建面向慢阻肺患者的数字管理平台。

同时，项目也积极推动签约家庭医生服务与创新基层医疗服务，并计划推广智慧药房服务落地，首批计划纳入非处方药（OTC）及自费药，未来分批覆盖银川市各大社区医院、超市、小区门口等公共场所，让患者在家门口就能享受优质的"互联网＋"医疗服务。

（四）医院-社区-家庭三位一体信息化管理模式

组建多学科合作的健康管理团队：团队成员由医-护-信息科共同协作，成员包括综合性三甲医院呼吸科医生 1 名，专科护士 1 名，信息科工程师 1 名，社区卫生服务中心医生 1 名，护士 1 名，以及项目主持人及护理专业硕士研究生 2 名。所有团队成员均接受统一的知识和技能培训，培训内容包括疾病发生的危险因素、临床表现、相关检查项目、治疗方案、并发症观察及预防，患者的心理护理、饮食护理、健康行为指导、有效沟通技巧以及用药依从性保证等。

管理方案：社区护士与护理研究生负责以线上和线下管理相结合的方式对患者进行管理，完成档案管理、信息共享、慢性病管理、中医辨证施护等，给予患者基础的健康教育、健康咨询，定期对患者进行随访，必要时请求远程会诊及医院转诊。信息工程师负责平台数据处理与维护：①完成信息录入和建档。②制作并发放慢阻肺社区护理健康手册，建立微信公众号，在公众号内定期推送疾病健康资讯。③对患者健康状况进行系统化评估，根据一般资料、疾病相关信息（生活方式、危险因素、中医证型、实验室检查）等进行个体化判断，制定处方，指导患者及家属理解并熟练掌握疾病相关健康管理知识，并予以动态化追踪与反馈。④详细记录患者每次随访及检查结果，定期组织慢阻肺患者及家属参加关于疾病健康保健的相关知识讲座与互动沙龙。

⑤强化医院、社区、家庭之间的沟通交流，定期举办线上会议，了解社区健康管理情况，对出现的问题和不足给予指导及解决。对于院外控制不佳或进入急性加重期的患者及时给予转诊服务。

（五）家庭病床管理模式

该模式指患者在接受常规药物治疗基础上，采取间断性家庭氧疗，鼓励活动期间及夜间吸氧；全科医师、社区护士组成的医护团队定期进行家庭随访、监督指导及对患者进行康复治疗，指导家庭康复治疗方案；向患者及家属发放家庭氧疗及肺康复训练资料，指导患者掌握简单的肺康复训练及氧疗技术，协助患者进行缩唇呼吸操练习或腹式呼吸；随访期间，密切关切患者的心理状态，及时疏导其紧张情绪，定期监测二级预防干预的重要体征，提高患者治疗依从性。

（苏学丽、蒋丽、朱论武）

参考文献

[1] 张宁，王翔宇，侯如霞，等. 慢性病管理模式在低龄儿童龋中的应用 [J]. 口腔疾病防治，2022，30（9）：670-674.

[2] 田华，李沐，张相林. 慢性病管理模式的国内外现状分析 [J]. 中国药房，2016，27（32）：4465-4468.

[3] 徐佳琳，翁开源，陈飘飘，等. 基于ICCC框架的老年人基层慢性病管理探讨 [J]. 中国初级卫生保健，2020，34（10）：69-72.

[4] 张娟，刘甜. 慢性阻塞性肺疾病患者自我管理中引进同伴支持模式的临床效果研究 [J]. 基层医学论坛，2021，25（30）：4317-4319.

[5] 陈可欣，王晓琳，冯尘尘，等. 国内外慢性病健康管理研究进展与对策分析 [J]. 中国卫生事业管理，2022，39（9）：717-720.

[6] 刘芳，刘维维. 社区慢性病管理专科护士胜任力特征的质性研究 [J]. 护士进修杂志，2022，37（7）：654-659.

[7] 任丽佳，邱伟伟，封玲，等. 我国医联体模式下慢性病管理效果的系统综述 [J]. 黑龙江医药，2019，32（6）：1296-1298.

[8] 董彦，袁丽荣. 多学科协作慢性病管理模式在慢性呼吸系统疾病患者中的应用 [J]. 护理研究，2020，34（21）：3922-3926.

[9] 董博，卜秀梅，宋艳丽. 老年COPD患者"医院-社区-家庭"三位一体信息化管理模式的构建研究 [J]. 中国老年保健医学，2021，19（6）：161-162+165.

[10] 崔晶晶，刘元元，郝敬媛，等. 基于物联网的呼吸慢性病管理 [J]. 中国老年保健医学，2021，19（2）：149-151.

[11] 熊伟芬，朱李艳. 医院-社区-患者-志愿者一体化慢性病管理新体系的建立 [J]. 中医药管理杂志，2020，28（13）：210-212.

第三章 慢性呼吸疾病管理团队的构建与人员职责

我国目前慢性病管理模式包括自我管理模式、社区慢性病健康管理模式、医联体模式和多学科协作模式等，模式多样化，但缺乏标准化的管理模式及专业化的管理团队。因此应加强团队合作，团队要分工明确，成立由医生、护士、康复治疗师、营养治疗师、心理咨询师共同建立的多学科诊疗团队慢性病管理小组，对慢性疾病患者在住院期间及院外出现的用药错误、心理障碍、营养不良、康复训练等问题进行个体干预。

一、慢性呼吸疾病管理团队的构建

建立慢性呼吸疾病管理团队是为了提供综合性、协调性和持续性的护理，以改善患者的生活质量和疾病管理。以下是构建慢性呼吸疾病管理团队的关键步骤：

（1）确定团队成员。根据慢性呼吸疾病的特点及治疗需要，科室成立多学科诊疗团队慢性病管理小组，应包括：慢性呼吸疾病诊治专家、慢性呼吸疾病管理护士、营养治疗师、临床药师、心理咨询师、康复治疗师以及内行患者、志愿者等。

（2）制定角色和职责。为每个团队成员明确角色和职责，确保各个方面的护理需求得到充分满足。

（3）促进协作和沟通。建立有效的团队沟通机制，确保信息的及时共享和协调，定期组织团队会议，讨论患者的病情和护理计划，共同制定个性化的管理方案。

（4）教育和培训。提供团队成员所需的持续教育和培训，以确保他们了解最新的呼吸慢性病管理指南和最佳实践方法，有助于提高团队的专业水平和护理质量。

（5）患者参与和自我管理。鼓励患者积极参与管理团队的工作，帮助他们了解自己的疾病，掌握自我管理技巧，并提供必要的支持和资源。

（6）评估和改进。定期评估团队的绩效和患者满意度，根据反馈和数据进行改进。持续关注团队工作的效果，并不断优化管理流程和护理方案。

通过以上步骤，构建一个有效的呼吸慢性病管理团队，为患者提供全面的护理支持。

二、人员职责

（1）慢性呼吸疾病诊治专家。慢性呼吸疾病诊治专家是慢性病管理团队的主要成员及重要的专业技术指导，必须对该领域疾病的诊治和慢性病管理知识有充分的认识，具有一定的权威性。其主要负责诊断治疗疾病，制订慢性病管理计划，监测患者的病情和疾病进展，提供专业的医学咨询和指导，同时指导团队其他成员工作，甚至亲自指导患者如何实施自我管理。

（2）慢性呼吸疾病管理护士。慢性呼吸疾病管理护士是团队的支柱，是整个管理流程的协调人员，不仅需要协调管理所有患者，还需要协调团队内各个成员，确保给予患者最合适的自我管理方案。其具体工作包括随访、评估、宣教，甚至一部分的营养教育和心理辅导工作。

（3）营养治疗师。营养治疗师的职责在于配合团队其他人员根据患者疾病制订合理的营养方案，具体包括饮食方案制定、饮食操作指导、营养评估等。

（4）临床药师。临床药师主要管理慢性病患者的药物使用问题。慢性病患者由于疾病的复杂性常常需要服用多种药物，这些药物之间是否存在相互作用，怎样保证患者用药的依从性、准确性，都是需要仔细指导的。其具体工作包括：指导患者合理用药，保证患者用药依从性及准确性，避免使用对病情有害的药物等。

（5）心理咨询师。慢性病是一个漫长的过程，患者需要长期服药并配合各种治疗。患者长期与疾病共处，容易出现心理疾病，甚至对疾病治疗丧失信心。因此，心理咨询师在慢性病鼓励过程中起着重要的作用。其具体工作包括心理评估、心理咨询疏导以及必要的心理治疗。

（6）康复治疗师。运动是生活方式干预的重要内容，康复治疗师可以从专业角度制订康复方案以及评估患者的生理状态是否适合运动，适合怎样的运动，同时协助患者进行康复锻炼。

（7）内行患者。内行患者是指具有一定的疾病自我管理知识，能够对自身病情有客观的理解，并能维持较好的生活方式、医疗行为以及心理状态的这类较高素质的患者。他们一方面可起到很好的模范作用，另一方面还能鼓励其他患者树立对呼吸慢性病治疗的信心。

（8）志愿者。慢性病管理会涉及多方面的工作，如果团队有志愿者加入，协助团队处理或者管理团队部分事务等，可起到很好的作用。

多学科合作小组的所有成员需定期或不定期对患者的病情进行分析、讨论，及时纠偏和调整方案。

（冯晨、万群芳、邓青芳）

参考文献

[1] 董彦，袁丽荣. 多学科协作慢性病管理模式在慢性呼吸系统疾病病人中的应用 [J]. 护理研究，2020，34（21）：3922－3926.

[2] 卢璇，张建薇，邓小岚，等. 基于多学科诊疗模式的中期照护方案对老年慢性阻塞性肺疾病急性加重期患者康复效果的影响 [J]. 广西医学，2021，43（6）：772－776.

[3] 吴一帆，邹涛. 慢性病管理实务图解 [M]. 北京：化学工业出版社，2018.

第四章 慢性呼吸疾病管理软件与硬件建设

我国目前慢性病管理模式多种多样，患者的病情或常住地址的变换可使其在多个医疗机构就医或进行慢性病管理。多样化但缺乏标准化的慢性病管理现状是目前政府及医疗机构需要重点关注的问题。

有学者提出，协同医疗/护理是解决上述问题的有效办法，以移动健康和人工智能为代表的信息技术能够提升慢性病管理的协同效率，帮助患者与各级医疗机构的医护人员之间形成完整的闭环反馈，将循证知识与健康数据中蕴含的信息集成到管理过程中，推动慢性病管理逐渐从传统方式向全面数字化方式过渡。

医护人员与信息软件开发人员合作开发慢性病管理系统时，需要明确慢性病管理系统的设计目标即整体慢性病系统需要达到覆盖三类管理人群，形成三大业务闭环，使用三种业务手段。

1. 人群管理

三类管理人群主要是根据人群的健康状况进行划分，这里把健康人群也归入管理，是因为健康人群、高风险人群、患病人群随着居民健康状况的转换，而呈动态变化的，某个居民可能随着内外部的健康因素从一类转变为另一类。因此，系统的设计需要顾及三类人群的角色转换，并给予不同的关注点。

2. 业务管理

三大业务闭环主要是管理、保障、防治三个体系的业务。管理是慢性病的上报、确诊、审核、社区管理的业务体系；保障是对患病人群的就诊、报销、补助的医疗保障；防治则是对不同人群的预防、治疗、康复、关怀，监管不同人群的健康，并给予相应的措施和方案。

3. 手段运用

三种业务手段是从不同行为主体进行分类。健康促进主要是要提高居民自身的健康意识，提升健康知识水平等；健康监管则是外部人员或通过设备对居民的健康监控和管理；疾病监管则涉及医务人员的参与监管。三种方式对居民自身的健康以及慢性疾病进行全方位的跟踪和管理，医疗服务和公卫服务转介结合。

学者田石宝在论文《慢性病管理系统的设计》中提出的慢性病管理系统构架图（图1-4-1）清晰阐述了慢性病管理系统的设计思路，可供各级医疗机构在创建慢性呼吸疾病管理系统时参考。

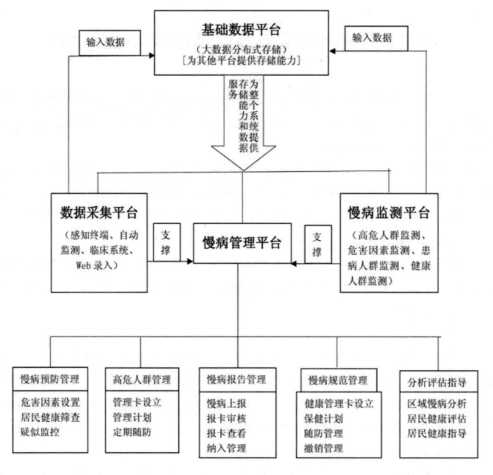

图 1-4-1 慢性病管理系统构架图

慢性呼吸疾病信息化管理系统的构建需要大量的人力、财力及物力，且不可能一蹴而就。目前我国大多数医疗机构仍然会采用一些传统的方式进行患者管理，包括病历资料的留存。作为慢性呼吸疾病管理专科护士须知晓以下内容：

一、慢性病档案管理

1. 目的和意义

（1）保证慢性病患者个人健康信息的完整性与动态性。患者可以通过查看自己的档案数据，发现自身健康状况的变化以及疾病发展的趋势等，提高自我管理意识，具有有效识别疾病风险及加重因素的能力，主动就诊，寻求健康咨询和指导，提高疾病自我管理能力。

（2）通过长期的管理与记录，及时发现和辨别患者存在的疾病危险因素，动态评估相关因素，及时采取有效干预措施。通过对患者的健康档案的动态评估，实现循证个性化医疗服务。

（3）定期将健康资料汇总分析，可动态监测患者疾病情况，了解人群来源、年龄、职业、时间、地区、遗传等相关信息，监测疾病相关危险因素，及时制订适合群体的管理措施。

（4）为医学科研教学提供重要资料来源，对科研教学具有重要的指导意义。

2. 基本要求

（1）资料的真实性。一切资料必须具有真实性以及可用性，对于不明确的信息必须通过调查获取真实结果并如实记录；对于已经存入档案的资料不可随意改动。

（2）资料的科学性。所建立的档案信息具有交流性，因此记录时要求规范化，各种特殊单位、图标等都需符合相关要求，准确无误。

（3）资料的连续性。将患者的健康信息分类记录，每次资料可以累加，保证资料的连续性。

（4）档案的编排。将患者的健康档案进行编排、编码，便于调取、阅览。

二、建立电子健康档案基本内容

（1）患者基本信息收集（人口学资料）。

（2）患者疾病相关信息收集（症状、急性发作、并发症、活动状况、营养状况、辅助检查、用药情况、氧疗情况、心理状态、家庭生活史、疾病情况综合评估）。

（3）随访计划表。在完善健康档案的同时，随访计划表还应记录包括患者对健康的各种需求、期望以及家庭的一般情况等，做到内容详尽，重点突出。

三、远程管理免费工具

随着时代发展，信息化医疗已经在医院不断推进发展，电子信息化医疗已经取代了传统的纸质化医疗。呼吸慢性病管理各流程可借助医疗电子信息化系统相互联系，使各个医疗环节实现便捷化信息提取、跨应用设备的连接，大幅度减少重复工作和失误。

（1）微信。通过互联网连接到医院，服务端利用专业云服务搭建软件平台，终端核心服务采用带有蓝牙功能的训练设备和手机相结合的方式，手机端依托微信小程序提供及时上传数据的解决方案。通过微信公众平台、微信群开展面向患者的健康教育、线上咨询、随访等线上服务。通过获取患者手机端锻炼、服药信息，及时督促患者调整方案。

（2）Microsoft Excel。进行数据的录入、处理、保存、统计、分析。可将其作为随访的基本管理软件。

（3）飞信。飞信可免费从 PC 端向手机发送短信，不受限制，也可在飞信手机客户端随时向随访患者发送信息。可在患者就诊时建立起飞信连接关系，在随访时间点，可向一位或者多位患者推送随访信息，减少随访人员的重复工作，节省其时间与精力。

但仅限于会使用移动手机的患者。对于不会使用手机或不识字的患者，可采用电话随访方式。

（4）腾讯 QQ。管理人员可以通过 QQ 与每位慢性病管理对象建立联系，也可建立群聊，为随访患者提供交流；针对共性问题可以进行统一的解答、指导，同时病友间可以互相支持。

（冯晨、万群芳、郑宋浩）

参考文献

[1] 唐正，李薇，杜春霖，等.“互联网＋”慢性病连续性健康管理模式的信息化平台建设与实践探讨［J］. 中国数字医学，2023，18（3）：20－26.

[2] 崔晶晶，刘元元，郝敬媛，等. 基于物联网的呼吸慢性病管理［J］. 中国老年保健医学，2021，19（2）：149－151.

[3] 汪哲宇. 数字化慢性病管理系统的研究与实践［D］. 杭州：浙江大学，2021.

[4] 田石宝，岳明，张恒. 慢性病管理系统的设计［J］. 中国病案，2014（4）：49－51.

第二篇　慢性呼吸疾病管理的技术体系

第一章　慢性呼吸疾病的临床评估

慢性呼吸疾病临床评估为慢性呼吸疾病管理的基础，同时为慢性病全程管理及呼吸康复提供重要的依据和方向。

第一节　症状与体征

一、症状

（一）咳嗽、咳痰

咳嗽是呼吸道受到刺激后引发的紧跟在短暂吸气后的一种保护性反射动作。通过咳嗽可以清除呼吸道分泌物或异物。借助咳嗽将呼吸道内过多的分泌物或肺泡内的渗出液排出体外的过程称为咳痰。

1. 发生机制

咳嗽的发生机制：来自耳、鼻、咽、喉、支气管、胸膜等感受区的刺激，经迷走神经、舌咽神经和三叉神经的感觉神经纤维传入延髓咳嗽中枢，咳嗽中枢再将冲动经由喉下神经、膈神经和脊髓神经等运动神经向下传导，分别引起咽肌、膈肌和其他呼吸肌的运动来完成咳嗽动作。

咳痰的发生机制：正常支气管黏膜腺体和杯状细胞分泌少量黏液使呼吸道黏膜保持湿润。当呼吸道发生炎症时，黏膜充血、水肿，黏液分泌增多，毛细血管壁通透性增加，浆液渗出。此时，含红细胞、白细胞、巨噬细胞、纤维蛋白等渗出物，与黏液、吸入的尘埃和某些组织破坏物等混合而形成痰液，可随咳嗽动作排出。当肺淤血和肺水肿时，肺泡和小支气管内有不同程度的浆液漏出，也可引起咳痰。

2. 常见病因

（1）呼吸道疾病。感染是引起咳嗽、咳痰最常见的病因，如急性上呼吸道感染、肺炎、慢性支气管炎、支气管扩张症等；肿瘤，如支气管肺癌或转移性癌等；其他呼吸道因素如支气管哮喘等变态反应性疾病、呼吸道异物吸入等。

（2）胸膜疾病。各种原因所致的胸膜炎、胸膜间皮瘤、自发性或外伤性气胸等。

（3）心血管系统疾病。当二尖瓣狭窄或其他原因所致的左心衰竭引起肺淤血或肺水肿时，因肺泡及支气管内有浆液性或血性渗出物，可引起咳嗽和咳痰。右心或体循环静脉栓子脱落造成肺栓塞时也可引起咳嗽。

（4）中枢神经系统疾病。可见于脑炎、脑膜炎等中枢神经系统病变。

（5）其他因素。包括习惯性咳嗽、心理性咳嗽、药物因素等。

3. 护理评估要点

【咳嗽特点】

病程：按病程分为急性咳嗽（＜3周）、亚急性咳嗽（3~8周）和慢性咳嗽（＞8周）。

性质：根据是否伴有咳痰分为干性咳嗽和湿性咳嗽。干性咳嗽即咳嗽无痰或痰量极少，常见于急性或慢性咽喉炎、急性支气管炎初期、气道受压狭窄、胸膜疾病、原发性肺动脉高压以及二尖瓣狭窄等；湿性咳嗽即咳嗽伴有咳痰，常见于慢性支气管炎、支气管扩张症、肺炎、肺脓肿和空洞型肺结核等。

时间与规律：突发性咳嗽常由于吸入刺激性气体或异物，淋巴结或肿瘤压迫气管或支气管分叉处所引起；发作性咳嗽常见于百日咳、支气管哮喘（咳嗽变异性哮喘）等；长期慢性咳嗽多见于慢性支气管炎、支气管扩张症、肺脓肿及肺结核；夜间咳嗽常见于左心衰竭、咳嗽变异性哮喘；清晨或体位改变时的咳嗽常见于慢性支气管炎、支气管扩张症、肺脓肿等。

音色：即咳嗽声音的特点。咳嗽声音嘶哑，多为声带炎症或肿瘤压迫喉返神经所致；鸡鸣样咳嗽表现为连续阵发性剧咳伴有高调吸气回声，多见于百日咳、会厌或喉部疾患、气管受压；金属音咳嗽常见于纵隔肿瘤、主动脉瘤或支气管癌直接压迫气管所致；咳嗽声音低微或无力见于严重肺气肿、声带麻痹、声带水肿及极度衰弱者。

【咳痰特点】

性状：黏液性痰的痰液黏稠、无色透明或稍白，多见于急性支气管炎、支气管哮喘及大叶性肺炎的初期，也可见于慢性支气管炎、肺结核等；浆液性痰的痰液稀薄、多泡沫、细胞成分少，见于肺水肿；脓性痰的痰液质黏，含脓细胞、坏死组织等，见于化脓性细菌性下呼吸道感染；血性痰即痰中带血，是因呼吸道黏膜受侵害、损害毛细血管或血液渗入肺泡所致。

颜色与气味：痰液的颜色取决于其所含的成分。无色透明痰见于急性支气管炎、支气管哮喘；白色黏液痰见于慢性支气管炎、支气管哮喘；铁锈色或褐色痰为典型肺炎链球菌肺炎、肺梗死的特征；黄色或黄绿色痰为含有大量脓细胞所致，提示化脓性感染；红色或粉红色痰见于支管肺癌、肺结核、肺淤血；绿色痰见于铜绿假单胞菌感染；黑色痰见于大量灰尘、肺尘埃沉着病；痰白黏稠且牵拉成丝难以咳出，提示有真菌感染；粉红色泡沫痰是肺水肿的特征；恶臭痰提示有厌氧菌感染，见于支气管扩张症、肺脓肿。

痰量：痰量少者仅数毫升，见于急性呼吸道炎症；痰量多者，可达数百毫升，常见于支气管扩张症、肺脓肿和支气管胸膜瘘，且排痰与体位有关。痰量多时静置后可出现分层现象：上层为泡沫，中层为浆液或浆液脓性，下层为坏死物质。

【伴随症状】

不同病因所致咳嗽、咳痰的伴随症状不同。伴发热多见于急性上、下呼吸道感染，肺结核，胸膜炎等；伴胸痛多见于肺炎、胸膜炎、支气管肺癌、肺栓塞和自发性气胸等；伴呼吸困难多见于喉水肿、喉肿瘤、支气管哮喘、慢性阻塞性肺疾病、重症肺炎、肺结核、大量胸腔积液、气胸、肺淤血、肺水肿及气管或支气管异物等；伴咯血常见于支气管扩张症、肺结核、肺脓肿、支气管肺癌、二尖瓣狭窄、支气管结石、肺含铁血黄素沉着症等。

【病因与诱因】

有无与咳嗽相关的疾病史，如呼吸系统、心血管系统、中枢神经系统及胃食管反流性疾病；有无可致咳嗽的药物使用史；有无吸烟史及粉尘接触史等；咳嗽与气候变化等有无关系。

【咳嗽、咳痰对患者的影响】

重点为长期或剧烈咳嗽可能带来的呼吸肌疲劳、睡眠不佳、食欲减退、日常生活受限及情绪反应；近期胸、腹部手术者手术缝合口的情况；剧烈咳嗽者有无自发性气胸或咯血等并发症的表现。

【诊疗及护理经过】

已接受的诊断性检查及结果；已采用的治疗或护理措施，包括是否服用过止咳、祛痰或其他药物，药物的名称、剂量及疗效；减轻咳嗽的措施及疗效。

（二）发热

发热是指机体在致热原作用下或各种原因所致体温调节中枢，功能障碍，使产热增多，散热减少，体温升高超出正常范围。

1. 发生机制

正常人体温受体温调节中枢调控，并通过神经、体液因素使产热和散热过程保持动态平衡，以维持体温的恒定。正常体温在不同个体间稍有差异，且受活动程度、进餐、情绪、昼夜节律、环境温度等内外因素的影响而略有波动。各种原因导致产热增加或散热减少，则出现发热。

致热原性发热：致热原是导致发热的最主要因素，包括外源性和内源性两类。外源性致热原包括体外的各种微生物病原体及其产物，以及某些体内产物如炎性渗出物、无菌性坏死组织、抗原－抗体复合物等。外源性致热原不能通过血－脑脊液屏障作用于体温调节中枢，而是通过激活血液中的中性粒细胞、嗜酸性粒细胞和单核－吞噬细胞系统，使其产生并释放白细胞介素、肿瘤坏死因子和干扰素等内源性致热原。内源性致热原可通过血－脑脊液屏障直接作用于下丘脑的体温调节中枢，使体温调定点上升。体温调节中枢对体温加以重新调节，一方面通过垂体内分泌因素使代谢增加，或运动神经使骨骼肌紧张性增高或阵挛（表现为寒战），使产热增多；另一方面通过交感神经使皮肤血管及竖毛肌收缩，排汗停止，散热减少，进而使机体的产热与散热过程在新的调定点水平达到平衡。

非致热原性发热：由于体温调节中枢直接受损如颅脑外伤、出血、炎症等；或产热过多，如剧烈运动或癫痫持续状态、甲状腺功能亢进症等；或散热减少，如广泛性皮肤病、阿托品中毒等，影响正常体温调节过程，使产热大于散热，引起发热。

2. 常见病因

根据病因不同可分为感染性发热和非感染性发热两类，以感染性发热多见。

感染性发热是各种病原体如细菌、病毒、支原体、立克次体、螺旋体、真菌、寄生虫等引起的感染，不论是急性或慢性、局部性或全身性，均可出现发热。

非感染性发热主要有下列常见原因：无菌性坏死物质吸收，如大面积烧伤、内出血、大手术、肢体坏死、心肌梗死、恶性肿瘤、溶血反应等；抗原－抗体反应，如风湿热、血清病、药物热、结缔组织病等；内分泌与代谢障碍，如甲状腺功能亢进症、严重脱水等；皮肤散热障碍，如广泛性皮炎、慢性心力衰竭等；体温调节中枢功能失常，如中暑、安眠药中毒、脑出血、颅脑外伤等；自主神经功能紊乱，如夏季低热、精神紧张、女性月经前或妊娠初期低热等。

3. 护理评估要点

【发热的特点】

起病急缓，发热程度，热程和热型，有无伴随症状。

分度：按发热高低（以口腔温度为准）可分为：低热，$37.3 \sim 38℃$；中等度热，$38.1 \sim 39℃$；高热，$39.1 \sim 41℃$；超高热，$41℃$以上。

热程：根据发热期的长短可分为急性发热和长期发热。急性发热指发热病程少于2周，起病急，常见于各种急性感染；长期发热，发热持续2周以上，见于伤寒、结核、结缔组织疾病等。

热型：根据患者发热期间所绘制的体温曲线类型，发热的热型可分为稽留热、弛张热、间歇热、回归热、波状热、不规则热。

发热的临床过程与特点见表2－1－1。

表 2 - 1 - 1 发热的临床过程与特点

临床分期	特点	临床表现
体温上升期	产热大于散热	主要表现为皮肤苍白、无汗、畏寒或寒战
高热期	产热与散热保持相对平衡	主要表现为皮肤潮红、灼热、皮肤和口唇干燥、呼吸深快，开始出汗并逐渐增多
体温下降期	散热大于产热	主要表现为出汗多、皮肤潮湿

【病因与诱因】

有无与发热相关的疾病，如各种病原体所致的感染性疾病，脏器梗死或大手术、结缔组织病、甲状腺功能亢进症、严重脱水、中暑等非感染性疾病；有无传染病接触史；有无受凉、环境温度过高等诱因。

【发热对患者的影响】

急性发热时易引起舌炎、齿龈炎、口腔黏膜干燥、食欲减退、恶心、呕吐、腹胀、便秘等；体温上升期和高热期可致神经系统兴奋性增高（烦躁不安、头晕、头痛、失眠、谵妄、幻觉）、心率加快、呼吸加快、尿量减少及比重增高、分解代谢增强、血糖升高等，小儿高热者易发生惊厥；体温下降期由于大量水、电解质排出，易致电解质失衡；长期发热时可致体重减轻；高热或长期发热患者可出现焦虑甚至恐惧情绪。

【诊疗与护理经过】

已接受的诊断性检查项目及结果，已采用的治疗或护理措施，包括有无使用退热药物或其他药物，药物的名称、剂量、给药途径及疗效；有无采用其他降温措施如物理降温及疗效等。

（三）呼吸困难

呼吸困难是指患者主观感到空气不足、呼吸费力，客观上表现为呼吸用力，重者可出现鼻翼扇动、张口呼吸、端坐呼吸、发绀、辅助呼吸肌参与呼吸运动，可伴有呼吸频率、深度、节律的改变。

1. 常见病因

呼吸系统疾病：气道狭窄或阻塞，如支气管哮喘、慢性阻塞性肺疾病，以及喉、气管、支气管的炎症、水肿、肿瘤或异物等；肺部疾病，如肺炎、肺脓肿、肺水肿、肺结核、弥漫性肺间质疾病等；胸廓、胸膜腔疾病，如严重胸廓畸形、肋骨骨折、广泛性胸膜增厚、大量胸膜腔积液、气胸等；神经肌肉疾病，如急性炎症性脱髓鞘性多发性神经病、重症肌无力累及呼吸肌，药物导致呼吸肌麻痹等；膈肌运动障碍，如膈肌麻痹、大量腹腔积液、腹腔巨大肿瘤、妊娠晚期等。

心血管系统疾病：各种原因所致的左心和/或右心衰竭、心包积液、原发性肺动脉高压、肺栓塞等。左心衰竭和严重的右心衰竭均可引起呼吸困难，以左心衰竭所致呼吸困难更为严重和多见。

中毒：主要由于代谢性酸中毒、药物中毒、化学毒物中毒等引起。

神经、精神性疾病：如颅脑外伤、脑肿瘤、脑出血、脑炎、脑膜炎等神经系统疾病，可因颅内压增高和脑部供血减少，致呼吸中枢兴奋性降低。精神因素，如焦虑症、癔症引起的呼吸困难。

血液系统疾病：重度贫血、高铁血红蛋白血症等，使红细胞携氧量减少，血氧含量降低，组织缺氧，而引起呼吸困难。

2. 发生机制

呼吸系统疾病主要通过引起肺通气和/或换气功能障碍，造成机体缺氧和/或二氧化碳潴留，从而导致呼吸困难。当气道狭窄或阻塞时，气道阻力增高而引起阻塞性通气不足；当胸廓与膈肌运动发生障碍，神经肌肉存在疾病时，呼吸肌的力量减弱而引起限制性通气不足。当肺组织弥漫性病变、肺血管病变或胸膜腔疾病压迫肺组织时，引起呼吸面积减少、通气血流比例失调等，从而导致肺换气功能障碍。

左心衰竭引起呼吸困难的发生机制为：肺淤血使气体弥散功能降低，引起肺换气功能障碍；肺泡张力增高，刺激牵张感受器，通过迷走神经反射兴奋呼吸中枢；肺泡弹性减退，使肺活量减少；心肌收缩力降低，使肺循环压力增高，反射性刺激呼吸中枢。

右心衰竭引起呼吸困难的发生机制为：体循环淤血、肝脏淤血肿大，以及胸、腹腔积液，使呼吸运动受限，肺气体交换面积减少；右心房与上腔静脉压增高，刺激压力感受器，反射性兴奋呼吸中枢；血氧含量减少，酸性代谢产物增加，刺激呼吸中枢。

3. 护理评估重点

【呼吸困难的分型与特点】

临床上常见的呼吸困难类型包括肺源性呼吸困难、心源性呼吸困难、中毒性呼吸困难、血源性呼吸困难、神经及精神性呼吸困难。临床表现及常见原因见表2-1-2。

表2-1-2　不同类型呼吸困难的临床表现及原因

分型		临床表现	常见原因
肺源性呼吸困难	吸气性呼吸困难	吸气显著费力、吸气时间延长，严重者可出现三凹征，可伴有干咳和高调吸气性喉鸣	急性喉炎、喉水肿、喉癌、气管肿瘤或气管内异物等
	呼气性呼吸困难	呼气费力、缓慢、呼气时间显著延长，听诊可闻及呼气期哮鸣音	慢性支气管炎（喘息型）、慢性阻塞性肺疾病、支气管哮喘等
	混合性呼吸困难	吸气和呼气均费力、呼吸浅快，可伴有呼吸音异常或病理性呼吸音	重症肺炎、弥漫性肺间质疾病、大面积肺栓塞、重症肺结核、大量胸腔积液、气胸等

续表

	分型	临床表现	常见原因
心源性呼吸困难	劳力性呼吸困难	活动时出现或加重，休息时减轻或消失	心力衰竭
	端坐呼吸	肺淤血达到一定程度时，患者不能平卧被迫采取半坐卧位或端坐位呼吸	心力衰竭
	夜间阵发性呼吸困难	夜间睡眠中突感胸闷气紧，被迫坐起，惊恐不安。重者可见端坐呼吸、面色发绀、大汗、咳粉红色泡沫痰	心力衰竭
中毒性呼吸困难		呼吸深长而规则，可伴有鼾音	酸中毒
		呼吸缓慢、变浅，伴有呼吸节律异常	吗啡、巴比妥类药物中毒
		呼吸深而慢	亚硝酸盐或急性一氧化碳中毒
血源性呼吸困难		平静状态下患者可气短、呼吸困难，伴心率加快	重度贫血
		呼吸加快，伴血压改变	休克或大出血
神经、精神性呼吸困难		呼吸慢而深，常伴有呼吸节律异常	神经因素
		呼吸快而浅，伴有叹息样呼吸及口周、肢体麻木或手足搐搦等呼吸性碱中毒的表现	精神因素

【病因与诱因】

有无明确的诱因；有无与呼吸困难发生相关的心、肺等基础疾病病史；有无感染、接触过敏原；有无化学毒物接触史；有无吗啡等用药史；是否为精神因素引起的呼吸困难；有无吸烟史；家族中有无类似疾病患者等。

【对患者的影响】

重点是有无日常生活活动能力受限及其程度，此为临床评估呼吸困难严重程度的依据，并据此分为轻、中、重三度。轻度：可在平地行走，登高及上楼时气急，中度或重度体力活动后出现呼吸困难。中度：平地慢步行走时中途需休息，轻体力活动时出现呼吸困难，完成日常生活活动需他人帮助。重度：洗脸、穿衣甚至休息时也感到呼吸困难，日常生活活动完全依赖他人帮助。

此外，还需注意患者有无紧张、焦虑或恐惧等情绪，有无睡眠障碍等。

【诊疗与护理经过】

已接受的诊断性检查及结果以及已采用的治疗或护理措施。重点是有无使用氧疗，氧疗的流量、浓度及其效果；所用药物的名称、剂量、疗效等。

（四）胸痛

胸痛是一种常见的临床症状，指位于胸前区的不适感，包括闷痛、针刺痛、烧灼感、紧缩、压榨感等，有时可放射至面颊及下颌部、咽颈部、肩部、后背部、上肢或上腹部，表现为酸胀、麻木或沉重感等。胸痛症状随年龄增加而增长，老年人群中高发，以男性为主。胸痛病因繁杂，几乎涉及胸部的所有器官，少数腹腔脏器病变和精神心理障碍也可表现为胸痛。

呼吸系统疾病所致胸痛的共同特点是：常伴有呼吸系统的常见症状，如咳嗽、咳痰；胸痛常因咳嗽或深呼吸而加剧；胸壁局部没有压痛；伴有原发病的症状体征；胸部体格检查与 X 线检查可发现相应病变。

注意胸痛发生的急缓、时间、部位、性质、持续时间等。可导致胸痛的呼吸系统疾病常见于胸膜炎、肋骨骨折、肋软骨炎等，同时需注意可能为心脏疾病、胃肠道疾病所致。

1. 常见病因

胸膜病变：胸膜炎、胸膜肿瘤、自发性气胸、血气胸等。

气管、支气管及肺部疾病：支气管炎、原发性支气管肺癌、肺部感染性疾病、肺栓塞等。

心脏及主动脉疾病：心绞痛、急性心肌梗死、急性心包炎、主动脉夹层动脉瘤等。

其他：胸壁疾病、食管疾病、腹腔脏器病变等。

2. 发生机制

各种物理、化学因素及炎症因子刺激胸部的感觉神经纤维，产生痛觉冲动，传至大脑皮质的痛觉中枢产生胸痛。胸部的感觉纤维分布大致有：支配胸壁各层结构、肋胸膜、膈肌周边部分的肋间神经感觉纤维；支配心脏及大血管的交感神经纤维；支配气管、支气管及食管的迷走神经；支配膈肌中央部分、心包膈面的膈神经。由于体表传入纤维与内脏传入纤维在脊髓后角发生突触联系，内脏的痛觉传入可放射至相应的体表区域。

3. 护理评估重点

病史：面对主诉胸痛的就诊患者，首要任务是快速查看患者的生命体征，简要收集临床病史，判别是否存在危险性或者具有潜在的危险性，以决定是否需要立即对患者实施抢救。

对于生命体征异常的胸痛患者，包括神志模糊和（或）意识丧失、面色苍白、大汗及四肢厥冷、低血压、呼吸急促或困难、低氧血症（$SpO_2 < 90\%$），提示为高危患者，需马上紧急处理。在抢救同时，积极明确病因。对于无上述高危临床特征的胸痛患者，需警惕可能潜在的危险性。

对生命体征稳定的胸痛患者，应详细询问病史。结合临床病史、体格检查以及特定的辅助检查，判断患者胸痛原因，收集患者年龄等基础信息，询问疼痛部位、性质、持续时间及影响疼痛的因素、疼痛的伴随症状等信息。

（五）咯血

咯血是指喉及喉以下的呼吸道及肺的任何部位的出血，经口腔咯出，包括大量咯血、血痰、痰中带血。

1. 常见病因

呼吸系统疾病：支气管疾病，常见于支气管扩张症、支气管肺癌、支气管内膜结核和慢性支气管炎等；肺部疾病，常见于肺结核、肺炎、肺脓肿等，也可见于肺寄生虫病、肺真菌病、肺泡炎等。

心血管系统疾病：较常见于二尖瓣狭窄，其次为原发性肺动脉高压症，也可见于肺栓塞、肺血管炎等。

全身性疾病：血液病，如原发性血小板减少性紫癜、急性白血病、血友病等；急性传染病，如流行性出血热、肺出血型钩端螺旋体病等；风湿免疫性疾病，如系统性红斑狼疮、结节性多动脉炎等。其他，如气管或支气管子宫内膜异位症、抗凝血药物及毒物、各种有创性检查及治疗等。

2. 发生机制

支气管疾病的发生机制主要是炎症、肿瘤等致支气管黏膜或毛细血管通透性增加，或黏膜下血管破裂所致。在我国，引起咯血的首要原因仍为肺结核，其发生机制多为结核病变使毛细血管通透性增加，血液渗出，导致痰中带血或小血块；若病变累及小血管致管壁破溃，则造成中等量咯血；若空洞壁肺动脉分支形成的小动脉瘤破裂，或继发的结核性支气管扩张形成的动静脉瘘破裂，则造成大量咯血，可危及生命。肺炎咯血的发生则为炎症致肺泡毛细血管通透性增加或黏膜下小血管壁破溃而出现痰中带血或咯血。

心血管系统疾病引起咯血可表现为小量咯血或痰中带血、大量咯血、粉红色泡沫样血痰和黏稠暗红色血痰。其发生机制多由于肺淤血使肺泡壁或支气管内膜毛细血管破裂，或支气管黏膜下层支气管静脉曲张破裂所引起。

3. 护理评估重点

【咯血的特点】

咯血量：少量咯血为痰中带血或每日咯血量在 100 mL 以内，中量可为 100 ~ 500 mL，大量每日咯血 500 mL 以上或 1 次咯血 100 mL 以上。

颜色和性状：因肺结核、支气管扩张症、肺脓肿和出血性疾病所致咯血，其颜色为鲜红色；铁锈色血痰可见于肺炎链球菌肺炎，也可见于肺吸虫病和肺泡出血；砖红色胶冻样痰见于典型的肺炎克雷伯菌肺炎；肺栓塞引起的咯血为黏稠暗红色血痰；二尖瓣狭窄所致咯血多为暗红色；左心衰竭所致咯血为浆液性粉红色泡沫痰。

伴随症状：不同病因所致咯血的常见伴随症状有：伴发热，多见于肺结核、肺炎、肺脓肿、流行性出血热、肺出血型钩端螺旋体病、支气管肺癌等；伴胸痛、呼吸困难，多见于肺炎球菌肺炎、肺结核、肺栓塞（梗死）、支气管肺癌等；伴呛咳，多见于支气管肺癌、支原体肺炎、气道异物等；伴慢性咳嗽、脓痰，多见于支气管扩张症、肺脓肿、空洞型肺结核继发细菌感染等；伴皮肤黏膜出血，可见于血液病、风湿病、肺出血型钩端螺旋体病和流行性出血热等；伴杵状指（趾），多见于支气管扩张症、肺脓肿、支气管肺癌等；伴黄疸，须注意钩端螺旋体病、肺炎链球菌肺炎、肺栓塞等。

【病因与诱因】

有无与咯血相关的呼吸系统、心血管系统或其他系统疾病；有无职业粉尘接触史、吸烟史；有无应用抗凝药物及毒物等。

【对患者的影响】

有无窒息、继发感染、肺不张、失血性休克等并发症的表现；有无因少量持续咯血所致的精神不安或失眠；有无焦虑、恐惧等负性情绪。

【诊疗与护理经过】

已接受的诊断性检查及结果；已采用的治疗或护理措施，包括是否使用止血药物，药物的名称、剂量及效果；大量咯血时采取的措施及疗效。

二、体征

（一）异常呼吸音

常见的异常呼吸音有以下四种：异常肺泡呼吸音、异常支气管呼吸音、异常支气管肺泡呼吸音、附加音。

1. 异常肺泡呼吸音

是指由于病理情况下肺泡呼吸音的强度、性质或时间的变化。

肺泡呼吸音减弱或消失：与进入肺泡内的空气流量减少、气体流速减慢及呼吸音传导障碍有关，可在局部、单侧或双肺出现。常见于以下情况：胸廓及膈肌活动受限，如肋骨骨折、重症肌无力、膈肌麻痹等；支气管阻塞，如支气管狭窄、慢性阻塞性肺疾病等；压迫性肺膨胀不全，如气胸、胸腔积液等；腹部疾病，如腹部巨大肿瘤、大量腹腔积液等。

肺泡呼吸音增强：与通气功能增强、进入肺泡的气体流量增多或流速加快有关。双侧肺泡呼吸音增强见于剧烈运动、发热、贫血、代谢亢进、酸中毒等。单侧肺泡呼吸音增强见于肺结核、肺肿瘤、胸腔积液或积气等一侧肺脏或胸膜病变，导致健侧代偿性通气功能增强时。

断续性呼吸音：由于支气管狭窄、肺内局部炎症等，使空气不能均匀地进入肺泡，出现不规则、断续的呼吸音，又称为齿轮呼吸音。常见于肺炎和肺结核。

粗糙性呼吸音：见于支气管轻度水肿或炎症浸润，致使管腔内壁狭窄或不光滑，气流进出不畅所致。常见于支气管或肺部炎症的早期。

呼吸音延长：因下呼吸道狭窄、肺组织弹性减退等导致呼气阻力增加或呼气驱动力减弱所致。常见于支气管哮喘、慢阻肺等。

2. 异常支气管呼吸音

在正常肺泡呼吸音部位闻及支气管呼吸音，即为异常支气管呼吸音，又称为管样呼吸音。常见于以下病变：

肺组织实变：支气管呼吸音容易通过较致密的肺实变组织传导至体表而被闻及。异常支气管呼吸音的部位、范围及强弱与病变部位、大小和深浅有关。组织实变的位置越浅，范围越大，声音越强；反之则较弱。常见于大叶性肺炎实变期、肺结核。

肺内大空腔：当肺内较大空腔与支气管相通，且伴有周围肺组织实变时，由于吸入的气体在空腔中发生共鸣，通过空腔周围实变肺组织良好的传导，可闻及清晰的支气管呼吸音。常见于肺脓肿、空洞型肺结核。

压迫性肺不张：胸腔积液压迫肺组织，可发生压迫性肺不张、肺组织变致密，有利于支气管呼吸音的传导，故于积液区上方可闻及支气管呼吸音，但强度较弱。

3. 异常支气管肺泡呼吸音

在正常肺泡呼吸音的部位闻及支气管肺泡呼吸音，即为异常支气管肺泡呼吸音。由于肺实变部位较小且与正常肺组织混合存在，或肺实变部位较深且被正常肺组织覆盖所致。常见于支气管肺炎、肺结核、大叶性肺炎初期或在胸腔积液上方肺膨胀不全的区域内。

4. 附加音

附加音是正常呼吸音以外的声音，反映支气管的病理改变。附加音包括干啰音、湿啰音及胸膜摩擦音。干啰音的发生机制是由于气管或支气管狭窄或部分阻塞，空气吸入或呼出时发生湍流所产生的音响。湿啰音，是由于在吸气时气体通过气管或支气管内液体（如渗出液、痰液、血液等）形成水疱后立即破裂所产生的声音。依支气管口径的大小不同，所产生的声音也不同。支气管病变以干、湿性啰音为主。当胸膜发生炎症时，呼吸时可听到胸膜摩擦的声音，称为胸膜摩擦音。

（二）发绀

发绀是常见的胸部疾病肺外体征。见于血液中还原血红蛋白 >50 g/L，使皮肤和黏膜呈现青紫色。在各种呼吸系统疾病，如气道阻塞、肺实质与肺间质疾病、肺血管疾病等，患者出现通气或者换气功能障碍，肺氧合作用不足，使体循环中还原血红蛋白含量增加而出现发绀。

1. 临床特点

中心性发绀：表现为全身性发绀，除四肢与面部外，也可见于舌、口腔黏膜和躯干皮肤。发绀部位皮肤温暖，常伴有杵状指（趾）及红细胞增多。

周围性发绀：表现为肢体末端与下垂部位发绀，如肢端、耳垂与鼻尖，发绀部位皮肤温度低，按摩或加温后发绀可消退。

高铁血红蛋白血症发绀：发病急骤，静脉血呈深棕色，经氧疗发绀不能改善，静脉注射亚甲蓝或大量维生素 C 可使发绀消退。分光镜检查可证明血中高铁血红蛋白的存在。

硫化血红蛋白血症发绀：发绀持续时间长，可持续数月以上，血液是蓝褐色，即使将患者的血液与空气充分接触，仍然不能变为鲜红色。

2. 伴随症状

伴呼吸困难，多见于重症心、肺疾病，急性呼吸道梗阻，大量气胸等；伴杵状指（趾），提示病程较长，主要见于发绀型先天性心脏病及某些慢性肺部疾病；伴意识障碍，主要见于某些药物或化学物质中毒、休克、急性肺部感染或急性心功能衰竭等；伴心悸、晕厥、胸痛、咳嗽，多见于心、肺疾病；伴蹲踞，为法洛四联症的典型表现。

（三）杵状指（趾）

杵状指是指（趾）末端鼓槌状膨大，指（趾）甲的纵脊及横脊弯曲隆起呈表面玻璃样改变。明显的杵状指（趾）诊断不难，对轻度或者早期病变的诊断则存在一定的主观性。较为常用的定量诊断标准包括：①甲下角，又称为"Lovibond角"；②手指厚度比值；③3NB/DIP；④Schamroth征（Schamroth's sign）。

多种肺部疾患可以引发杵状指，如原发或者继发的肺部肿瘤、肺纤维化、肺囊性纤维化、肺结节病、石棉沉着病、过敏性肺炎、肝肺综合征、肺动静脉瘘、肺内慢性感染等。杵状指多为双侧对称改变。如因肺部疾患导致杵状指，并伴有肥大性骨关节病者，称为肥大性肺源性骨关节病，常见于原发性和继发性肺内肿瘤。

第二节　辅助检查

一、血液、体液检查

（一）血液检查

血液检查包括红细胞计数、血红蛋白浓度测定，这些指标反映机体的携氧功能。血常规白细胞计数增加、中性粒细胞增加、出现毒性颗粒多与感染有关。嗜酸性粒细胞增加提示过敏性因素、曲霉菌或寄生虫感染。动脉血气分析（arterial blood gas analysis）可以评估机体的氧合功能、肺泡通气功能和酸碱平衡状况。

（二）痰液检查

目的是协助病因诊断及观察疗效和预后。痰细菌培养和敏感度结果用以进行抗生素的选择，细胞学检查可以帮助诊断和分辨肿瘤细胞。

痰液是肺泡、支气管和气管所产生的分泌物。正常人痰液很少，只有当呼吸道黏膜和肺泡受刺激致分泌物增多时才有痰液咳出。在病理情况下，痰中可出现细菌、肿瘤细胞及血细胞等。

1. 标本采集与处理

采集方法根据情况选择。

自然咳法：最常用的方法。采集标本前嘱患者清水漱口数次，然后用力咳出气管深部或肺部的痰液，采集于干燥洁净容器内，要避免混杂唾液或鼻咽分泌物。

雾化吸入法：对无痰或痰少患者，给予化痰药物，应用雾化吸入法，使痰液稀释，易于咳出。

一次性吸痰管法：用于人工气道、意识障碍、昏迷患者或婴幼儿。

经气管穿刺吸取法和经支气管镜抽取法：适用于厌氧菌培养。

2. 采集合适的痰液标本注意事项

（1）一般性状检查通常以清晨第一口痰液标本最适宜；查 24 小时痰液量或观察分层情况时容器内可加入少量苯酚防腐。

（2）细胞学检查：上午 9 ~ 10 时采集深咳的痰液最好。

（3）选择适宜的容器：根据痰液标本检查项目不同，使用专用容器采集。

（4）及时送检：标本留取后要及时送检。若不能及时送检，可暂时冷藏保存，但不能超过 24 小时。

（三）胸膜腔积液检查

正常情况下，胸膜腔有少量液体起润滑作用，以减少脏器间的摩擦。当胸膜腔发生炎症、恶性肿瘤浸润，或发生低蛋白血症、循环障碍等病变时，胸膜腔内液体生成增多并积聚而形成胸膜腔积液。按积液性质分为渗出液和漏出液两大类。区分积液的性质对疾病的诊断和治疗有重要意义。常规胸膜腔积液检查可明确渗出性或漏出性胸腔积液。胸膜腔积液的生化、免疫和细胞学检查有助于判定胸膜腔积液的性质乃至病因。

1. 标本采集与处理

标本采集由医生进行胸膜腔穿刺术采集。穿刺成功后采集中段液体于无菌容器内，留取 4 管，每管 1 ~ 2 mL，第 1 管做细菌学检查，第 2 管做化学和免疫学检查，第 3 管做细胞学检查，第 4 管不加抗凝剂以观察有无凝集现象。细胞学检查可用 EDTA - K$_2$ 抗凝，化学和免疫学检查宜用肝素抗凝。为提高检查的阳性率，最好在抗生素应用前进行检查。

标本处理由于积液极易出现凝块、细胞变性、细菌破坏和自溶等，所以采集标本后应在 30 分钟内送检，否则应将标本置于 4℃冰箱内保存。

2. 一般性状检查

颜色：漏出液常为淡黄色。渗出液的颜色随病因而变化，如恶性肿瘤、结核性胸膜炎、出血性疾病和内脏损伤等时渗出液呈红色血性；铜绿假单胞菌感染时呈绿色；化脓性感染时多呈白色脓样，淋巴管阻塞时常呈乳白色。

透明度：漏出液常为清晰透明液体。渗出液常浑浊，以化脓性细菌感染最浑浊，可有凝块及絮状物产生；结核菌感染可呈微浑、云雾状；乳糜液因含有大量脂肪呈浑浊外观。

凝固性：漏出液一般不易凝固。渗出液因含纤维蛋白原、细菌及组织裂解产物，多自行凝固或出现凝块；但如渗出液中含纤溶酶时，则不易出现凝固。

比重：漏出液含细胞、蛋白质成分少而比重低于 1.015；渗出液因含细胞、蛋白质多而比重高于 1.018。

3. 化学和免疫学检查

黏蛋白定性试验（Rivalta 试验）漏出液为阴性；渗出液中常为阳性。

蛋白质定量总蛋白是鉴别渗出液和漏出液最有价值的试验。漏出液蛋白总量常 < 25 g/L；而渗出液的蛋白总量常 > 30 g/L。

葡萄糖定量漏出液的葡萄糖含量与血糖近似；渗出液中因含有大量白细胞和细菌，分解利用葡萄糖，导致其葡萄糖浓度降低，甚至无糖。

酶活性检查一般测定淀粉酶、乳酸脱氢酶（LDH）、腺苷脱氨酶（ADA）活性及浓度。

4. 显微镜检查

细胞分类漏出液以淋巴细胞和间皮细胞为主，渗出液中各种细胞增多的临床意义不同。中性粒细胞为主，常见于化脓性积液或结核性积液的早期；淋巴细胞为主，常见于慢性炎症，如结核、梅毒和癌性积液等；嗜酸性粒细胞为主，常见于变态反应和寄生虫感染引起的积液。其他如炎症时，大量中性粒细胞出现的同时，常伴有组织细胞出现；浆膜受刺激或受损时，间皮细胞可增多；狼疮性浆膜炎时偶可找到狼疮细胞。

寄生虫检查阿米巴病的积液中可找到阿米巴滋养体。乳糜样积液应注意检查有无微丝蚴。

脱落细胞学检查疑有恶性肿瘤时可将积液离心沉淀，检查是否有肿瘤细胞。恶性肿瘤细胞是诊断原发性或继发性肿瘤的重要依据。浆膜腔积液中的肿瘤细胞多为转移性肿瘤或附近脏器肿瘤浸润所致。

5. 病原微生物学检查

若肯定或疑为渗出液，则应经无菌操作离心沉淀，涂片并染色后查找病原菌，必要时做细菌培养，一旦培养呈阳性应做药物敏感试验以供临床用药参考。

二、影像学检查

呼吸系统的常用影像检查方法包括普通 X 线检查、CT、MRI、超声及放射性核素扫描等，其中胸片是最基本的检查方法，CT 为最重要的检查方法。

（一）胸部 X 线检查

可以反映目前患者的呼吸系统状况，评估肺部的病理改变如肺炎、肺不张、气胸及肿瘤，还可以判断胸膜腔积液及气管插管或其他插管的位置等。

1. 透视

是呼吸系统最简捷和快速的检查方法，曾用于体检筛查。目前临床上可用于观察心血管搏动、膈肌运动。其缺点是图像密度分辨率和空间分辨率较低，不易发现细微病变。透视包括荧光屏透视与影像增强透视，前者因空间分辨率差、暗室操作等原因，现已少用，而影像增强透视图像已数字化，然而仍存在影像细节显示不够清晰的缺点。

2. 摄片

呼吸系统最基本的影像检查方法。一般采用胸部后前位和侧位，必要时加做仰卧位、半卧位、前弓位。摄片时嘱患者深吸气，在屏气状态下曝光。

3. 特殊检查

体层摄影：过去主要用于肺内病变与支气管的关系或支气管本身的病变，如狭窄、扩张、受压和中断等。对于肺内病变能显示其内部细微结构，如是否有空洞。然而自CT应用以来，目前已经很少应用。

高千伏摄影：管电压采用 120～150 kV 摄片，从而获得低对比度、层次丰富的 X 线照片，主要用于显示被肋骨遮盖的肺内病变以及位于心脏和纵隔后方的病变。

放大摄影：利用焦点、肢体和胶片的几何学关系，将某些细小病变的阴影加以放大进行观察。一般来说，有效焦点面积越小，影像清晰度越高。

4. 血管造影检查

呼吸系统动脉和静脉造影包括主动脉造影、肺动脉造影、上腔静脉造影和支气管动脉造影等。在血管性病变和某些肿瘤性疾病的诊断和鉴别诊断中有重要作用。

（二）CT 检查

CT 可以帮助诊断常规 X 线检查较困难的区域，如纵隔、心包和胸膜等部位。高分辨率 CT 检查可以帮助诊断一些支气管异常情况、肺间质疾病及肺气肿。增强 CT 对淋巴结肿大、肺栓塞、肺占位性病变有重要的诊断和鉴别诊断意义。

1. 传统 CT 常规扫描

传统 CT 在轴向扫描时，X 线球管每次扫描绕患者一周只能获取一个层面，采集到的为分离独立的数据，而螺旋 CT 扫描时扫描床匀速通过扫描仪，X 线球管持续单方向旋转并连续曝光，使扫描路径形成一条螺旋线，由此获得一组连续的容积扫描数据。采用螺旋 CT 技术，患者单次屏气就能完成整个检查部位的扫描，且能获得各向同性数据，进行任意方向的图像重建。

扫描方法包含平扫和增强扫描（平扫是指不用对比剂进行扫描）。多数呼吸系统疾病通过 CT 平扫能做出正确诊断。增强扫描指静脉内注入对比剂后扫描，常用于鉴别肺内病变的性质，了解肺内病变与心脏及大血管的关系、肺门及纵隔淋巴结与血管的鉴别、淋巴结的定性诊断等。扫描方式可以是连续动态扫描，也可以是根据情况同层动态扫描。螺旋 CT 血管造影是诊断肺动脉栓塞直观可靠的检查方法，因为能清楚显示血栓部位、形态及血栓与管壁的关系及腔内受损的情况。

2. 高分辨率 CT 检查（HRCT）

HRCT 检查主要用于肺组织的细小结构（小气道、血管及小叶间隔、肺间质及毫米级的肺内小结节等）的显示，达到大体标本相似的形态学，被认为是目前诊断肺弥漫性病变的首选方法。主要应用在：肺弥漫性疾病及鉴别诊断，如癌性淋巴管炎、特发性间质纤维化、肺气肿、支气管扩张症等；小结节病变的形态学特征及内部结构等方面，有助于小细胞肺癌的诊断和鉴别诊断。

3. CT 灌注成像

CT 灌注成像能更早地发现无形态学改变而仅有血流动力学改变的恶性结节，显示肿瘤活跃区域从而指导穿刺活检，监测肿瘤新生血管，放化疗的评价、随访及判断预后。

4. 双能量 CT 扫描（DECT）

通过两种不同能量的 X 线线束穿透组织，利用两者吸收曲线的差异，从而准确地推算出组织成分构成。与传统 CT 相比，DECT 能够准确获得扫描对象的材料信息——物质的电子密度和有效原子序数（传统的 CT 只能获得物质的电子密度）。DECT 扫描可以在数秒内完成，在胸部能消除呼吸运动伪影、错位伪影，使血流灌注，通气可视化，通过 80 kVp 和 140 kVp 同时采集，可以避免图像错位。目前临床上主要用于肺栓塞或其他疾病的灌注成像、肺小结节分析、氙气增强后通气－灌注成像、心肌灌注、心肌活性成像、心脏铁沉积检测等。

（三）磁共振成像（MRI）

常规采用自旋回波（spinecho，SE）的 T_1WI 和快速自旋回波序列（fast spinecho，FSE）的 T_2WI。为了减少呼吸运动伪影，可加用梯度回波序列、心电门控技术、流动补偿技术和呼吸触发相位编码技术等。MRI 平扫能清楚显示纵隔内病变、淋巴结和血管。增强扫描通过观察病灶信号的变化，增加组织对比，了解病变的血供特点。

MRI 可多方位成像，对软组织有较高的分辨力，主要用于：鉴别肺内病变、纵隔内病变、膈肌病变，对于疾病起源的判定有重要意义；鉴别纵隔肿块为血管性或非血管性、实性或囊性、侵袭性或非侵袭性；能区别肺部肿瘤与阻塞引起的远端实变；对判断神经源性肿瘤的起源、周围组织受侵情况有重要作用。肺 MRI 快速成像、肺血管成像、肺实质灌注成像等新技术可改善图像质量，扩大 MRI 在胸部疾病的应用范围。

（四）其他

（1）放射性核素扫描通气灌注（V/Q）：V/Q 可以识别肺通气的区域及肺血流分布的情况。

（2）正电子发射型计算机断层显像（PET）：PET 对呼吸系统疾病诊断有一定辅助价值，例如可以较准确地对肺癌有无纵隔淋巴结转移进行鉴别诊断。

（3）胸部超声检查：主要用于胸腔积液的诊断与穿刺定位以及紧贴胸膜病变的引导穿刺等。

第三节　血气分析和酸碱平衡

动脉血气分析（arterial blood gas analysis，简称血气）是对动脉血液中氧分压、二氧化碳分压、血氧饱和度，以及血液酸碱度等指标进行检测的一种方法，能客观地反映人体的呼吸功能和代谢功能，是诊断呼吸衰竭和酸碱平衡紊乱最可靠的指标和依据。标本的采集、运送、分析等诸多因素均影响动脉血气分析结果，因此临床护士及时、准确地采集动脉血气标本，通过分析判定，评价患者的氧合、通气和酸碱平衡状态，对指导临床治疗尤其是机械通气治疗具有重要意义。

一、血液采集方法

（一）患者体位的选择

摆放患者体位时应以扩大穿刺肢体的支撑面，增加稳定度及患者的舒适度为原则。肱动脉及桡动脉采血时，患者采取坐位、半坐卧位或仰卧位均可。股动脉采血时，需仰卧并将下肢外旋以充分暴露搏动点。足背动脉采血时取坐位或半坐卧位，以增强足背动脉搏动，可在足下垫软垫以提高患者舒适度。

（二）动脉血管的选择

常用血管为桡动脉、股动脉、肱动脉、足背动脉等（如图2-1-1）。

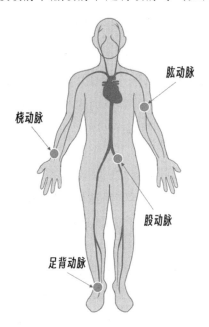

图2-1-1 动脉血气常见采血部位

1. 桡动脉

其为动脉采血首选部位。它的位置表浅、固定、易于触及，穿刺成功率高。周围无重要伴行血管及神经，不易发生血管神经损伤，不易误采静脉血。下方有韧带固定，容易压迫止血。

桡动脉采血前可进行Allen（艾伦）试验，即：检查者同时按压患者腕部桡动脉和尺动脉，嘱患者反复用力握拳和张开手指5~7次至手掌变白，松开对患者尺动脉的压迫，继续保持压迫桡动脉，观察手掌颜色变化。若手掌颜色 5～15 秒迅速变红或恢复正常，即 Allen 试验阴性，表明尺动脉和桡动脉间存在良好的侧支循环；若 15 秒后手掌颜色仍为苍白，即 Allen 试验阳性，这表明手掌侧支循环不良，不能经桡动脉采血（如图 2 - 1 - 2）。

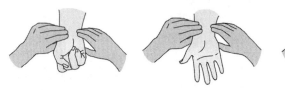

嘱患者握拳，   伸开手指，手掌变苍白   压迫尺动脉的手抬起，
同时按压尺动脉和桡动脉   观察手掌颜色恢复的时间

穿刺采集动脉血之前，应先进行艾伦试验检查：
　若手掌颜色在5~15秒恢复，提示尺动脉供血良好，该侧桡动脉可用于动脉穿刺
　若手掌颜色不能再5~15秒恢复，提示该侧手掌侧支循环不良，该桡动脉不适宜穿刺

图 2 - 1 - 2　**Allen** 试验

2. 肱动脉

当桡动脉因畸形、瘢痕或外固定等不能使用时，可选择肱动脉进行穿刺。肱动脉位于肌肉和结缔组织中，位置较深，没有硬筋膜和骨骼支撑，难于触及，且穿刺后压迫止血比较困难，形成血肿的概率较大。

3. 足背动脉

足背动脉位置表浅，皮下脂肪分布少，活动度差，穿刺成功率较高。即使穿刺失败，因穿刺处渗血少，止血容易，也不容易造成局部血肿。但穿刺时疼痛明显，一般只作为上述两种动脉不能使用或穿刺失败时的选择。

4. 股动脉

股动脉应为动脉采血最后选择的部位。搏动明显，穿刺难度低。但股动脉周围神经血管比较丰富，而且解剖位置复杂，股动脉与股静脉相距仅 0.5 cm，易误入静脉。尤其对心力衰竭患者，由于血容量不足，血液黏稠度增大，动脉压力降低，搏动有时不明显，易误穿股静脉。此外，股动脉位置相对较深，加上此部位组织疏松，需按压较长时间才能止血，如压迫不良会引起穿刺部位血肿或皮下淤斑。不推荐新生儿及凝血功能障碍者穿刺股动脉。

5. 头皮动脉

头皮动脉外观呈皮肤颜色或淡红色，有搏动，管壁厚，不易压瘪，血管易滑动，少数隆起不明显但能触及搏动，以动脉搏动最明显处为穿刺点。头皮动脉比较表浅，婴幼儿头部相对易于固定，可选用（如图 2 - 1 - 3）。

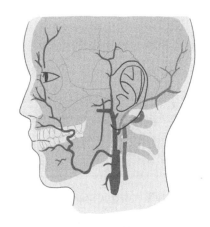

图 2 - 1 - 3　头皮动脉分布图

（三）采血用具的选择

临床上动脉采血的注射器有普通注射器和动脉血气针（器）两种。临床首选一次性动脉血气针（器）采集动脉血，因其误抽静脉血率、混入气泡率、穿刺局部皮下血肿和淤斑发生率、疼痛程度明显低于一次性普通注射器。图 2 - 1 - 4 为普通注射器和动脉血气针（器）的对比。

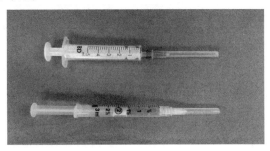

图 2 - 1 - 4　普通注射器和动脉血气针（器）的对比

二、注意事项

（一）采血前

采血前评估并减少可能影响血气分析结果的因素。

1. 患者

包括患者体温、心理因素及运动状态等。体温高于37℃，每增加1℃，酸碱度降低0.015，氧分压增加7.2%，二氧化碳分压增加4.4%；体温低于37℃，每降低1℃，氧分压降低7.2%。因此，动脉采血前应测量患者的体温，并将体温录入血气分析检测系统，让仪器自行进行结果校正。此外，采血前应做好患者沟通解释工作，消除患者的恐惧、紧张心理，取得患者配合，并嘱其在采血前15分钟勿进行剧烈运动（包括呼吸训练及肢体运动幅度较大的康复训练），采血时勿屏气。

2. 静脉用药

（1）静脉输注偏酸或偏碱药物后，短期内会引起酸碱平衡变化，掩盖了体内真实酸碱状况。因此应在输注此类药物前或输入完毕 30 分钟后采取动脉血。呼吸内科常见药物 pH 值（如表 2 - 1 - 3）。

（2）含脂肪乳剂的血标本会严重干扰血气电解质的测定，并影响仪器的准确性和损坏仪器。尽量在输注乳剂前或在输注完脂肪乳剂 12 小时后，血浆中已不存在乳糜后才能采血送检（如果病情危重必须在此期间采血，需注明用药名称和时间）。

表 2 - 1 - 3　呼吸内科常见静脉药物 pH 值一览表

药物名称	pH 值	药物名称	pH 值
血管活性药物	2.5 ~ 4.5	右旋糖酐	5.2 ~ 6.5
多巴胺	3.3	静脉营养液	5.3 ~ 6.3
环丙沙星	3.3 ~ 4.6	11.4% 乐凡命	5.6
左氧氟沙星	3.8 ~ 5.8	5% 碳酸氢钠溶液	8.0 ~ 9.0
氯化钾	5.0	氨茶碱	8.6 ~ 9.3
20% 甘露醇	5.0 ~ 7.0	奥美拉唑	10.3 ~ 11.3
两性霉素 B	5.0 ~ 6.0	更昔洛韦	11.0

（3）吸入氧浓度　吸氧浓度及呼吸状态的改变均会引起血气相关参数的改变。采血前如果患者病情允许应停止吸氧 30 分钟。当改变吸氧浓度时要适应至少 15 分钟再进行采血。机械通气患者采血前 30 分钟呼吸机设置参数应保持不变，保证患者属于呼吸稳定的状况。

（4）确保样本有效抗凝　抗凝不当或混匀不恰当会导致血液样本凝固或产生微小凝块，影响检测结果准确性，同时造成血气仪障碍。因此，采用一次性普通空针采血需要充分肝素化。

（二）采血中

1. 确保密封性

空气会造成脉血内 PaO_2 假性升高，$PaCO_2$ 假性降低，因此要控制所采集血气标本中空气含量低于 5%。若取样时不慎带入空气气泡，取样完成后应先尽快（3 秒内）将气泡排出注射器，然后再混匀标本和肝素。使用一次性普通注射器时尽量让血液自动进入注射器，切勿用力拉针栓，以免空气沿针筒壁进入，针头拔出时应立即插入橡皮塞内以确保密封性。采用一次性动脉血气针时，只需将注射器设置为预设采血量，血液则会自动流入血气针，针刺入胶塞后及时回收针头，并拧上安全头盖，防止针刺伤。需注意的是，不同型号的一次性动脉血气针内肝素锂含量不同，因此，采血量应根据说明书来决定。

2. 避免样本稀释

采用普通注射器充分肝素化后尽量将针筒内的液体排出；一次性动脉血气针内含固态肝素，不会稀释样本。

3. 保证离子值准确

普通肝素稀释液残留针筒内过多将导致样本稀释及离子值测定误差，因此推荐含固态肝素锂的一次性动脉血气针，因其含有一定量的钙，使肝素和离子的结合位点饱和，避免了动脉血标本（钠、钙）离子检测的偏差。

4. 避免溶血

避免使用过细采血针及使用注射器转移血液样本。抗凝混匀动作应轻柔。

（三）采血后

1. 血液和抗凝剂的混合

取样后送检前，要充分混匀血标本，避免标本中红细胞发生凝集。正确的混匀操作是将注射器颠倒混匀 5 次，手搓 5 秒，动作要慢，不能过于剧烈，避免溶血。

2. 血气标本的存放及送检

标本采集后，应立即送检，常温 15 分钟内必须上机检测。如需远程运输或者外院检测，应将采血管放入 0 ~ 4℃水中冷藏运输，以减少细胞代谢影响 pH 值、PO_2 值、BE（剩余碱）值的准确性。冰水混合物储存标本时，避免标本与冰直接接触。需注意的是，即使 0 ~ 4℃水中冷藏运输，最长时间也不应超过 30 分钟。

3. 上机准备

因放置过的标本极易出现血液分层（如图 2 - 1 - 5），因此需将血液上下水平混合均匀后再上机。

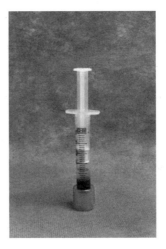

图 2 - 1 - 5　动脉血标本血液分层

4. 标本无效腔凝血的排除

上机前需将注射器顶端无效腔中凝集的血挤出 1~2 滴。注意无效腔中的血液即使没有明显凝集也容易形成肉眼不见的微血栓，所以一定要弃去。

5. 仪器的保养及定标的质量控制

血气分析仪器需 24 小时处于运行状态以保持最佳状态；日常维护保养、定标、质量控制工作完成后需进行检测。

三、血气分析常用指标

（一）氧合指标

包括氧分压（PaO_2）、动脉血氧饱和度（SaO_2）、氧合指数（PaO_2/FiO_2）。

（1）PaO_2 指物理溶解在血液中的氧分子所产生的压力，是反映外呼吸状况的指标，反映了肺毛细血管血的摄氧状况。其正常值为 80~100 mmHg。PaO_2 正常值随着年龄增加而下降，预计 PaO_2 值（mmHg）= 100 - 0.3 × 年龄（岁）±5。PaO_2 60~79 mmHg 为轻度缺氧，40~59 mmHg 为中度缺氧，＜40 mmHg 以下为严重缺氧。通常将 PaO_2 ＜ 60 mmHg 作为 I 型呼吸衰竭的诊断标准。

（2）SaO_2 表示动脉血中氧气与血红蛋白的结合程度，SaO_2 = 氧合血红蛋白/全部血红蛋白×100%。正常人动脉 SaO_2 为 95%~99%，如低于 90% 可确定有低氧血症存在。

（3）PaO_2/FiO_2 即氧分压/吸氧浓度，是反映呼吸功能的重要指标。在血气分析报告单上，此项指标需要结合氧分压的数值和实际吸氧浓度来人为计算，氧合指数 ≥ 400 mmHg 为正常。如果 PaO_2 下降，加大吸氧浓度虽然可以提高 PaO_2，但计算氧合指数仍小于 300 mmHg，提示有急性肺损伤的可能。

（二）$PaCO_2$

其是指物理溶解在血液中的二氧化碳分子所产生的压力。它的正常值为 35~45 mmHg，平均值为 40 mmHg。$PaCO_2$ ＜ 35 mmHg 提示低碳酸血症；$PaCO_2$ ＞ 45 mmHg 提示高碳酸血症；$PaCO_2$ ＞ 50 mmHg 提示存在 II 型呼吸衰竭。$PaCO_2$ 能反映肺通气状态，故是判断呼吸功能的较好指标。$PaCO_2$ 低于正常，表明通气过度，见于呼吸性碱中毒或代谢性酸中毒时呼吸代偿；$PaCO_2$ 高于正常，表明通气不足，见于呼吸性酸中毒或代谢性碱中毒时呼吸代偿。

（三）酸碱指标

包括酸碱度（pH）、剩余碱（BE）、碳酸氢根（HCO_3^-）。

（1）血浆的酸碱度取决于血浆中氢离子〔H^+〕的浓度。正常人血浆氢离子浓度为$0.4×10^7$mol/L，这样表示十分不便，即采用氢离子浓度的反对数（pH）表示，pH$=-\log（0.4×10^7）=7.4$。pH值的正常范围为$7.35～7.45$。pH值是一个可以直接判断酸碱紊乱变化方向的重要指标，反映体内呼吸和代谢因素综合作用的结果。pH<7.35为酸中毒，pH>7.45为碱中毒。从pH值变化大小可判断酸碱紊乱的程度。但pH值作为判断酸碱失衡的指标也存在着局限性，单根据pH值不能确定酸碱失衡的性质，如pH<7.35，这既可由呼吸性酸中毒引起，也可由代谢性酸中毒引起；此外，pH值正常并不能排除酸碱失衡不存在，如呼吸性碱中毒合并代谢性酸中毒时，pH值可在正常范围之内。

（2）BE正常范围$-3～+3$ mmol/L。正值表明有碱剩余；负值表明有碱缺失。正常血标本pH值为7.4，故不需用酸或碱滴定，BE为0。BE一般不受呼吸性因素影响，它是反映血液缓冲碱绝对量的增减，是反映代谢性因素的客观指标，指导临床补酸或补碱量，比HCO_3^-更准确。代谢性酸中毒时BE负值增加；代谢性碱中毒时BE正值增加。

（3）HCO_3^-包括理论碳酸氢根（SB）和实际碳酸氢根（AB）。正常值为$22～27$ mmol/L，平均24 mmol/L。SB不受呼吸因素的影响，其数值的增减反映体内的HCO_3^-的贮存量，以此表明代谢成分的增减。代酸时SB降低，代碱时SB升高。AB是实际条件下测得血浆的碳酸氢根含量，受呼吸影响。

（四）其他

包括电解质K^+、Na^+、CL^-、Ca^{2+}和乳酸（Lac）、血糖（Glu）、血红蛋白（Hb）、红细胞比容（Hct）等指标。

四、血气分析报告的判断

血气分析报告结果需结合患者实际情况及其他检查进一步分析、判断，进而采取相应的治疗手段：

1. 看氧合状态

通过查看SaO_2和PaO_2值看氧合状态如何，对低氧血症进行分级（如表$2-1-4$）。

表$2-1-4$　低氧血症分级

分级	SaO₂/%	PaO₂/mmHg
轻度	90～94	60～79
中度	75～89	40～59
重度	<75	<40

$PaO_2<60$ mmHg，$PaCO_2$正常或下降则为Ⅰ型呼吸衰竭，若$PaCO_2>50$ mmHg即存在二氧化碳潴留，则为Ⅱ型呼吸衰竭。

2. 根据 pH 判断酸碱失衡

pH < 7.35 表示酸中毒；pH > 7.45 表示碱中毒；pH 在 7.35 ~ 7.45 表示正常，也可能是代偿状态，也可能是混合性酸碱失衡。

3. 判断酸碱失衡类型

通过 $PaCO_2$（呼吸因素）、HCO_3^-（代谢因素）与 pH 值的变化方向判断酸碱失衡是呼吸性还是代谢性，从而进行相应的治疗。pH 与 $PaCO_2$ 的变化方向相同，就是代谢的原发因素；pH 与 $PaCO_2$ 的变化方向相反，就是呼吸的原发因素（如表 2 - 1 - 5）。

表 2 - 1 - 5　酸碱失衡类型

异常	pH	原发异常	代偿反应	代偿极限
代谢性酸中毒	↓	HCO_3^- ↓	$PaCO_2$ ↓	10 mmHg
代谢性碱中毒	↑	HCO_3^- ↑	$PaCO_2$ ↑	55 mmHg
呼吸性酸中毒	↓	$PaCO_2$ ↑	HCO_3^- ↑	急性 30 mmol/L 慢性 42 ~ 45 mmol/L
呼吸性碱中毒	↑	$PaCO_2$ ↓	HCO_3^- ↓	急性 18 mmol/L 慢性 12 ~ 15 mmol/L

（1）对于存在混合性酸碱失衡的情况，比如同时存在 $PaCO_2$ 升高和 HCO_3^- 降低的酸中毒，或者同时存在 $PaCO_2$ 降低和 HCO_3^- 升高的碱中毒，需要根据临床情况判断原发失衡。

（2）如果存在呼吸道梗阻、肺部感染、慢阻肺、呼吸衰竭等因素，则考虑为呼吸的原发因素。

（3）如存在低血压、血容量不足、感染、大量利尿剂应用、胃肠减压、肝肾功能不全等，则考虑代谢为原发因素。

（4）如果是呼吸性的，判断是单纯呼吸性或还有代谢成分，要看剩余碱 BE，BE > +3 表示存在代谢性碱中毒，BE < -3 表示存在代谢性酸中毒。

4. 判断代偿和混合性酸碱失衡

如果检测结果中 $PaCO_2$ 和 HCO_3^- 变化方向相同，则表示为另一因素为代偿改变。比如呼酸（pH < 7.35，$PaCO_2$ 升高）情况下，HCO_3^- 升高，表示为代偿性增高。但如果 $PaCO_2$ 和 HCO_3^- 的变化方向相反，则表示存在混合性酸碱失衡。同样，比如呼酸（pH < 7.35，$PaCO_2$ 升高）情况下，HCO_3^- 降低，表示合并代谢性酸中毒。

如果原发酸碱失衡是呼吸性的，可以通过 pH 和 $PaCO_2$ 改变比例来判断是单纯还是混合性酸碱失衡。$PaCO_2$ 每改变 10 mmHg，则 pH 值反方向改变 0.08 ± 0.02。例如：$PaCO_2$ 为 60 mmHg（增加 20 mmHg），则 pH 值应为 7.4 - 0.16（2 × 0.08）= 7.24 ± 0.02，即 pH 值波动在 7.22 ~ 7.26 为单纯性呼吸性酸中毒，不在此范围内则是混合性酸碱失衡。

五、处理原则

（1）对于酸碱失衡最重要的处理原则是治疗原发病。

（2）一般的缺氧情况可通过吸氧改善。而对于呼吸衰竭，则需要进一步查明病因。需要注意的是，老年人正常情况下也存在氧分压降低，需要联合氧分压、吸氧状态进行判断。

（3）对于呼吸性酸中毒，首先要改善通气功能，早期使用无创通气能有效改善病情，但严重的呼吸性酸中毒则应尽早气管插管及有创机械通气，避免延误抢救时机。

（4）对于呼吸性碱中毒，可以通过控制体温、镇静、止痛等减少患者的烦躁情况，同时通过加用面罩来增大呼吸道无效腔，减少 CO_2 过度排出。

（5）对于代谢性的酸中毒和碱中毒，遵医嘱进行补液、纠正电解质紊乱等。严重的代酸或代碱状态，需要根据情况输注碳酸氢钠注射液或者精氨酸注射液进行纠正，并密切复查血气了解纠正情况，以免矫枉过正。

第四节　肺功能检查

肺功能检查的结果与评估是呼吸疾病的三大诊断手段之一，对于呼吸疾病的诊断、病情严重程度的评估、治疗效果和预后的判定等是必不可少的内容。临床上常用的检查包括肺容量检查、肺通气功能检查、肺弥散功能检查、支气管激发试验、支气管舒张试验等。

一、肺容积检查

肺容积检查是指受试者在放松状态下，尽最大努力吸气和完全呼气来测定肺容积的检查。图 2－1－6 为正常肺容积测定曲线。

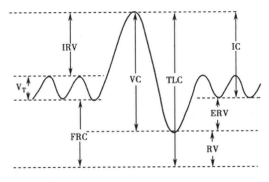

图 2－1－6　正常肺容积测定曲线图

1. 肺容积检查指标

（1）潮气容积（V_T）：平静呼吸时，每次吸入或呼出的气量。

（2）补吸气容积（IRV）：平静吸气后所能吸入的最大气量。

（3）补呼气容积（ERV）：平静呼气后能继续呼出的最大气量。

（4）残气容积（RV）：补呼气后，肺内不能呼出的残留气量。

以上四种为基础容积，彼此互不重叠。由两个或两个以上的基础肺容积组成容量，包括：

（1）深吸气量（IC）：平静呼气后所能吸入的最大气量，由 V_T+IRV 组成。

（2）肺活量（VC）：最大吸气后能呼出的最大气量，由 IC+ERV 组成。

（3）功能残气量（FRC）：平静呼气后肺内所含有的气量，由 ERV+RV 组成。

（4）肺总量（TLC）：深吸气后肺内所含有的总气量，由 VC+RV 组成。

2. 肺容积测定要求

（1）操作者指导受试者平静呼吸，平静呼气末基线平稳无漂移。

（2）呼气至 RV 位或吸气至 TLC 位时均应出现平台。

（3）重复检查，最少获得三次可接受的测试，VC 最佳值与次佳值之间的误差应 <0.15 L。两次测定之间，受试者需要休息 1 分钟以上。

二、肺通气功能检测

肺通气功能检测是指单位时间随呼吸运动进出肺的气体容积，显示时间与肺容积的关系，并与呼吸幅度、用力大小有关。凡能影响呼吸频率、呼吸幅度和气体流速的生理、病理因素均可影响肺通气功能。

（一）用力肺活量和时间肺活量检查

用力肺活量（FVC）是指最大吸气至 TLC 位后，作最大努力、最快速度的呼气，直至 RV 位所呼出的气量。单位时间（秒）内所呼出的气量称为时间肺活量。在测定过程中，可同时描绘出流量－容积曲线（图2－1－7）和时间－容积曲线（图2－1－8）。

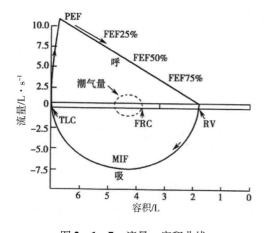

图 2－1－7 流量－容积曲线

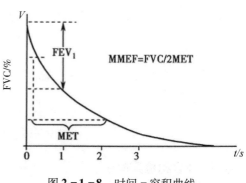

图 2－1－8 时间－容积曲线

1. 用力肺活量和时间肺活量测定指标

F－V 曲线是用力呼吸时吸入或呼出的气体流量随肺容积变化的关系曲线，常用指标包括：呼气峰流量（PEF）、用力呼出 25% 肺活量的呼气流量（$FEF_{25\%}$）、用力呼出 50% 肺活量的呼气流量（$FEF_{50\%}$）、用力呼出 75% 肺活量的呼气流量（$FEF_{75\%}$）等。

T－V 曲线是在用力呼气过程中各呼气时间段内发生相应改变的肺容积的呼气时间与容积关系图，常用指标包括：用力肺活量（FVC）、第 1 秒用力呼气容积（FEV_1）、最大呼气中期流量（MMEF）等。

2. 用力肺活量和时间肺活量测定要求

受试者呼气起始无犹豫，有爆发力，F－V 曲线显示 PEF 尖峰出现。

（1）操作者应鼓励受试者呼气至最大限度，呼气时间≥3 秒（10 岁以下儿童）或 ≥6 秒（10 岁以上受试者），或 T－V 曲线显示呼气平台出现（容积变化 <0.025 L）持续 1 秒以上。

（2）呼气过程中无咳嗽，无漏气，声门未关闭，牙齿或舌头未堵塞咬口器，呼气期间未再吸气。

（3）重复测定 3 次，FVC 和 FEV_1 的最佳值与次佳值之间的误差应≤0.150 L。如果 FVC≤1.0 L，则这些值的误差应≤0.100 L。

（二）最大自主通气量检查

最大自主通气量（MVV）是指受试者 1 分钟内以尽可能快的速度和尽可能深的幅度重复最大自主努力呼吸所得到的通气量。通常是测定 12 或 15 秒的最大通气量，然后换算为 MVV。

操作者指导受试者先平静呼吸 4～5 次，待呼气容量基线平稳后，以最大呼吸幅度、最快呼吸速度持续重复呼吸 12 秒或 15 秒。呼吸频率宜在 60 次/分以上，理想频率为 90～110 次/分，每次呼吸的容量为肺活量的 50%～60%。至少进行 2 次可接受的测试，误差应 <8%。

三、肺弥散功能检查

肺的弥散功能是指某种肺泡气通过肺泡膜从肺泡向毛细血管扩散到达血液内，并与红细胞中的血红蛋白结合的能力。目前多利用 CO 进行肺弥散功能的测定，包括一口气呼吸法、内呼吸法、恒定状态法以及重复呼吸法等，其中一口气呼吸法在临床上最为常用。

1. 弥散功能测定指标

肺一氧化碳弥散量（D_LCO）是指 CO 在单位时间及单位压力差条件下所能转移的量，是反映弥散功能的主要指标。

比弥散量（D_LCO/VA）是指 CO 弥散量与肺泡通气量（V_A）比值。由于弥散量受 V_A 影响，肺泡通气量减少可导致 D_LCO 减少，因此评价弥散功能时应该考虑受试者的肺容积。

2. 弥散功能测定要求

（1）操作者向受试者详细介绍测试动作，示范并指导依次练习呼气、深吸气、屏气、呼气等动作，包括呼吸动作的幅度和速度。

（2）受试者夹鼻夹，口含咬嘴后平静呼吸 4～5 个周期，待潮气末基线显示平稳后，指导其呼气至 RV 位，接着令受试者快速均匀吸气至 TLC 位，屏气 10 秒，最后均匀中速呼气至完全。

（3）整个测试过程中必须保证无漏气，特别注意口角和呼气阀。

（4）吸气容量不少于 85% 肺活量；吸气时间不超过 2.5 秒（健康人）或不超过 4.0 秒（气道阻塞者）；对某些确实不能屏气 10 秒者，可依据病情需要缩短屏气时间但不低于 7 秒；呼气时间应控制在 4.0 秒内。

（5）重复测试间隔时间应 ≥4 分钟，且最佳 2 次 D_LCO 间的变异系数 <10%。

四、支气管激发试验

支气管激发试验是通过物理、化学、生物等人工刺激，诱发气道平滑肌收缩，然后借助肺功能指标的改变来判断支气管是否缩窄及其程度的方法，是测定气道高反应性最常用、最准确的临床检查。支气管激发试验方法很多，吸入型激发试验是最常用的激发方法，磷酸组胺和醋甲胆碱是最常用的激发剂。熟练掌握激发试验的适应证、禁忌证、试验流程及安全措施等，有助于支气管激发试验的顺利进行和临床应用。

（一）适应证

（1）临床疑诊为哮喘的患者。

（2）慢性咳嗽、反复发作性胸闷及呼吸困难者。

（3）对哮喘治疗效果的评估。

（4）其他需要了解气道反应性的疾病，如过敏性鼻炎等。

（二）禁忌证

1. 绝对禁忌证

（1）曾有过致死性哮喘发作。

（2）对吸入的激发剂有明确的超敏反应。

（3）基础肺通气功能损害严重（FEV_1 <60% 预计值或成人 <1L）。

（4）未控制的高血压（收缩压 >200 mmHg，或舒张压 >100 mmHg）；在过去的 3 个月内有心肌梗死或中风。

（5）有其他不适宜作用力肺活量检查的禁忌证，如主动脉瘤、大咯血、巨大肺大疱等。

2. 相对禁忌证

（1）基础肺功能呈中度阻塞（$FEV_1 < 70\%$ 预计值），但如严格观察并做好充足的准备，则 $FEV_1 > 60\%$ 预计值者仍可考虑予以激发试验。

（2）肺通气功能检查已诱发气道阻塞发生，在未吸入激发剂的状态下 FEV_1 即下降 $> 20\%$。

（3）近期呼吸道感染（< 4 周）、哮喘发作或加重期、妊娠及哺乳期。

（三）试验流程

（1）测定基础肺功能。

（2）吸入生理盐水再测定肺功能作为对照。

（3）从低浓度（剂量）开始，按不同方法吸入激发试剂，吸入后再测定肺功能，直至 FEV_1 较对照值下降 $\geq 20\%$，或出现明显的不适及临床症状，或吸入最高浓度（剂量）为止。

（4）吸入支气管舒张剂。

（四）评定指标

常用肺功能指标有第一秒用力呼气容积（FEV_1）、呼气峰流速（PEF）、用力呼气中期流量（$FEE_{25\sim75\%}$）50% 肺容量位的用力呼气流量（$FEF_{50\%}$）、比气道传导率（sGaw）等。其中以 FEV_1 最为常用。

（五）结果判断

1. 定性判断标准

判断与计算方法以肺功能指标的改变率来判断，可按以下公式计算：

改变率（%）=（激发后检查值－基础值）×100%

（1）激发试验阳性：试验中，当 FEV_1、PEF 较基础值下降 $\geq 20\%$ 时，或 sGaw 下降 $\geq 35\%$ 时，可判断为激发试验阳性。

（2）激发试验阴性：如果吸入最大浓度后，这些指标仍未达到上述标准，则为气道反应性正常，激发试验阴性。

2. 定量判断标准

累积激发剂量（PD）或累积激发浓度（PC）可用于定量判断气道反应性，为目前最常用的指标。如 $PD_{20}FEV_1$ 是使 FEV_1 较基础值下降 20% 时吸入刺激物的累积剂量，$PC_{20}FEV_1$ 是使 FEV_1 较基础值下降 20% 时吸入刺激物的累积浓度。

（六）安全措施

尽管检查中危急重症的发生率很低，但是仍应引起医护人员的重视，做好安全防范措施。具体如下：

（1）检查前需详细了解病史，掌握检查的禁忌证，签署知情同意书。

（2）肺功能室应配备相关的监护设备、急救物品和吸氧装置。

（3）在激发试验过程中，操作者除观察肺功能指标的改变外，还应对受试者的反应，如有无咳嗽、喘息、呼吸困难等进行严密观察，对可能发生的危险备有应急预案。

（4）激发剂应从低浓度（剂量）开始，逐渐增加；当 FEV_1 较对照值下降 $\geq 20\%$ 即应及时终止激发试验；激发后应及时给予短效支气管舒张剂吸入，以便快速扩张已收缩的支气管。

五、支气管舒张试验

气道受到外界因素的刺激可引起痉挛收缩反应；与之相反，痉挛收缩的气道可自然或经支气管舒张药物治疗后舒缓。通过给予支气管舒张药物的治疗，观察阻塞气道舒缓反应的方法，称为支气管舒张试验。支气管舒张剂很多，其中吸入型 β_2 肾上腺素受体激动剂最为广泛使用。熟练掌握舒张试验的适应证、禁忌证、试验流程及注意事项等，有助于支气管舒张试验的顺利进行和临床应用。

（一）适应证

（1）有合并气道痉挛的疾病，如支气管哮喘、慢性阻塞性肺疾病（COPD）等；但肺通气功能检查已证实无气道阻塞者，一般无须进行本试验。

（2）有气道阻塞征象，需排除非可逆性气道阻塞的疾病，如上气道阻塞。

（二）禁忌证

（1）对已知支气管舒张剂过敏者，禁用该舒张剂。

（2）有严重心功能不全者慎用 β_2 肾上腺素受体激动剂；有青光眼、前列腺肥大排尿困难者慎用胆碱能（M）受体拮抗剂。

（三）支气管舒张试验的准备

1. 支气管舒张剂的选择

（1）吸入型支气管舒张剂：吸入剂型包括定量气雾剂（MDI）、干粉剂或悬液雾化吸入。药物以短效 β_2 兴奋剂如沙丁胺醇及特布他林最为常用。

（2）非吸入型支气管扩张剂：口服或皮肤吸收、皮下注射、静脉注射等方式给予支气管舒张剂后。亦可测定支气管舒张的反应程度。

（3）糖皮质激素常需较长期应用（如 2 周）才能观察到其支气管舒张作用，但疗效较为确切。

2. 试验前需要做的准备

（1）试验前详细了解受检者的病史，尤其了解其是否有对所用支气管舒张剂的过敏史，了解是否有严重心脏病史，体格检查心率 <120 次/分，肺功能基线检查的试验前准备同肺功能检查。

（2）停用各种支气管扩张剂。

（四）试验流程

受试者先测定基础肺功能，然后吸支气管舒张剂。如吸入的是速效 β_2 肾上腺素受体激动剂如硫酸沙丁胺醇，应在吸入药物15~30分钟重复肺功能检查；如吸入的是速效M受体阻滞剂如异丙托溴铵，则在吸入30~60分钟重复检查。

（五）评定指标

变化率可用下式计算：

肺功能指标变化率（%）＝（用药后肺功能值－用药前肺功能值）/药前$FEV_1 \times 100\%$

指标及阳性诊断标准见表2-1-6。

表2-1-6 支气管舒张试验指标及阳性诊断标准

指标	改变率
FEV_1	12%
$FEF_{25\%~75\%}$	25%
$FEF_{50\%}$	25%
sGaw	35%
Fres	100%

绝对值改变＝用药后肺功能值－用药前肺功能值

（六）结果判断

1. 支气管舒张试验阳性

（1）以FEV_1判断：FEV_1改变是目前所有指标中得到相对一致意见（金标准）的指标。用药后FEV_1变化率较用药前增加12%或以上，且FEV_1绝对值增加>200 mL，则判断支气管舒张试验为阳性。

（2）其他指标阳性判断标准，虽然有学者对这些指标进行了研究，但目前这些指标的临床应用仍有一些争议。

2. 支气管舒张试验阴性

若使用舒张药物后肺功能指标达不到上述标准，则支气管舒张试验阴性。支气管舒张试验阴性，可能有以下原因：

（1）轻度气道缩窄者。

（2）狭窄的气道内有较多的分泌物堵塞气道。

（3）药物吸入方法不当。

（4）使用药物剂量不足。

（5）缩窄的气道对该种支气管舒张剂不敏感。如：①在做支气管舒张试验前数小时已经使用了舒张剂；②狭窄的气道无可舒张性。作此结论应排除上述几点因素。

（七）注意事项

为保证支气管舒张试验的准确性，需要注意以下几个方面：

（1）试验用的雾化器装置和压缩空气动力源都必须有严格的规定和标准化。雾化器释放的颗粒直径以 $1\sim5\mu m$ 最为理想。

（2）观察受试者吸入舒张剂是否恰当和充分，若吸气深度不足，时间过短，与释雾不同步，都会影响试验效果。

（3）不同的舒张药物有其不同的起效和达峰时间，因此，应根据不同药物的不同特性而制定不同的检测时间。例如：以速效 β_2 肾上腺素受体激动剂硫酸沙丁胺醇进行舒张试验，应在给药后 $15\sim30$ 分钟进行检测。

（黄维维、刘祥敏、朱论武）

参考文献

[1] 孙玉梅，张立力，张彩虹. 健康评估 [M]. 北京：人民卫生出版社，2021.

[2] 李为民，刘伦旭. 呼吸系统疾病基础与临床 [M]. 北京：人民卫生出版社，2017.

[3] 邱骏，郑东，曹兴建，等. 血气分析质量管理江苏专家共识 [J]. 临床检验志，2023，41（2）：81－85.

[4] 郭爱敏，周兰姝. 成人护理学 [M]. 北京：人民卫生出版社，2018.

第二章　呼吸康复评估

呼吸康复前，对患者的整体状况进行全面评估，为制订训练计划提供依据，是决定康复成功与否至关重要的因素。评估内容包括患者的安全、身体和心理健康状态、症状、营养等。

第一节　呼吸困难评估

呼吸困难是指患者主观感到空气不足、呼吸费力，客观上表现为呼吸运动用力，严重时可出现张口呼吸、鼻翼扇动、端坐呼吸，甚至发绀、辅助呼吸肌参与呼吸运动，并且可有呼吸频率、深度、节律的改变。

一、日常活动诱发的呼吸困难评估

表 2-2-1 改良的英国医学研究委员会呼吸困难量表

mMRC 分级	呼吸困难严重程度
mMRC 0 级	只在剧烈活动时感到呼吸困难
mMRC 1 级	在平地快步行走或爬缓坡时感到呼吸困难
mMRC 2 级	由于呼吸困难比同龄人走得慢，或者以自己的速度在平地上行走时需要停下来呼吸
mMRC 3 级	在平地上步行 100 m 或者数分钟后需要停下来呼吸
mMRC 4 级	因为明显呼吸困难而不能离开房屋或者换衣服时也感到气短

表 2-2-1 主要用于评估慢性阻塞性肺疾病患者呼吸困难的严重程度。mMRC 根据患者出现气短时的活动程度分为 0~4 个等级，4 级表示患者在最轻微的活动时即出现呼吸困难。

二、运动性呼吸困难评估

表 2-2-2 Borg 气促量表

分值	评分标准
0	一点儿也不觉得呼吸困难
0.5	极轻微的呼吸困难，几乎难以察觉
1	非常轻微的呼吸困难
2	轻度的呼吸困难
3	中度的呼吸困难
4	略严重的呼吸困难
5	严重的呼吸困难
6	5~7
7	非常严重的呼吸困难
8	7~9
9	非常非常严重的呼吸困难
10	极度的呼吸困难，达到极限

表 2-2-2 为患者在运动时被要求选择最能描述他们呼吸努力程度的等级。Borg 量表常作为 6 分钟步行实验前后评估呼吸困难。运动前评估呼吸困难及疲劳程度，运动后重新对呼吸困难及疲劳度进行评估。

三、视觉类比呼吸困难评分法

无呼吸困难 +—+—+—+—+—+—+—+—+—+— +极度呼吸困难

表 2 - 2 - 3　视觉类比呼吸困难评分

分值	评分标准
0 cm（0分）	无呼吸困难
1 cm（1分）	轻度呼吸困难，不影响工作和生活
2 cm（2分）	
3 cm（3分）	
4 cm（4分）	中度呼吸困难，影响工作，不影响生活
5 cm（5分）	
6 cm（6分）	
7 cm（7分）	重度呼吸困难，影响工作和生活
8 cm（8分）	
9 cm（9分）	
10 cm（10分）	

表 2 - 2 - 3 表现了视觉类比呼吸困难的评分标准。通过测量无呼吸困难端和患者标记点之间的距离来表示患者呼吸困难的得分。

第二节　心理状态评估

呼吸慢性病患者疾病迁延不愈、反复发作，使患者产生恐惧、疑虑、烦恼等种种心理反应，经常会有精神病学症状和心理健康水平下降的情况，若得不到及时处理和治疗，就会影响疾病的康复。科学客观地了解患者的心理状况，可以为呼吸康复工作提供依据。

医院焦虑抑郁量表（hospital anxiety and depression scale，HADS）（表 2 - 2 - 4）用于评估焦虑和抑郁的程度。该量表包括 HA 和 HD 两个亚量表，共 14 个条目，其中 7 个条目评定焦虑（A），7 个条目评定抑郁（D）。各条目分 0 ~ 3 四个等级，分数越高表示抑郁或焦虑越强烈，情绪失衡程度越高。这个量表也被用作心理评估测量工具，因此，心理学工作者在开始、3 个月和 6 个月时进行同样的测试。两者之一的任何一个方面得分超过 10 分，则认为其对应的症状（焦虑或者抑郁）存在显著的临床差异。注意，得分为 8 分者需要进行进一步的心理筛查。此量表并非用于诊断抑郁症或者焦虑症，仅仅是判断该患者是否需要进一步的心理筛查或者随访的指征。

焦虑与抑郁两个分量表的分值划分为：0 ~ 7 分为阴性，属无症状；8 ~ 10 为轻度，属可能存在焦虑或抑郁；11 ~ 14 分为中度；15 ~ 21 分为重度，肯定存在焦虑或抑郁。

研究发现 HADS 具有较好的信效度，以 9 分作为焦虑、抑郁的临界值可以得到较好的灵敏度和特异性，推荐使用这一临界点。

A 总分： D 总分：

"A"的评分用于筛查是否有焦虑症状。

"D"的评分用于筛查是否有抑郁症状。

表 2-2-4 医院用焦虑抑郁量表（HADS）

住院号：_____ 床号：_____ 姓名：_____

情绪在大多数疾病中起着重要作用，如果医生了解您的情绪变化，他们就能给您更多的帮助。请您阅读以下各个项目，在其中最符合你过去一个月的情绪情况选项后括号内打"√"。对这些问题的回答不要作过多的考虑，立即做出的回答往往更符合实际情况。（单号为 A，双号为 D）

(1) 我感到紧张（或痛苦）（A）
根本没有（ ）有时候（ ）大多时候（ ）几乎所有时候（ ）

(2) 我对以往感兴趣的事情还是有兴趣（D）
肯定一样（ ）不像以前那样多（ ）只有一点（ ）基本上没有了（ ）

(3) 我感到有点害怕，好像预感到什么可怕的事情要发生（A）
根本没有（ ）有一点，但并不使我苦恼（ ）是有，不太严重（ ）非常肯定和十分严重（ ）

(4) 我能够哈哈大笑，并看到事物好的一面（D）
我经常这样（ ）现在已经不太这样了（ ）现在肯定是不太多了（ ）根本没有（ ）

(5) 我的心中充满烦恼（A）
偶然如此（ ）时时，但并不轻松（ ）时常如此（ ）大多数时间（ ）

(6) 我感到愉快（D）
大多数时间（ ）有时（ ）并不经常（ ）根本没有（ ）

(7) 我能够安闲而轻松地坐着（A）
肯定（ ）经常（ ）并不经常（ ）根本没有（ ）

(8) 我对自己的仪容失去兴趣（D）
我仍然像以往一样关心（ ）我可能不是非常关心（ ）并不像我应该做的那样关心我（ ）肯定（ ）

(9) 我有点坐立不安，好像感到非要活动不可（A）
根本没有（ ）并不很少（ ）是不少（ ）确实非常多（ ）

(10) 我对一切都是乐观地向前看（D）
差不多是这样做（ ）并不完全是这样做的（ ）很少这样做（ ）几乎从不这样做（ ）

(11) 我突然发现有恐慌感！（A）
根本没有（ ）并非经常（ ）非常肯定，十分严重（ ）确实很经常（ ）

(12) 我好像感到情绪在渐渐低落（D）
根本没有（ ）有时（ ）很经常（ ）几乎所有时间（ ）

(13) 我感到有点害怕，好像某个内脏器官变化了（A）
根本没有（ ）有时（ ）很经常（ ）非常经常（ ）

(14) 我能欣赏一本好书或一项好的广播或电视节目（D）
常常如此（ ）有时（ ）并非经常（ ）很少（ ）

表 2-2-5 为抑郁自评量表。

表 2-2-5　抑郁自评量表（SDS）

姓名：　　　　年龄：　　　　性别：　　　　记录时间：
科室：　　　　床号：　　　　住院号：

请根据您近一周的感觉来进行评分，数字的顺序依次为：

（1→从无、2→有时、3→经常、4→持续 ）

（1）我感到情绪沮丧，郁闷	1　2　3　4
（2）我感到早晨心情最好	4　3　2　1
（3）我要哭或想哭	1　2　3　4
（4）我夜间睡眠不好	1　2　3　4
（5）我吃饭像平时一样多	4　3　2　1
（6）我的性功能正常	4　3　2　1
（7）我感到体重减轻	1　2　3　4
（8）我为便秘烦恼	1　2　3　4
（9）我的心跳比平时快	1　2　3　4
（10）我无故感到疲劳	1　2　3　4
（11）我的头脑像往常一样清楚	4　3　2　1
（12）我做事情像平时一样不感到困难	4　3　2　1
（13）我坐卧不安，难以保持平静	1　2　3　4
（14）我对未来感到有希望	4　3　2　1
（15）我比平时更容易激怒	1　2　3　4
（16）我觉得决定什么事很容易	4　3　2　1
（17）我感到自己是有用的和不可缺少的人	4　3　2　1
（18）我的生活很有意义	4　3　2　1
（19）假若我死了别人会过得更好	1　2　3　4
（20）我仍旧喜爱自己平时喜爱的东西	4　3　2　1

总分：

结果：无抑郁症状：指数在 50% 以下；轻度抑郁：指数在 50% ~ 59%

　　　中度抑郁：指数在 60% ~ 69%；重度至严重抑郁：指数在 70% 及以上

使用说明：先把 20 个题目的得分综合相加得出总分，再转换成百分指数。

指数计算公式：指数 = 各条目累计得分/80 ×100%

此量表虽然可以测出抑郁的轻重程度，却不能判断抑郁的分类，测出有抑郁症之后，应该及时到精神科就诊，进行详细的检查、诊断及治疗。

表 2-2-6 为焦虑自评量表。

表 2-2-6　焦虑自评量表（SAS）

姓名：　　　　年龄：　　　　性别：　　　　记录时间：
科室：　　　　床号：　　　　住院号：

请根据您近一周的感觉来进行评分，数字的顺序依次为：
（1→从无、2→有时、3→经常、4→持续 ）

（1）我觉得比平常容易紧张和着急	1　2　3　4
（2）我无缘无故地感到害怕	1　2　3　4
（3）我容易心里烦乱或觉得惊恐	1　2　3　4
（4）我觉得我可能将要发疯	1　2　3　4
（5）我觉得一切都很好	1　2　3　4
（6）我手脚发抖打颤	1　2　3　4
（7）我因为头痛，颈痛和背痛而苦恼	1　2　3　4
（8）我感觉容易衰弱和疲乏	1　2　3　4
（9）我觉得心平气和，并且容易安静坐着	1　2　3　4
（10）我觉得心跳很快	1　2　3　4
（11）我因为一阵阵头晕而苦恼	1　2　3　4
（12）我有晕倒发作或觉得要晕倒似的	1　2　3　4
（13）我呼气吸气都感到很容易	1　2　3　4
（14）我手脚麻木和刺痛	1　2　3　4
（15）我因为胃痛和消化不良而苦恼	1　2　3　4
（16）我常常要小便	1　2　3　4
（17）我的手常常是干燥温暖的	1　2　3　4
（18）我脸红发热	1　2　3　4
（19）我容易入睡并且一夜睡得很好	1　2　3　4
（20）我做噩梦	1　2　3　4

总分：

结果：S 标准分的分界值为 50 分

轻度焦虑：50~60 分；中度焦虑：61~70 分；重度焦虑：70 分以上

计分说明：正向计分题 A、B、C、D 按 1、2、3、4 分计；反向计分题按 4、3、2、1 计分。反向题号 5、9、13、17、19；分数越高，表示这方面的症状越严重。

使用说明：SAS 的主要统计指标为总分。自评者评定结束后，将 20 个项目的各个得分相加即得，再乘以 1.25 以后取整数部分即得到标准分。

公式：合计总分 = 各条目累计得分 ×1.25

表 2-2-7 为老年抑郁量表。

表 2-2-7 老年抑郁量表（GDS）

姓名：	性别：	年龄：
住院号：	文化程度：	主试者：

选择最符合您一周来的感受的答案，在每题后〔 〕内答"是"或"否"。

1. 你对生活基本满意吗？〔 〕

2. 你是否丧失了很多你的兴趣和爱好？〔 〕

3. 你感到生活很空虚吗？〔 〕

4. 你经常感到很无聊吗？〔 〕

5. 你对未来充满希望吗？〔 〕

6. 你是否感到烦恼无法摆脱头脑中的想法？〔 〕

7. 大部分时间你都精神抖擞吗？〔 〕

8. 你是否觉得有什么不好的事情要发生而感到很害怕？〔 〕

9. 大部分时间你都觉得快乐吗？〔 〕

10. 你经常感到无助吗？〔 〕

11. 你是否经常感到不安宁或坐立不安？〔 〕

12. 你是否宁愿待在家里而不愿出去干新鲜事？〔 〕

13. 你是否经常担心未来？〔 〕

14. 你是否觉得你的记忆力有问题？〔 〕

15. 你是否觉得现在活着很精彩？〔 〕

16. 你是否经常感到垂头丧气无精打采？〔 〕

17. 你是否感到你现在很没用？〔 〕

18. 你是否为过去的事担心很多？〔 〕

19. 你觉得生活很兴奋吗？〔 〕

20. 你是否觉得学习新鲜事物很困难吗？〔 〕

21. 你觉得精力充沛吗？〔 〕

22. 你觉得你的现状是毫无希望的吗？〔 〕

23. 你是否觉得大部分人都比你活得好？〔 〕

24. 你是否经常把小事情都弄得很糟糕？〔 〕

25. 你经常有想哭的感觉吗？〔 〕

26. 你对集中注意力有困难吗？〔 〕

27. 你喜欢每天早晨起床的感觉吗？〔 〕

28. 你是否宁愿不参加社交活动？〔 〕

29. 你做决定容易吗？〔 〕

30. 你的头脑还和以前一样清楚吗？〔 〕

计分说明：

每个提示抑郁的回答得一分（问题 1，5，7，9，15，19，21，27，29 和 30 回答"否"，其他问题回答"是"）。大于或等于 15 分，提示老年抑郁可能，转精神心理科处理。

第三节　营养评估

一、基本概念

（1）营养风险：因营养有关因素对患者临床结局（如感染并发症等）发生不利影响的风险，不是指发生营养不良的风险。

（2）营养不良：即营养不足，由于摄入不足或利用障碍引起的能量或营养素缺乏的状态，进而引起机体成分改变，生理和精神功能下降，导致不良临床结局。

（3）营养风险筛查：应用量化的工具为初步判断患者营养状态的过程，是进行营养支持的第一步。其目的是确定患者是否具有营养风险或发生营养不良的风险。

（4）营养不良评定：即营养不足评定，对有营养风险的患者进一步了解其营养状态的过程。方法包括：膳食调查、人体测量（体重、BMI、皮褶厚度）、体格检查、机体功能测定（肌力、步速）、实验室检查（肝肾功能、血糖、血脂、血清电解质、酸碱平衡指标、炎症因子等）、人体成分测定（脂肪、肌肉）、复合评定（主观整体评定 SGA、患者参与主观整体评定 PG－SGA、微型营养评定 MNA）。其目的是开具营养处方，评定营养不良及实施后监测。

二、人体测量

1. 体重

体重是营养评定中最简单、直接而又可靠的指标，可从总体上反映人体营养状况。

（1）要求：在急性期和康复的过程中，应每两天测量一次体重。居家健康照护期间，每次视察时均应测量体重；注意观察患者有无营养不良和脱水的体征；在评估时应确定患者平时的体重、体重在一段时间内的变化、是否有意减轻体重等；在关注是否存在营养不良时，现在的体重，体重史等数据能够确定大多数患者是否需要注意营养问题。

（2）评定标准：体重是理想体重的 80%～90% 为轻度营养不良；70%～79% 为中度营养不良；0～69% 为重度营养不良。

2. 体重指数

体重指数（BMI）是反映蛋白质－热量营养不良的可靠指标。

$BMI = 体重/身高^2（kg/m^2）$

评定标准：20～25 为正常；18～20 为潜在营养不良；<18 为营养不良。

3. 三头肌皮褶厚度

三头肌皮褶厚度（TSF）正常参考值男性为 8.3 mm，女性为 15.3 mm。实测值相当于正常值的 90% 以上为正常，80%～90% 为轻度营养不良，60%～80% 为中度营养不良，<60% 为重度营养不良。

4. 上臂肌肉周径

AMC = 臂周径（cm）－［TSF（mm）×0.314］

上臂肌肉周径（armmuscle circle，AMC）正常时实际测量值应大于理想值的 90%。实测值相当于正常值的 80%～90% 为轻度营养不良，60%～80% 为中度营养不良，<60% 为重度营养不良。

5. 人体成分测量法

包括生物电阻抗法和双能 X 线吸收测量法。

三、实验室测量法

（1）血清蛋白水平测定：包括白蛋白、前白蛋白、转铁蛋白和视黄醇结合蛋白等。

持续的低白蛋白血症被认为是判定营养不良的可靠指标，白蛋白半衰期较长，一般认为反映最近 2～3 周的营养状态。与白蛋白相比，前白蛋白的生物半衰期短，约为 1 天，血清含量少且体库量较小，故在判断蛋白质急性改变方面似较白蛋白更敏感。但前白蛋白是负性急性期反应蛋白，受应激、感染等影响，因此，推荐同时检测 C 反应蛋白（C - reactive protein，CRP）。它是一种正性急性期反应蛋白。如果 CRP 在正常范围内，用前白蛋白的结果反映蛋白营养状况则较可靠。

（2）血钠和血尿素氮：存在脱水时血钠和血尿素氮水平升高，轻至中度的脱水可掩盖低白蛋白血症，甚至出现白蛋白水平的假性升高。

（3）免疫功能：全淋巴细胞计数、皮肤迟发超敏反应。

（4）血清氨基酸比值：血清氨基酸比值 = 甘氨酸 + 丝氨酸 + 谷氨酸 + 牛/亮氨酸 + 异亮氨酸 + 蛋 + 缬氨酸 > 3 提示蛋白质营养不良。

四、营养风险筛查表

住院患者营养风险筛查表（NRS2002）通过筛查发现患者是否存在营养风险，在欧洲已经得到验证。NRS2002 的效度验证建立在文献研究基础上，并经过 ESPEN 专家组审阅。其适用于 94%～99% 中国住院患者。适用于神志清楚者、18～90 岁、住院超过 24 小时者、次日 8 时前未进行急诊手术者。不适用对象：18 岁以下，90 岁以上，次日 8 时前行手术、神志不清者。其不足是卧床，无法测量体重，合并水肿、胸腹水等，以及意识不清无法回答问题时，使用受限。

表2-2-8为成年住院患者营养风险筛查表。

表2-2-8 成年住院患者营养风险筛查表（NRS2002）

科室名称：　　　　登记号：　　　　床位：　　　　日期：

姓名：　　　　　　性别：　　　　年龄：　　　诊断：

（一）疾病评分

若患有以下疾病请在□内打"√"，并参照营养需要量标准进行评分（无下列疾病为0分）

评分1分，营养需要量轻度增加：

□髋骨骨折

□其他慢性疾病急性发作或有并发症者

□肝硬化急性发作期或有并发症者

□慢阻肺急性发作或有并发症者

□血液透析；□实体恶性肿瘤

评分2分，营养需要量中度增加：

□腹部大手术

□脑卒中

□重症肺炎

□血液恶性肿瘤

评分3分，营养需要量重度增加：

□颅脑损伤

□骨髓移植

□重症监护患者（APACHE-Ⅱ评分>10分）

疾病评分：□0分，□1分，□2分，□3分

（二）营养状况受损评分

人体测量：

身高_____m（免鞋）；实际体重：_____kg（空腹、病房衣服、免鞋）；BMI=_____kg/m²

（<18.5：3分；>18.5：0分）

注：因严重胸、腹水、水肿等无法得到准确BMI值时，可用白蛋白（<30 g/L，3分）来替代。

人体测量小计，_____分

近期（1~3个月）体重是否下降：□是，体重下降_____kg；□否

体重下降>5%是在：□3个月内（1分）；□2个月内（2分）；□1个月内（3分）

体重状况小计：_____分

一周内进食量是否减少：□是；□否

如果减少，较从前减少：□25%~50%；□50%~75%；□75%~100%

进食状况小计：_____分

营养状况受损评分：□0分；□1分；□2分；□3分（取上述3个小计最高值）

（三）年龄评分：□0分；□1分。（>70岁：1分；<70岁：0分）

（四）营养风险总评分：_____分。（疾病评分+营养状况受损评分+年龄评分）

筛查人：

筛查时间：

五、主观全面营养评估（SGA）

SGA（表2-2-9）是由美国肠外肠内营养学会（ASPEN）专门推荐的，是目前临床上应用最为广泛的一种通用临床营养状况评价工具，具有很好的信度和效度。SGA更适合专业人员使用。

（一）评估内容

1. 病史

主要包括近期体重变化、摄食改变、胃肠道症状、活动能力改变、疾病状态下的代谢需求五个方面的内容。

2. 体格检查

主要包括皮下脂肪的丢失、肌肉的消耗、水肿（体液）情况三个方面的检查，详见表 2-2-9。

表 2-2-9　主观全面评价 SGA 营养评估表

指标	A 级营养良好	B 级轻中度营养不良	C 级严重营养不良
近期体重改变	无/升高	减少 5% 以下	减少了 5% 以上
摄食改变	无	减少	不进食/低能量流食
胃肠道症状	无或食欲减退	轻微恶心、呕吐	严重恶心、呕吐
活动能力改变	无/减退	能下床活动	卧床
应激反应	无/低度	中度	高度
肌肉消耗	无	轻度	重度
三头肌皮褶厚度/mm	正常（>8）	轻度减少（6.5~8.0）	重度减少（<6.5）
踝部水肿	无	轻度	重度
评估结果	□正常		
	□轻度营养不良		
	□中度营养不良		
	□重度营养不良		

（二）填表说明

1. 体重变化

考虑过去 6 个月或近 2 周的，若过去 5 个月变化显著，但近一个月无丢失或增加，或近 2 周经治疗后体重稳定，则体重丢失一项不予考虑。

（1）6 月内体重变化：

A = 体重变化<5%，或 5%~10%，但正在改善；

B = 持续减少 5%~10%，或由 10% 升至 5%~10%；

C = 持续减少 >10%。

（2）2 周内体重变化：

A = 无变化，正常体重或恢复到 5% 以内；

B = 稳定，但低于理想或平常体重，部分恢复但不完全；

C = 减少/降低。

2. 摄食改变

摄食变化程度：

A = 好，无变化，轻度，短期变化；

B = 正常下限，但在减少；差，但在增加；差，无变化（取决于原始状态）；

C = 差，并在减少；差，无变化。

摄食变化的时间：

A≤2 周，变化少或无变化；

B≥2 周，轻至中度低于理想摄食量；

C≥2 周，不能进食，饥饿。

3. 胃肠道症状 胃肠道症状至少持续 2 周，偶尔一两次不予考虑。

A = 少有，间断；

B = 部分症状，＞2 周；严重、持续的症状，但在改善；

C≥部分或所有症状，频繁或每天，＞2 周。

4. 活动能力改变

A = 无受损，力气/精力无改变；或轻至中度下降但在改善；

B = 力气/精力中度下降但在改善；通常的活动部分减少；严重下降但在改善；

C = 力气/精力严重下降，卧床。

5. 应激参照

轻度应激：单纯腹股沟疝而无其他并发症的患者；单纯乳腺纤维瘤的患者；长期低烧或恶性肿瘤。

中度应激：合并肺炎的糖尿病患者；无腹膜炎的急性阑尾炎患者；无腹膜炎的肠梗阻患者；长期发热、慢性腹泻患者。

高度应激：任何原因造成的严重腹膜炎患者，大面积烧伤，严重多发伤，高热或大量出血患者。

6. 肌肉消耗

检查小腿（腓肠肌），主要观察小腿肌肉有无消瘦，有无轮廓，肌力如何，正常人肌肉发达。

正常：有肌肉轮廓；

轻度：小腿消瘦，肌肉轮廓模糊；

重度：小腿明显消瘦，无肌肉轮廓，肌肉松弛无力。

7. 肱三头肌皮褶厚度测量方法

（1）受试者自然站立，肌肉不要紧张，被测部位充分暴露。

（2）测试人员找到肩峰、尺骨鹰嘴部位，并用油笔标出右臂后面从肩峰到尺骨鹰嘴连线中点处。

（3）沿上肢长轴方向纵向捏提皮褶。

（4）测量仪的卡钳的卡口连线与皮褶走向垂直，测量皮褶捏提点下方 1cm 处的厚度。

8. 水肿检查

检查踝部水肿时，患者仰卧，按压足背踝部 5 秒。

正常：健康人，无凹陷；

轻度：轻微的凹陷；

重度：凹陷非常明显，不能回弹。

9. 评价结果

根据对应级别中异常条目数进行评价。

1≤B 级 <5 为：轻度营养不良；

B 级 ≥5 为：中度营养不良；

C 级 ≥5 为：重度营养不良。

六、简易营养评估量表（MNA）

老年衰弱人群由于进食减少、代谢性疾病、长期营养不良而加重疾病，进而衰弱，引起肌少症，使该人群的不良结局如感染率、压疮率、住院时间、恢复期天数、死亡率均增加。

目前比较常用的是老年简易营养评估记录表（MNA），内容详见表 2 - 2 - 10。

表 2 - 2 - 10　简易营养评估记录表

营养筛检	分数
1. 既往 3 个月内是否由于食欲下降，消化问题，咀嚼或吞咽困难而摄食减少	0：食欲完全丧失 1：食欲中等度下降 2：食欲正常
2. 近 3 个月内体重下降情况	0：大于 3 kg 1：1～3 kg 2：无体重下降 3：不知道
3. 活动能力	0：需卧床或长期坐着 1：能不依赖床或椅子，但不能外出 2：能独立外出
4. 既往 3 个月内有无重大心理变化或急性疾病	0：有 1：无
5. 神经心理问题	0：严重智力减退或抑郁 1：轻度智力减退 2：无问题

续表

营养筛检	分数
6. 身体质量指数 BM（kg/m²）：体重（kg）/身高（m²）	0：<19 1：19~<21 2：21~<23 3：≥23

备注：筛检分数，小计满分14；>12表示正常（无营养不良危险性），无须以下评价；<11提示可能营养不良，请继续以下评价。

一般评估	分数
7. 独立生活（无护理或不住院）	0：否 1：是
8. 每日应用处方药超过三种	0：是 1：否
9. 压疮或皮肤溃疡	0：是 1：否
10. 每日可以吃几餐完整的餐食	0：1餐 1：2餐 2：3餐
11. 蛋白质摄入情况： ＊每日至少一份奶制品？A：是 B：否 ＊每周二次或以上蛋类？A：是 B：否 ＊每日肉、鱼或家禽？A：是 B：否	0：0或1个"是" 0.5：2个"是" 1：3个"是"
12. 每日食用两份或两份以上蔬菜或水果	0：否 1：是
13. 每日饮水量（水、果汁、咖啡、茶、奶等）	0：<3杯 0.5：3~5杯 1.0：>5杯
14. 进食能力	0：无法独立进食 1：独立进食稍有困难 2：完全独立进食
15. 自我评定营养状况	0：营养不良 1：不能确定 2：营养良好
16. 与同龄人相比，你如何评价自己的健康状况	0：不太好 0.5：不知道 1：较好 2：好
17. 中臂围（cm）	0：<21 0.5：21~22 1：≥22
18. 腓肠肌围（cm）	0：<31 1：≥31

一般评估分数（小计满分16）；营养筛检分数（小计满分14）；MNA总分（量表总分30）。

MNA分级标准：

总分≥24表示营养状况良好；

总分17～24为存在营养不良的危险；

总分≤17明确为营养不良。

MNA筛查分数的解读分三类：

（1）营养良好（24～30分）：社区居住的老年人每年评估一次；养老院居住的老年人每3个月评估一次，有急性疾病发生后再评估。

（2）潜在营养不良（17～24分）：体重未下降，每3个月再评估。体重下降，进行营养干预；昏迷/吞咽困难者使用鼻饲营养，监测体重，改善营养内容，咨询医院营养科/老年科。

（3）营养不良（低于17分）：进行营养干预；昏迷/吞咽困难者使用鼻饲营养，监测体重，加强膳食指导，咨询医院营养科/老年科。

表2-2-11为老年患者微型营养评价表。

表2-2-11　老年患者微型营养评价表（MNA-SF）

科室名称：　　　　登记号：　　　床位：　　　　日期： 姓名：　　　　　　性别：　　　　年龄：
A. 过去3个月内有没有因为食欲下降、消化问题、咀嚼或吞咽困难而减少食量 　□0分，严重的食欲下降；□1分，轻度的食欲下降；□2分，无食欲下降 B. 过去3个月内体重下降情况 　□0分，体重下降>3kg；□1分，体重下降不清楚；□2分，体重下降1～3kg；□3分，无体重下降 C. 活动能力 　□0分，需长期卧床或坐轮椅；□1分，可以下床或离开轮椅，但不能外出；□2分，可以独立外出 D. 过去3个月内有没有受到心理创伤或患上急性疾病 　□0分，有；□2分，没有 E. 精神心理问题 　□0分，严重痴呆或抑郁；□1分，轻度痴呆；□2分，没有精神心理问题 F1. 体重指数（BMI，kg/m^2）[身高（m），体重（kg）] 　□0分，BMI<19；□1分，19≤BMI<21；□2分，21≤BMI<23；□3分，BMI≥23 F2. 小腿围CC（cm），如果不能取得BMI，则测量小腿围 　□0分，CC<31；□1分，CC≥31分 总分： 评价结论： 备注： 12～14分：营养状况正常；8～11分：有营养不良风险；0～7分：营养不良

第四节 吞咽功能评估

一、概述

吞咽：人体从外界经口摄入食物并经咽腔、食管传输到达胃的过程。吞咽障碍：由于下颌、双唇、舌、软腭、咽喉、食管等器官和功能受损，不能安全有效地把食物输送到胃内的过程。广义的吞咽障碍还包含认知和精神心理等方面问题引起的行为异常导致的吞咽和进食问题。

很多疾病进展过程中都可出现吞咽障碍，包括神经系统疾病、颅脑外伤、退行性变、自身免疫性疾病、全身系统疾病肿瘤、传染病等。医源性如外科手术，放射治疗、化疗等也会导致有吞咽障碍。有些疾病，如退行性疾病、自身免疫性疾病、帕金森病，患者常有吞咽障碍，并随着疾病的进展更加严重。由于复杂多变的病因，很难精准地确定各种状况下吞咽障碍的发生率。

研究发现，独居老年人吞咽障碍发生率为 30% ~ 40%，接受急症护理的老年人吞咽障碍发生率达 44%。高达 50% 的老年人有进食困难，从而导致营养不良、体重减轻。由于体质弱，增加了跌倒的风险，以及对其他疾病的易感性。此外，体重减轻、进食时间延长、抑郁和疲劳也与吞咽障碍有关。

二、吞咽障碍的临床表现

（1）口水或食物从口中流出，长时间将食物停留在口腔内不吞咽，食物或水从鼻腔流出，食物粘在口腔或喉部，进食或喝水时出现呛咳。

（2）进食习惯改变，不能进食某些食物，需要额外液体将食物湿化或帮助吞咽。

（3）声音暗哑变嘶，频繁清理口腔。

（4）咀嚼困难或疼痛。

（5）反复发作的肺炎、不明原因的发热、体重下降。

三、吞咽障碍主观评估

（一）主诉

1. 口咽性吞咽障碍

口腔期吞咽障碍常表现为流涎，主诉食物从口中洒落，食物含在口中，嚼来嚼去不能下咽，口腔内颊沟有食物残留。咽期吞咽障碍患者常主诉吞咽时呛咳或作呕、泛酸；进食时咽异物感，食物哽在咽喉部有残留感；不能吐出口内或咽内的分泌物；进食时或进食后立刻出现呼吸异常、声音变化、痰量增多；吞咽时疼痛等。

2. 食管性吞咽障碍

食管性吞咽障碍主诉包括胸痛、胸部堵塞感、延迟反流胃内容物、慢性胃灼热感。进食后呕吐，有鼻腔反流史是最重要的主诉。

（1）反流是指食物或液体已通过口腔或咽以后再返回去或返至鼻腔的现象。正常吞咽的生理机制保证了吞咽时食物的单向协调性运动。反流时，不需要用力食物就回到口腔或咽。患者常主诉有胃灼热感、胸痛。这与呕吐不同，后者常有恶心、干呕、腹部肌肉和膈肌收缩等重要作用。当反流物味道有酸臭味，患者则通常有吞咽障碍。酸苦或酸臭味的食物或液体提示至少一部分反流物到过胃，当有酸臭味反流出现时，患者的问题可能是由于胃食管反流疾病引致的吞咽困难。

（2）其他除反流外，尚有以下三个主要问题应引起足够的重视：①是否仅为进食固体食物困难还是进食液体时也困难；对液体和固体食物都存在吞咽困难，尤其是间歇性发作伴胸痛者，提示食管动力障碍；如只有在进食固体食物时发生吞咽困难，则提示机械性梗阻可能且食管内径 <15 mm。②吞咽障碍呈间歇性还是进展性。如呈进行性加重，要怀疑消化道狭窄或癌肿。③是否与胃灼热感关联。消化道狭窄的患者常常有长期胃灼热和反流病史而无体重减轻；食管癌患者多见于老年男性并伴有体重减轻。其他，如夜间症状（睡眠障碍、呼吸暂停）等对诊断也有帮助。需要注意的是有些食管性吞咽困难患者，如环咽肌失弛缓症，也可能主诉颈部不适，类似于口咽性吞咽困难的症状。

3. 并发症

（1）呼吸系统。根据吞咽障碍的种类，患者可表现为喉咙痛、声音嘶哑、气短和胸部不适等症状。吞咽与这些症状的关系可能不明显。所有这些症状也可能由其他各种因素引起，与吞咽障碍没有特异性关联。

（2）神经系统。由于吞咽障碍患者常继发于神经性疾病，合并言语问题、认知障碍、痴呆、心理迟钝，有可能影响到沟通能力。

应详细记录吞咽障碍发生的时间及日期，是渐进性还是突发，是否与其他疾病并发或在其之后发生。

4. 其他表现

气管插管，气管切开，使用镇静、麻醉类药物的患者无法主诉，因此，并非所有患者都可以叙述他们的症状，或有些可能给出的描述不可信或虚构。临床医师也可直接或通过家属、照顾者或喂食者等有关人员注意观察了解患者是否有下列提示吞咽障碍的表现。

（1）进食时摆弄食品，咬下食物块的大小不适当，试图吞咽时有情绪变化。

（2）进食环境和选择食物的变化，如：不愿在公众餐厅用餐；偏食，不吃某种质地较硬或较软的食品；进食时间很长或进食时停顿、中断；进食时头颈部常做某种运动。

（3）咀嚼费力，反复多次吞咽。

（4）发音困难；声音"潮湿"，嘶哑；面部两侧不对称，颈部发生痉挛性倾斜。

5. 继发症状

吞咽障碍患者最常见的继发症状是体重减轻，反复发生的肺部感染；其次有饮食习惯改变、食欲改变、味觉变化。

（二）病史询问

病史询问侧重于收集与吞咽有关的既往病史及其相应的检查、治疗情况。由于主要是患者和（或）家属提供，既往病历记载仍是主观评价的一部分。通常包括如下内容：一般状况、家庭史、以前的吞咽检查、神经病学状况、肺部情况、外科情况、X线检查、精神/心理病史，以及现在和既往服药情况，如处方药和（或）非处方药，这与临床病历记录基本一致。

（三）营养状态

由于患者营养摄入不足，常有贫血、营养不良及体重下降。患者抵抗力下降，伤口愈合减慢，容易疲劳。食欲亦由于吞咽困难的存在而减退。

（四）心理问题

吞咽是对于生理和心理健康都有着重大影响的复杂运动功能。吞咽障碍可引发许多心理问题，如焦虑、羞耻、窘迫、恐惧及自尊心下降等，约33%的吞咽障碍患者存在着抑郁状态，如此高概率的精神障碍问题在临床上却经常被忽视。

在主观资料的收集过程中，应特别注意患者存在吞咽障碍时的自我感受。其内容包括心理压力、不良及恐惧心理、精神健康、社会功能、疲劳及睡眠等出现的情况。

四、吞咽障碍客观评估

（一）进食评估问卷调查

吞咽筛查量表（表2-2-12）主要在判断有无吞咽困难时提供帮助，在患者与医生对有无症状的治疗进行沟通时非常重要。

表2-2-12　吞咽筛查量表（EAT-10）

姓名：　　　　年龄：　　　　性别：　　　　　　记录日期： 科室：　　　　床号：　　　　住院号： A. 说明：将每一题的数字选项写在后面的方框，回答下列问题您处于什么程度？ 　　　0 没有；1 轻度；2 中度；3 重度；4 严重	
1. 我的吞咽问题已让我体重减轻	0　1　2　3　4
2. 我的吞咽问题影响到我在外就餐	0　1　2　3　4
3. 吞咽液体费力	0　1　2　3　4
4. 吞咽固体食物费力	0　1　2　3　4
5. 吞咽药片（丸）费力	0　1　2　3　4
6. 吞咽时有疼痛	0　1　2　3　4
7. 我的吞咽问题影响到我享用食物时的快感	0　1　2　3　4

续表

| 姓名： | 年龄： | 性别： | 记录日期： |
| 科室： | 床号： | 住院号： |

A. 说明：将每一题的数字选项写在后面的方框，回答下列问题您处于什么程度？

0 没有；1 轻度；2 中度；3 重度；4 严重

8. 我吞咽时有食物卡在喉咙里的感觉	0 1 2 3 4
9. 我吃东西时会咳嗽	0 1 2 3 4
10. 我吞咽时感到紧张	0 1 2 3 4

B. 得分：将各题的分数相加，将结果写在前面的空格。总分（最高 40 分）

C. 结果与建议：

如果 EAT-10 的总评分超过 3 分，您可能在吞咽的效率和安全方面存在问题。我们建议您带着 EAT-10 的评分结果就诊，作进一步的吞咽检查和/或治疗。

（二）洼田饮水试验

1. 方法

先让患者单次喝下 2~3 茶匙水，如无问题，再让患者一次性喝下 30 mL 水后观察和记录饮水时间、有无呛咳、饮水状况等。饮水状况的观察包括：啜饮、含饮、水从嘴流出、边饮边呛、小心翼翼地喝、饮后声音变化、患者反应、听诊情况等。

2. 评价标准（分级）

Ⅰ级可一次喝完，无呛咳；

Ⅱ级分两次以上喝完，无呛咳；

Ⅲ级能一次喝完，但有呛咳；

Ⅳ级分两次以上喝完，且有呛咳；

Ⅴ级常常呛住，难以全部喝完。

3. 诊断标准

正常：在 5 秒内喝完，分级在Ⅰ级；

可疑：饮水喝完时间超过 5 秒以上，分级在Ⅰ~Ⅱ级；

异常：分级在Ⅲ、Ⅳ、Ⅴ。用茶匙饮用，每次喝一茶匙，连续两次均呛住属异常。

4. 结果评定

测试结果Ⅱ级以上者可经口进食；洼田氏饮水试验Ⅲ级及以下，说明患者存在吞咽功能障碍；Ⅴ级则存在严重的吞咽功能障碍，应禁止经口进食。

（三）多伦多床旁吞咽筛查试验

多伦多床旁吞咽筛查试验（toronto bedside swallowing screening test，TOR-BSST）是为护士制定的筛查工具，对于有鼻饲喂养、意识障碍和肺炎等并发症患者的评估准确度有限。要求在患者清醒、能在支撑下坐直，并能执行简单指令的情况下，进行舌的活动、咽部敏感度、发声困难（饮水试验前、后）、Kidd 50 mL 饮水试验。

筛查前准备一杯水和一把茶匙，确保患者口腔清洁，及患者能坐直至90°。首先，让患者发"啊"音并维持5秒，观察声音中的呼吸声、咕噜声、嘶哑或是过清音，如发现任何一种，哪怕程度较轻，也记为异常。然后给患者10茶匙水，在每匙水咽下后发"啊"音，同时轻柔触诊喉部以检查最初几次吞咽时喉部的运动。如发现呛咳、流涎、湿性嗓音（类似于含少量水同时说话的嗓音）或嘶哑等改变，停止喂水；如正常，让患者使用杯子喝水。最后在水被咽下后等待1分钟，再次让患者发"啊"音。只要以上任何一项出现异常，均视为有吞咽功能障碍。

（四）染料测试

染料测试对于吞咽障碍尤其是气管切开患者，可以利用果绿、亚甲蓝等测试，是筛检有无误吸的一种方法。

1. 方法

给患者进食一定量的蓝色染料混合食物，吞咽后，观察或用吸痰器在气管套管中抽吸，确认是否有蓝色染料食物。

2. 结果

若有咳出蓝色染料食物或从气管套管中吸出有蓝色染料的食物，应安排做吞咽造影检查。如果稍后才从气管套管中吸出蓝色分泌物，就不一定是误吸所致。因为正常的分泌物也会流经口腔和咽，蓝色染料混合分泌物流经上述器官并覆盖于气管壁，吸出蓝色分泌物并非异常，应视为假阳性结果。这一测试最好给患者尝试各种形状和质地的食物，筛选出有误吸危险的食物进行测试，以免假阳性结果。

五、吞咽障碍的摄食评估

（一）进食测试

常用容积－黏度吞咽测试（the volume－viscosity swallow test，V－VST），从稠液体黏度开始测试，容量从5 mL到10 mL再到20 mL逐渐增加难度。当患者完成稠液体黏度部分测评并没有主要的误吸症状（咳嗽或大于3%的氧饱和度下降）时，相对不安全的液体黏度部分可以同样以逐渐增加量的方式来评估。最后相对安全的布丁黏度部分用同样的规则来评估。如果患者在稠液体黏度某个容积部分存在吞咽安全问题，这部分试验停止，不需要做稀液体黏度部分测试，直接进入较安全的布丁黏度部分。如果患者在稀液体黏度某个容积部分存在吞咽安全问题，这部分试验停止，直接进入布丁黏度部分。

（二）进食观察

（1）进食的姿势。正常的姿势是进食的前提条件，应该观察患者采取何种姿势，是否能保持坐位，进食时躯干是否平衡，姿势的调整是否对食物会产生影响。体力较佳者，应尽量采取自然的坐位姿势；体力较弱者，可采取半卧位。在这些体位下，可选择低头、头旋转、侧头、仰头等姿势进食。

（2）对食物的认知。完整的进食过程需要一定的身体耐力及意识控制。观察患者是否能遵从配合有关要求，自主张口意识，身体耐力能否坚持进食过程。

（3）放入口的位置。患者是否能将食物正常地送入口中，张口是否正常，食物入口的顺畅性，是否有食物漏出。

（4）一口量。评估患者一次安全进食和吞咽的食物量，建议从 2~6 mL 开始。食团的大小与一口量有很大关系，也因个体而异。

（5）进食吞咽时间。包括一次吞咽的时间和一餐的进食时间。

（6）呼吸情况。正常吞咽需要瞬间暂停呼吸（喉入口关闭 0.3~0.5 秒），让食物通过咽腔，咀嚼时，用鼻呼吸；如果患者在吞咽过程中呼吸急促，咀嚼时用口呼吸或吞咽时瞬间呼吸，容易引起误吸，应避免此类情况发生。

（7）食物的形态及质地的选择。①原则：首先是确定食物的形态，其次选择在口腔内容易运送或吞咽的食物，以使哽噎、呛咳减少或消失。②具体要求：选择的食物柔软，密度及性状均匀；有适当的黏度，不易松散；通过口腔和咽时容易变形；不易粘在黏膜上。

（8）分泌物情况。主要是唾液和痰液。观察唾液分泌量是否正常，可否与食物充分搅匀形成食团；进食后痰液是否增多，咳嗽出的痰液是否有食物。及时清理口腔及咽的痰液（有时有食物），可减少吸入性肺炎的发生。

（9）口服药物的评估。吞咽障碍的患者是否可安全吞咽口服药物（药片、胶囊或药水），有无直接导致误吸或窒息的风险，患者是否可以正常服药；某些缓释药物，不适合切分或嚼碎服用，应观察患者可否直接吞下服用；药物是否可引起或加重吞咽障碍，如中枢神经系统镇静剂（镇静药、阿片类药物和巴比妥类药物）有抑制保护性咳嗽、吞咽反射的不良反应，会导致气道风险，这对医生及治疗师选择适宜的替代剂型和治疗方案十分重要。

（10）吞咽失用。吞咽失用与认知能力障碍有关。吞咽失用的主要表现：在没有给患者任何有关进食和吞咽的语言提示情况下，给予患者盛着食物的碗与餐具时，患者能正常地拿起进食，吞咽也没有问题。但给予口头指令让其进食吞咽时，患者却无法完成整个进食过程，患者意识到需要吞咽的动作，却无法启动。在临床中，有些患者当给予其食物时，他们会自行拿勺子舀食物，张口送入口中，但不会闭唇、咀嚼，或不会用舌搅拌运送食物，不能启动吞咽。但在无意识或检查中，可观察到患者唇舌各种运动功能都正常。

第五节　四肢肌力评定

肌力评定是康复评定的重要内容之一，对于神经系统和运动系统疾患，尤其是周围神经疾患的功能评定十分重要，主要用来判断有无肌力障碍以及障碍的范围和程度，有助于确定预后，是评定治疗进程和有效性的基础，并为制订治疗计划提供依据。

肌力指肌肉运动时最大收缩的力量、幅度和速度。肌力测定是测定受试者在主动运动时肌肉或肌群的最大收缩力量，以此评定肌肉的功能状态。评估方法主要包括手法肌力评定、器械肌力测定、肌肉耐力评定。

一、手法肌力评定

当受试者处于特定体位下，做标准动作，通过触摸肌腹、观察肌肉对抗肢体自身重力及由检查者用手法施加的阻力，观察患者完成动作的能力，从而评定患者的肌力。

1. 徒手肌力检查的特点

（1）简便，不需要特殊的检查器具。

（2）以自身各肢体的重量作为肌力评定标准，能够反映出与个人体格相对应的力量，比器械肌力测试更具有实用价值。

（3）定量分级标准较粗略。

（4）只能表明肌力的大小，不能表明肌肉收缩耐力。

2. 徒手肌力检查的注意事项

（1）先向受试者说明检查的目的、步骤和方法，消除其紧张心理，取得充分理解和合作。

（2）采取正确的测试姿势，近端肢体固定于适当体位，防止出现替代动作。

（3）每次测试都要做左右对比，检查时应先测健侧同名肌，两侧差异大于10%才有临床意义。

（4）肌力在3级以上时检查所加阻力必须连续施加，并保持与运动方向相反，同时阻力应施加于被测关节肢体的远端，必须保持同一强度。

（5）给予阻力的大小要根据受试者的个体情况来决定。

（6）不适用于中枢神经系统疾病致痉挛性瘫痪的患者。

3. 检查方法

先嘱受试者做主动运动，注意观察其运动的力量和幅度；然后检查者给予一定的阻力，让受试者做对抗运动，以判断肌力是否正常。依次检查各关节的运动力量，并注意两侧对比。

（1）上肢肌力。双上肢前平举、侧平举、后举，检查关节肌肉力量；屈肘、伸肘，检查肱二头肌、肱三肌力量；屈腕、伸腕，检查腕部肌肉力量；五指分开相对、并拢、屈曲、伸直，检查各指关节肌肉力量。

（2）下肢肌力。仰卧位直抬腿、大腿内收、外展，检查髋关节屈曲、内收、外展肌肉力量；仰卧位直抬腿及膝关节屈曲，检查伸髋及屈膝肌群力量；仰卧位双下肢伸直，踝关节跖屈、背屈、内翻、外翻，检查踝关节肌肉力量。

表 2 - 2 - 13　上肢主要肌肉徒手肌力检查

肌肉	1 级	2 级	3、4、5 级
		上肢主要肌肉徒手肌力检查	
斜方肌 菱形肌	坐位,臂外展放桌上,使肩胛骨内收时可触及肌收缩	同左,使肩胛骨主动内收时可见运动	俯卧,两臂稍抬起,使肩胛骨内收,阻力为将肩胛骨向外推
斜方肌下部	俯卧,一臂前伸内旋,使肩胛骨内收及下移时,可触及斜方肌下部收	同左,可见有肩胛骨内收及下移运动	同左,肩胛骨内收及下移,阻力为将肩胛骨上角向上外推
斜方肌上部 肩胛提肌	俯卧,试图耸肩时可触及斜方肌上部收缩	同左,能主动耸肩	坐位,两臂垂于体侧,耸肩,向下压的阻力加于肩锁关节上方,能抗阻力为4、5级,不抗阻力为3级
前锯肌	坐位,一臂向前放桌上,上臂前伸时在肩胛骨内缘可触及肌收缩	同左,上臂前伸时可见肩胛骨活动	坐位,上臂前平举屈肘,上臂向前移动,肘不伸,向后推的阻力加于肘部
三角肌前部 喙肱肌	仰卧,试图屈曲肩关节时可触及三角肌前部收缩	侧卧,受检上肢放于滑板上,肩可主动屈曲	坐位,肩内旋,屈肘,掌心向下,肩屈曲,阻力加于上臂远端
三角肌后部 大圆肌 背阔肌	俯卧,试图后伸肩关节时,可触及大圆肌、背阔肌收缩	向对侧侧卧,受检上肢放于滑板上,肩可主动伸展	俯卧,肩伸展30°~40°,阻力加于上臂远端
三角肌中部 冈上肌	仰卧,试图肩外展时可触及三角肌收缩	仰卧,上肢放于床面上,肩可主动外展	坐位,屈肘,肩外展至90°,阻力加于上臂远端
冈下肌 小圆肌	俯卧,上肢在床缘外下垂,试图肩外旋时在肩胛骨外缘可触及肌肉收缩	俯卧,肩可主动外旋	俯卧,肩外展,屈肘,前臂在床缘外下垂,肩外展,阻力加于前臂远端
肩胛下肌 大圆肌 胸大肌 背阔肌	俯卧,上肢在床缘外下垂,试图肩关节内旋时,在腋窝前、后壁可触肌力收缩	俯卧,肩可主动内旋	俯卧,肩外展、屈肘,前臂在床缘外下垂,肩内旋,阻力加于前臂远端
肱二头肌 肱肌 肱桡肌	坐位,肩外展,上臂放于滑板上,试图屈曲肘关节时可触及相应肌肉收缩	位置同左,肘关节可主动屈曲	坐位,上肢下垂,屈曲肘关节,阻力加于前臂远端。测肱二头肌旋后位、测肱肌旋前位、测肱桡肌前臂中立位
肱三头肌 肘肌	坐位,肩外展,屈肘,上肢放滑板上,试图伸肘时可触及肱三头肌活动	体位同左,肘关节可主动伸展	俯卧,肩外展、屈肘,前臂在床缘外下垂,伸肘关节,阻力加于前臂远端
旋后肌 肱二头肌	俯卧或坐位,肩外展,前臂在床缘外下垂,使前臂旋后时可于前臂上端桡侧触及肌肉收缩	俯卧位,前臂可主动旋后	坐位,屈肘90°,前臂旋前位,做旋后动作,握住腕部施加反方向阻力

续表

上肢主要肌肉徒手肌力检查			
旋前圆肌 旋前方肌	俯卧或坐位，肩外展，前臂在床缘外下垂，使前臂旋前时可在肘关节下、腕上触及肌肉收缩	俯卧位，前臂可主动旋前	坐位，屈肘90°，前臂旋后位，做旋前动作，握住腕部施加反方向阻力
尺侧屈碗肌	同侧侧卧或坐位，试图做腕掌侧屈及尺侧偏时可触及其肌腱活动	体位同左，腕可掌屈及尺侧偏	体位同左，屈肘，腕向掌侧屈及尺侧偏，阻力加于小鱼际
桡侧屈腕肌	坐位，上肢屈肘放于滑板上，试图腕关节屈曲及桡侧偏时可触及其肌腱活动	体位同左，腕可掌屈及桡侧偏	体位同左，腕向掌侧屈并向格侧偏，阻力加于大鱼际
尺侧伸腕肌	坐位，屈肘，上肢放于滑板上，试图腕背伸及尺侧偏时可触及其肌腱活动	体位同左，腕可背伸及尺侧偏	体位同左，去掉滑板，腕背伸并向尺侧偏阻力大于掌背尺侧
桡侧腕长、短伸肌	坐位，屈肘，上肢放于滑板上，试图腕背伸及桡侧偏时可触及其肌腱活动	体位同左，腕可背伸及桡侧偏	体位同左，去掉滑板，腕背伸并向桡侧偏
指总伸肌	试图伸掌指关节时可触及掌背的肌腱活动	坐位，前臂中立位，手掌垂直时掌指关节可主动伸展	伸掌指关节并维持指间关节屈曲，阻力加于手指近节背侧
指浅屈肌	屈近端指间关节时可在手指近节掌侧触及肌腱活动	坐位，有一定的近端指间关节活动	屈曲近端指间关节，阻力加于手指中节掌侧
指深屈肌	屈远端指间关节时可在手指中节掌侧触及肌腱活动	有一定的远端指间关节屈曲活动	固定近端指间关节，屈远端指间关节，阻力加于手指末节指腹
拇收肌	内收拇指时可于1、2掌骨间触及肌肉活动	有一定的拇内收动作	拇伸直，从外侧位内收，阻力加于拇指尺侧
拇长 短展肌	外展拇指时可于桡骨茎突远端触及肌腱活动	有一定的拇外展动作	拇伸直，从内收位外展，阴力加于第一掌骨桡侧
拇短屈肌	屈拇时于第一掌骨掌侧触及肌肉活动	有一定的拇屈曲动作	手心向上，拇指掌指关节屈曲，阻力加于拇指近节掌侧
拇长屈肌	屈拇时于拇指近节掌侧触及肌腱活动	有一定的拇屈曲动作	手心向上，固定拇指近节，阻力加于拇指远节指腹
拇短伸肌	伸拇时于第一掌骨背侧触及肌肉活动	有一定的拇伸直动作	手心向下，拇指掌指关节伸展，阻力加于拇指近节背侧
拇长伸肌	伸拇时于拇指近节背侧触及肌腱活动	有一定的拇指指间关节伸展动作	手心向下，固定拇指近节，伸指间关节，阻力加于拇指远节背侧

表 2 - 2 - 14　下肢主要肌肉徒手肌力检查

下肢主要肌肉徒手肌力检查

肌肉	1 级	2 级	3、4、5 级
髂腰肌	仰卧，试图屈髋时于腹股沟上缘可触及肌活动	向同侧侧卧，托住对侧下肢，可主动屈髋	仰卧也可坐位，小腿县于床缘外，屈髋，阻力加于大腿远端前面
臀大肌 腘绳肌	俯卧，试图伸髋时于臀部及坐骨结节下方触及肌活动	向同侧侧卧，托住对侧下肢，可主动伸髋	俯卧，屈膝（测臀大肌）或伸膝（测腘绳肌），伸膝10°～15°，阻力加于大腿远端后面
内收大、长、短肌 股薄肌耻骨肌	仰卧，分腿30°，使髋内收时于股内侧部可触及肌活动	同左，下肢放滑板上可主动内收髋	向同侧侧卧，两腿伸，托住对侧下肢，髋内收，阻力加于大腿远端内侧
臀中、小肌 阔筋膜张肌	仰卧，使髋外展时于大转子上方可触及肌活动	同左，下肢放滑板上可主动外展髋	向对侧侧卧，对侧下肢半屈，髋外展，阻力加于大腿远端外侧
股方肌 梨状肌 臀大肌 上下孖肌 闭孔内外肌	仰卧或坐位，腿伸直，使髋外旋时于大转子上方可触及肌活	同左，可主动外旋髋	仰卧或坐位，小腿在床缘外下垂，髋外旋，阻力加于小腿下端内侧
臀小肌 阔筋膜张肌	仰卧或坐位，腿伸直，使髋内旋时大转子上方可触及肌活动	同左，可主动内旋髋	仰卧或坐位，小腿在床缘外下垂，髋内旋，阻力加于小下端外侧
腘绳肌	俯卧，试图屈膝时可于腘窝两侧触及肌腱活动	向同侧侧卧，托住对侧下肢，可主动屈膝	俯卧，膝从伸直位屈曲，阻力加于小腿下端后面
股四头肌	仰卧或坐位，试图伸膝时可触及髌韧带活动	向同侧侧卧，托住对侧下肢，可主动伸膝	仰卧或坐位，小腿在床缘外下垂，伸膝，阻力加于小腿下端前面
腓肠肌 比目鱼肌	侧卧，使踝跖屈时可触及跟腱活动	同左，踝可主动跖屈	仰卧位或俯卧，膝伸直（测腓肠肌）或膝屈曲（测比目鱼肌），踝跖屈，阻力加于足跟
胫前肌	仰卧，使踝背屈及足内翻时可触及其肌腱活动	侧卧，可主动踝背屈、足内翻	坐位，小腿下垂，踝背屈并足内翻，阻力加于足背内缘
胫后肌	仰卧，使翻及跖屈时于内踝后方可触及腱活动	同左，可主动跖屈踝、足内翻	向同侧侧卧，足在床缘外，足内翻并踝跖屈，阻力加于足内缘
腓骨长短肌	仰卧，试图足外翻时于外踝后方可触及肌活动	同左，可主动踝跖屈、足外翻	向对侧侧卧，使跖屈的足外翻，阻力加于足外缘

4. 评定标准

徒手肌力检查（manual muscle test，MMT）常用的评定标准有 Lovett 分级、MRC 分级。

表 2-2-15 Lovett 分级法

级别		标准	相当于正常肌力/%
0 级	零（zero，0）	未触及肌肉的收缩	0
1 级	微弱（trace，T）	可触及肌肉的收缩，但不能引起关节活动	10
2 级	差（poor，P）	解除重力的影响，能完成全关节活动范围的运动	25
3 级	尚可（fair，F）	能抗重力完成全关节活动范围的运动，但不能抗阻力	50
4 级	良好（good，G）	能抗重力和轻度阻力，完成全关节活动范围的运动	75
5 级	正常（normal，N）	能抗重力及最大阻力，完成全关节活动范围的运动	100

表 2-2-16 MRC 肌力分级法

MRC 肌力分级法	
0 级	未触及肌肉的收缩
1 级	可触及肌肉有轻微收缩，但无关节运动
1$^+$级	可触及肌肉有强力收缩，但无关节运动
2$^-$级	解除肢体重力的影响，关节活动到最大范围的50%以上，但不能达到最大活动范围
2 级	解除肢体重力的影响，关节能活动到最大活动范围
2$^+$级	解除肢体重力的影响，关节能活动到最大活动范围，如抗重力可活动到最大活动范围的50%以下
3$^-$级	抗肢体本身重力，关节能活动到最大活动范围的50%以上，但不能达最大活动范围
3 级	抗肢体本身重力，关节能活动到最大活动范围
3$^+$级	抗肢体本身重力，关节能活动到最大活动范围，且在运动终末可对抗轻微阻力
4$^-$级	能对抗比轻度稍大的阻力，活动到最大活动范围
4 级	能对抗中等度阻力，活动到最大活动范围
4$^+$级	能对抗比中等稍大的阻力，活动到最大活动范围
5$^-$级	能对抗较充分阻力稍小的阻力，活动到最大活动范围
5 级	能对抗充分阻力，活动到最大活动范围

若检查时有痉挛加"S"或"SS"（S-spasticity），如有挛缩加"C"或"CC"（C-contracture），以示该肢体有特殊情况。

二、器械肌力评定

当肌力能抗阻运动时，可采用器械进行肌力评定，这种测试可取得较精确的定量数据，根据测试时肌肉的不同收缩方式分为等长肌力测定、等张肌力测定、等速肌力测定。

1. 等长肌力评定

在标准姿位下用不同的测力器测定一组肌群在等长收缩时所能产生的最大肌力。常用的检查方法如下：

（1）握力评定。用握力器测定（图 2-2-1）。测试者采取坐位，上臂置于体侧，屈肘 90°，前臂和腕部取中立位，将把手调节至舒适宽度，手握住握力计的手柄，握力计表面向外，重复测定 2~3 次，取最大值。握力主要反映手内肌和屈指肌群的肌力；握力的大小可用握力指数评定。握力指数 = 握力（kg）/体重（kg）×100%；正常应大于 50%，利手握力比非利手大 5%~10%；女性握力为男性 1/3~1/2；男性 50 岁、女性 40 岁以后握力减少 10%~20%。

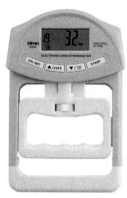

表 2-2-1　握力器

表 2-2-17　鲁汶大学附属盖斯堡医院实验室最大握力参考值

最大握力预计值 = 62.68 - 0.5179 × 年龄（岁）+ 17.14 × 性别
$R^2 = 0.72$　LLN = 78% 预计值
性别：男 = 1，女 = 0

表 2-2-18　握力与年龄关系

性别	<20 岁	20~30 岁	30~40 岁	40~50 岁	50~60 岁
男/kg	42.6~45.2	46.2~48.5	44.5~49.2	47.3~49	43.5~45.9
女/kg	22.8~23.8	22.7~24.6	28.0~30.8	21.5~23.4	18.2~22.3

（2）捏力评定。用捏力器测定图 2-2-2。测试者用拇指分别与其他手指相对，用最大力捏压捏力计 3 次，取捏力最大值。捏力主要反映拇对掌肌和其他四指屈肌的肌力大小，正常值为握力的 30% 左右。

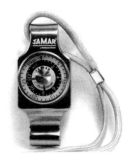

图 2 - 2 - 2　捏力器

（3）背拉力评定。用拉力计测定。测试者双脚站在拉力计上，手柄高度平膝，双膝伸直，双手握住手柄两端，然后伸腰用力向上拉手柄。背肌力的大小可用拉力指数评定。拉力指数＝拉力（kg）/体重（kg）×100%；正常值男性为150%～200%，女性为100%～150%。此检查方法易引起腰痛患者症状加重，不适用于有腰部病变的患者和老年人。

（4）四肢肌群肌力评定。用等速测力仪测定，见图2-2-3，测试时将测试程序设定为等长测试模式（运动速度为 Rad/s），以测定一组肌群的最大力矩值、最大力矩维持时间及其他肌肉功能相关参数。

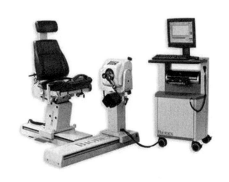

图 2 - 2 - 3　等速测力仪

2. 等张肌力评定

在标准姿位下测定一组肌群在作等张收缩时能使关节作全幅度运动时的最大阻力。

使用哑铃、沙袋、杠铃片或其他定量负重的运动器械；以试举重物进行测试，作1次运动所能承受的最大阻力称1次最大阻力（1RM），完成10次连续运动所能承受的最大阻力为10次最大阻力（10RM）。进行等张肌力测试时须对试用阻力作适当估计若多次反复试举，宜使肌肉产生疲劳，影响测试结果。

3. 等速肌力评定

用等速肌力测试仪测定肌肉在等速运动时肌力大小和肌肉功能。等速运动是在整个运动过程中运动速度（角速度）保持不变的一种肌肉收缩运动方式，即做关节全范围运动，仪器的杠杆绕其轴心做旋转运动时，肌肉进行的等速收缩活动。等速仪器内部有特制的结构使运动的角速度保持恒定，速度确定后，受试者用力越大，机器提供的阻力也越大，受试者用力越小，机器提供的阻力也越小，使运动时的角速度保持不变。测定范围包括四肢大关节运动肌群及腰背肌的力量大小，可提供运动功能评定、运动系统伤病的辅助诊断及疗效评价的准确指标。

器械肌力测定可获得精确数据但测定肌力时要注意安全，特别是等速肌力测试，旋转角度要预先设定，运动以恒速进行，故对关节活动范围受限、严重的关节积液、骨关节急性扭伤等患者禁止应用；对于疼痛、慢性软组织损伤、骨质疏松、骨折术后的患者应慎重使用。

（1）测定方法

根据测试要求，摆放患者体位，对患者进行良好固定。根据不同测试肌群，调节仪器的动力头位置，使关节活动轴心与动力头的轴心相对应；调节动力臂的长度；设定关节解剖 0° 位和关节活动范围；必要时进行肢体称重。

测试方式分为等速向心测试和等速离心测试。等速向心测试指肌肉采用向心收缩方式，即肌肉收缩时纤维缩短。等速离心测试指肌肉采用离心收缩方式，即肌肉收缩时纤维被动延长。临床常用等速向心收缩方式进行测试。

（2）测定速度

选用慢速和快速两种测试速度。测试速度 ≤60°/s 时为慢速测试，主要测定肌肉力量；测试速度 ≥180°/s 时为快速测试，主要测定肌肉耐力。

在正式测定前，先让患者进行 3~4 次预测定，使患者熟悉测定方法和要领。慢速测定时，测定次数为 4~6 次，快速测定时，测定次数为 20~30 次。

（3）等速肌力评定指标

①峰力矩。指肌肉收缩产生的最大力矩输出，即力矩曲线上最高点处的力矩值，代表了肌肉收缩产生的最大肌力。单位为牛顿·米（$N \cdot m^{-1}$）。

②峰力矩体重比。指单位体重的峰力矩值，代表肌肉收缩的相对肌力，可用于不同体重的个体或人群之间的肌力比较。

③峰力矩角度。指力矩曲线中，峰力矩所对应的角度，代表肌肉收缩的最佳用力角度。

④总做功。即力矩曲线下的总面积。单位为焦耳（J）。

⑤平均功率。指单位时间内肌肉的做功量，反映了肌肉做功的效率。单位为瓦（W）。

⑥力矩加速能。指肌肉收缩最初 1/8 秒的做功量，即前 1/8 秒力矩曲线下的面积，代表肌肉收缩的爆发能力。单位为焦耳（J）。

⑦耐力比。指肌肉重复收缩时的耐疲劳能力。耐力比的单位常用百分比表示。

⑧主动肌与拮抗肌峰力矩比。主要判断关节活动中拮抗肌群之间的肌力平衡情况，对判断关节稳定性有一定意义。

三、肌肉耐力评定

肌肉耐力是指肌力所能维持的时间。常用的评定方法为四肢关节肌肉耐力测定及背肌和腹肌的耐力评定。

1. 四肢关节肌肉耐力评定

（1）等长肌肉耐力测定。在等速测试仪上设定运动速度为0°/s测定肌群以最大等长收缩起始至收缩力衰减50%的维持时间。

（2）等速肌肉耐力测定。在等速测试仪上以180°/s的运动速度连续作最大收缩20~25次，计末5次或10次与首5次或10次的做功量之比，即可测定肌肉耐力比，作为判断肌肉耐力的指标。

2. 背肌和腹肌的耐力评定

（1）背肌耐力评定。患者俯卧位，两手抱头，脐部以上的上身部分在床缘外，固定双下肢，伸直后背部，使上体凌空成超过水平位若低于水平位为终止。记录其能维持此姿势的最长时间，一般以1分钟为正常。

（2）腹肌耐力评定。患者仰卧位，双下肢伸直并拢，抬高45°，记录能维持的最长时间，1分钟为正常值。

第六节　呼吸肌肌力测试

临床上，医护人员一般通过测试最大吸气压和最大呼气压来判断呼吸肌力量。这两种压力是通过使用一个带有跟患者口径相适的圆形咬嘴的小圆筒来测量；咬嘴中设计的小洞长15 mm，直径2 mm，是为了防止脸部肌肉的收缩形成的高压力。压力测量时规范肺容积至关重要。为了避免胸壁和肺的回缩力导致的吸气肌压力，需要记录功能残气量的测量值再分别用残气量测定最大吸气压，肺总量测定最大呼气压力，至少测量5次。

一、吸气相口腔压力测试

对患者说明，首先，平稳地最大限度地做深呼气动作；然后对着这个仪器口务必尽可能用力地吸气。注意，为了检测患者的最大（或者最快）吸气压力，需要在其嘴唇外放置这个仪器的管口端。测试只需要3秒。

让患者平稳地呼气，在呼气结束时，再次使口腔与仪器的口端衔接（切记，不要把仪器的口端放在患者的口腔内）。如果呼气压力完全消失（肺的残气位），应尽可能提示患者尽全力地持续深吸气2秒，这样重复测定至少5次，每次测试持续至少1秒，两次测试的间歇至少 30 秒，仅记录一个最大值。最大吸气肌肌力参考值见表 2 - 2 - 19。

表 2 - 2 - 19　**最大吸气肌肌力参考值**［气道峰值平台压均值（95% CI），单位：cmH_2O * ］

PI$_{max}$	18 ~ 29 岁	30 ~ 39 岁	40 ~ 49 岁	50 ~ 59 岁	60 ~ 69 岁	70 ~ 83 岁
男性	128（116 ~ 140）	129（118 ~ 139）	117（105 ~ 129）	108（99 ~ 118）	93（85 ~ 101）	76（66 ~ 86）
女性	97（89 ~ 105）	89（85 ~ 94）	93（78 ~ 107）	80（75 ~ 85）	75（67 ~ 83）	65（58 ~ 73）

注：从肺残气位开始测试，呼气时间至少持续 1 秒。

二、呼气相口腔压力测试

（1）测试前检查是否有相对禁忌证（未控制的高血压、尿失禁、腹股沟疝、近期手术或其他已有胸膜腔内压增高的疾病）。

（2）让患者尽可能深地呼吸。必须尽可能用力地对着此仪器的口端呼气。注意，为了检测患者最大（或者最快）呼气压力，需要在患者嘴唇外放置这个仪器的管口端。患者要做的是尽可能用力地呼气。测试只需要 3 秒。

（3）让患者平稳且尽最大可能地深吸气。在吸气结束时，在患者的嘴唇外放置仪器的管口端，使其与患者的嘴唇紧紧闭合（切记，不要把仪器的口端放在患者的口腔内，也不要用舌头堵住连接通道。尽量避免漏气。让患者尽可能用力地呼气，用最大可能呼尽所有气体）。重复至少 5 次，直到获得 3 次合格的检测结果为止。同样，每次测试持续至少 1 秒，但仅记录一个最大值。最大呼气肌肌力参考值见表 2 - 2 - 20。

表 2 - 2 - 20　**最大呼气肌肌力参考值**（气道峰值平台压均值 ± 标准差，单位：cmH_2O）

PE$_{max}$	9 ~ 18 岁	19 ~ 49 岁	50 ~ 69 岁	>70 岁
男性	170 ± 32	216 ± 45	196 ± 45	133 ± 42
女性	136 ± 34	138 ± 39	124 ± 32	108 ± 28

注：从肺总量位开始测试。

鲁汶大学附属盖斯堡医院实验室最大吸气肌和呼气肌肌力参考值（单位：cmH_2O）

PI$_{max}$（从残气位开始测量） = 176.03 + 1.355 × 年龄（岁） - 30.66 × 性别；

$R^2 = 0.40$　LLN = 71% 预计值；

PE$_{max}$（从肺总量位开始测量） = 297 - 2.258 × 年龄（岁） + 60.71 × 性别；

$R^2 = 0.46$　LLN = 73% 预计值；

性别：男 = 1，女 = 0。

注：适用于 50 岁以上的人士。R^2，方差；LLN，正常值下限。

---

* 　$1cmH_2O = 0.1kPa$。

三、呼吸肌耐力测试

为了测量呼吸肌耐力，要求患者尽可能长时间地采用亚剂量吸气负荷（60% ~ 75% PI_{max}）来呼吸，阈值负荷和锥形流阻负荷都可用于此测试。在测试期间，指导患者在每次吸气后平稳深呼气至肺残气位，然后尽可能深地吸气至肺总量位。在患者不能够继续承受所施加的阻力或患者出现明显的呼吸困难或者疲劳，无法继续坚持，测试停止。

在开始测试时，首先选择一种阻力，让患者能够执行持续 3 ~ 7 分钟的呼吸测试。通常 50% PI_{max} 阻力是最佳测试值，但个体间差异很大。为了找到最佳阻力，建议先从 40% PI_{max} 阻力开始，进行 10 次短暂的预测试。如果患者能够耐受预测试所用阻力，则阻力可以 10% 的 PI_{max} 的幅度递增（如从 30% PI_{max} 至 40% PI_{max} 等），否则必须减小阻力。在找到适当的阻力之后，进行耐力测试，在该测试中，提示患者进行良好的配合，坚持抗阻呼吸的时间越长越好。测试结束时，记录患者的总呼吸次数、测试持续时间（以秒为单位）和呼吸频率（每分钟呼吸次数）。如果测试持续时间超过 7 分钟或不足 2 分钟，则需要调整阻力，测试时间过长则调高阻力，反之调低阻力，重复测试。康复之后，以相同的阻力重复测试。预期康复训练之后，复查时患者耐受时间会延长。如果患者耐受时间超过 15 分钟，测试则由患者停止。测试的持续时间增加（类似于功率自行车运动耐力测试）是呼吸肌耐力改善的指标。具体测试步骤如下：

（1）用物准备：锥形流阻负荷或阈值负荷执行耐力测试设备、Borg 评分表、指脉氧饱和度仪、秒表。

（2）告知患者：这个测试的目的是检测对抗阻力呼吸的最长持续时间。

（3）测量患者休息时的指氧饱和度和心率。同时用改良的 Borg 量表（0 ~ 10 分）评估患者呼吸困难和肌肉疲劳严重程度。测试结束时，重复上述所有测试。

（4）测试之后，有必要再次重复 PI_{max} 检测。由于疲劳，预计 PI_{max} 会降低。有时也会测得较高的 PI_{max} 值，可能是所有呼吸肌均参与呼吸的结果。

第七节　心肺运动试验

一、概述

心肺运动试验（cardiopulmonary exercise testing，CPET）是综合评价人体呼吸系统、心血管系统、神经生理以及骨骼肌系统对同一运动应激的整体反应。它通过测定人体在休息、运动及运动结束时恢复期每一次呼吸的氧摄取量（VO_2）、二氧化碳排出量（VCO_2）和通气量（VE），以及心率、血压、心电图等发现和患者运动出现的症状，全面客观地把握患者的运动反应、心肺功能储备和功能受损程度的检测方法，是目前综合判断心肺功能最准确的检查，已广泛用于心肺康复中的功能评估、临床疗效及预后评价、手术风险评估及管理、运动处方制定等方面，见图2-2-4。

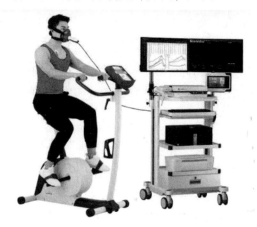

图2-2-4　心肺运动测试系统

二、适应证与禁忌证

1. 适应证

心肺运动试验是目前整体上无创、客观、定量评估人体心、肺、代谢等多系统功能状态的唯一临床试验方法，广泛用于临床诊疗、康复指导、健康管理、职业病防治和个体化医疗等，适用于各年龄层次的正常人甚至病情稳定的危重患者。

2. 禁忌证

美国胸科学会（ATS）/美国胸科医师学会（ACCP）心肺运动试验声明提出以下禁忌证。

（1）绝对禁忌证。近期急性心肌梗死；不稳定型心绞痛；尚未控制的急性快速心律失常；重度的主动脉瓣狭窄；急性心肌炎或心包炎；尚未控制的急性充血性心力衰竭；急性呼吸衰竭、静息时指端血氧饱和度＜85%；急性肺动脉栓塞；肺水肿或严重肺心病；感染性心内膜炎；严重下肢脉管炎或肢体功能障碍。

（2）相对禁忌证。未控制的高血压病；妊娠与严重贫血；中度主动脉瓣狭窄；心梗后室壁瘤形成；频发室性期前收缩或房性期前收缩；水电解质紊乱；中-重度肺动脉高压；不合作患者。

3. 注意事项

（1）检查需要消耗一定的体力，检查当日正常进食，常规服用降压、降糖药物。

（2）禁止空腹检查，且进食后不能立即进行检查，餐后1～2小时进行检查。

（3）携带病历资料，包括近期的心电图及心脏超声检查结果。

（4）检查前安静休息15分钟以上，禁烟、禁酒及禁刺激性饮料（浓茶、咖啡等）2小时以上。

（5）最好穿宽松透气的棉质上衣，避免化纤及锦纶上衣，穿方便运动的鞋。

三、步骤

（1）检查室环境安静，空气流通，温度、湿度适宜。

（2）急救车、除颤仪、吸氧装置处于良好备用状态。

（3）检查前详细询问患者既往病史、药物史、饮食习惯、睡眠情况、吸烟史、饮酒史、运动史，筛查心肺运动试验禁忌证和适应证。了解患者相关实验室检查结果，如血常规、肾功能、血脂、心脏彩超等。

（4）在开始测试之前，校准流量传感器和气体分析仪。输入气压、空气湿度和温度。

（5）患者检查前需要充分休息，不允许禁食。休息后完成 Borg 评分和呼吸困难："现在你呼吸时有什么感觉？一点儿也没有呼吸急促的感觉为 0 分，有而且是有生以来最严重的呼吸不畅为 10 分。"疲劳严重程度："现在你双腿的感觉怎样？什么感觉都没有为 0 分，有而且是有生以来最沉重的感觉为 10 分。"

（6）询问运动和用药期间的情况，同时询问测试当天患者已经用过的药物特别是是否使用过支气管扩张剂。

（7）肺功能测定完成常规通气和最大自主通气量（MVV）测定，要求后者的测量时间超过 12.7 秒。

（8）十二导联心电图、血压和指氧饱和度监测。

（9）调整患者的姿势（调节自行车坐垫的高度和咬嘴高度）。

（10）确定方案［根据预估的患者运动能力选择（20＋10）W/min 或者（20＋20）W/min 的负荷递增值］。

（11）测试开始前至少要记录 2~3 分钟（包括氧饱和度、血压），尽量采集血样检测乳酸水平。如果静息测量的结果（包括心电图）令人满意，则可以开始测试。

（12）开始 3 分钟的无负荷功率自行车测试，然后实施既定的"递增"负荷测试方案。

（13）每两分钟采集静脉血样进行乳酸测定，直至最大负荷点，同步记录运动期间的流速－容积曲线和吸气容量。

（14）医师会在出现异常情况时终止测试。

（15）测试达极限负荷之后，将负荷降至较低水平，告知患者不可即刻停止运动，需要继续踏车。

（16）记录患者中断测试的原因、呼吸困难和疲劳严重程度的 Borg 评分。

（17）恢复期间继续监测有关指标 3~6 分钟，在停止运动 2 分钟时采集外周血。

（18）必要时重复测定肺功能（运动后以肺活量计测定流速－容积曲线）。

四、终止试验指征

（1）缺血性胸痛。

（2）缺血性 ECG 改变。

（3）复杂性异位搏动。

（4）二度或三度心脏传导阻滞。

（5）测试期间收缩压从最高值下降 20 mmHg 或以上。

（6）收缩压 >250 mmHg 或舒张压 ≥120 mmHg。

（7）严重的血氧饱和度下降：$SpO_2 \leqslant 80\%$，伴有重度低氧血症的症状和体征；极为严重的呼吸困难和（或）患者极度疲劳（Borg 评分 9 ~ 10 分）。

（8）突发面色苍白。

（9）协调障碍。

（10）精神错乱。

（11）头晕或眩晕。

（12）呼吸衰竭征象。

患者出现以上症状之一即可终止试验，当患者症状出现而体征不支持时，可优先考虑患者症状而结束试验，并明确原因作以备注，以免恶性事件的发生。

五、CPET 主要测定指标及结果分析

（一）CPET 指标

1. 评价运动耐力最常用的指标

最大摄氧量（VO_{2max}）和无氧阈（AT）。

（1）最大摄氧量（VO_{2max}）。其是指细胞的最大摄氧能力，就是人体在进行有大肌肉参加的力竭性运动中，循环和呼吸发挥最大作用时每分钟摄取的氧量。此时随着功率的增加，VO_2 不再增加而形成平台。它的意义在于可以反映人体最大有氧代谢能力、心肺功能转运氧气和二氧化碳的能力、肌肉对氧气的吸收和利用能力。而在实际的测试中，受试者由于各种原因不能维持功率继续运动，从而达不到平台期，此时的我们可以看到他们的最高摄氧量，也就是峰值摄氧量。VO_{2max} 是目前公认的反映心肺运动功能的重要指标，是评估有氧运动能力的金指标。它随年龄、性别、身高、体重、运动种类以及日常活动水平的不同而有较大的个体差异，VO_{2max} 随着年龄的增加而下降，女性的 VO_{2max} 低于男性。

【最大摄氧量的参考值】

男性最大摄氧量（L/min）= 5.41 × 身高（m）- 0.025 × 年龄（岁）- 5.66

女性最大摄氧量（L/min）= 3.01 × 身高（m）- 0.017 × 年（岁）- 2.56

【每千克体重最大摄氧量的参考值】

男性每千克体重最大摄氧量［mL/（kg·min）］＝60－0.55×年（岁）

女性每千克体重最大摄氧量［mL/（kg·min）］＝48－0.37×年（岁）

测定时的注意事项：以下4项中至少满足3项方可判定为VO_{2max}：①心率≥180次/分；②呼吸交换率≥1.15；③运动负荷增加，VO_2不再增加或稍有下降；④受试者主观感觉精疲力竭，虽经反复鼓励仍不能维持设定速率。

无氧阈（anaerobicthreshold）。在运动刚开始时，机体组织以有氧代谢为主提供能量，当运动负荷增加到一定量后，组织对氧气的需求超过了循环所能提供的氧，因而组织必须通过无氧代谢以提供更多的能量，机体从以有氧代谢为主转变为以无氧代谢为主的转折点时的VO_2即是无氧阈值。相比峰值摄氧量，无氧阈值不受运动时测试者主观努力程度的影响，更能反映肌肉线粒体利用氧的能力。在运动中无氧阈值左右的强度对心血管的负担较小，同时也能达到运动所带来的适应性改变，故在运动强度建议中我们一般以无氧阈值对应的心率作为强度的建议。

Weber等根据CPET时峰值和无氧阈时的VO_2/kg的不同程度，建立了A－D分级系统，该分级方法表2－2－21可更客观地评价心功能不全。

表2－2－21　心功能分级　　　　　　　　　　　　　　　　　　［mL/（min·kg）］

心功能分级	VO_{2max}	无氧阈
A	>20	>14
B	16~20	11~14
C	10~16	8~11
D	<10	<8

注：心功能分级（根据Weber标准，按VO_{2max}/kg和无氧阈分级）VO_{2max}为最大摄入氧气含量。

2. 评价心功能常用的指标

氧脉搏（O_2/HR）、做功效率（VO_2/WR）、心率储备（HRR）及心率血压等。

（1）氧脉搏（O_2/HR）。其是一个计算得出的指标，它是由VO_2除以同时间的心率得出的，代表了心脏每一次射血的供氧能力。它取决于每搏输出量及动静脉血氧含量的差值。如果在测试过程中，随着功率的增加，氧脉搏曲线低平或无变化，反映了心脏每搏量或者骨骼肌氧摄取率的受限。

（2）做功效率（VO_2/WR）。其是由一个计算公式得出的指标。它是摄氧量变化与功率变化的比值，正常情况下摄氧量的变化和功率的变化是呈线性关系的，当功率增加，摄氧量增加减少时，提示氧输送功能的障碍，常见于心脏病、周围动脉疾病、肺部疾病或线粒体肌病的患者。

除了以上的一些观察指标外，也不要忘记在测试过程中观察患者的心率和血压的变化。

（3）心率储备（HRR）。其是指运动中预计的最大心率与受试者达到最大负荷时的最大心率差值。一般来说，运动中预计的最大心率一般是 220 减去年龄得出来的。正常情况下的心率储备是小于 15 次/分，如果是因为有心脏疾病或者肺部疾病患者会因提前终止运动，而使得心率储备值增加，除此之外，有服用 β 受体阻滞剂控制心室率的患者心率储备值也会有所增加。

3. 反应通气功能常用的指标

每分通气量（VE）、呼吸频率（RR）、潮气量（VT）、最大通气量（MVV）、呼吸储备（BR）等。

呼吸储备（BR）是指运动时仍可动用的通气储备量占最大通气量预测值的百分比。一般呼吸储备在健康人群中是大于等于 20%，如果呼吸储备较低意味着运动能力可能受通气功能的限制，如中/重度限制性或阻塞性肺疾病患者。正常男性呼吸储备至少有 11L/min 或 10%~40%。

4. 反映气体交换常用的指标

二氧化碳通气当量（$EQCO_2$）、氧通气当量（EQO_2）、潮气末二氧化碳分压（$PETCO_2$）和潮气末氧分压（$PETO_2$）。

（1）二氧化碳通气当量（$EQCO_2$）。其是由每分通气量（VE）除以二氧化碳排出量得出，表示呼出 1L 的二氧化碳需要多少的通气量。通常这个比值的斜率更具有临床意义，且不受运动模式和测试方案的影响。这个斜率 <30° 被认为是正常范围。在心衰、肺动脉高压、慢性阻塞性肺疾病中，若 >60°，则提示疾病进一步恶化。

（2）潮气末二氧化碳分压（$PETCO_2$）。其反映了肺通气/血流匹配情况，有助于判定心力衰竭、肥厚型心肌病、肺动脉高压/继发性肺动脉高压、慢性阻塞性肺疾病、间质性肺病的严重程度。静息状态下正常值为 36~42 mmHg，运动达到 AT 时，$PETCO_2$ 增加 3~8 mmHg，超过 AT 后，$PETCO_2$ 开始下降。

CPET 能够评价患者的心肺储备功能和运动耐力，评估患者整体功能状态，从而实现病情评估、疾病诊断的功能。当患者主诉运动不耐受时，进行 CPET 检查的主要目的之一就是确定患者运动不耐受的原因。

机体运动的整个生理过程包括通气、换气、肌肉代谢、运动单位、神经肌肉耦联以及感知疲劳和呼吸困难的精神心理过程，此链条中最薄弱的环节决定了机体的极限运动能力。患者的运动能力受限也可以是多环节协同作用的结果。

运动能力受阻时的功能参数见表 2-2-22。

表 2-2-22 运动能力受限时的功能参数

运动能力受限的原因	PaO_2	$PaCO_2$	$D_{(A-a)}O_2$	HR	V_E	Borg（D/F）
心血管功能障碍	=	↓	< 2 kPa	> HR_{max}	< 70% MVV（> 15 L/min BR）	↑F
通气功能障碍	↓或=	↑	< 2 kPa	< HR_{max}	> 70% MVV（< 15 L/min BR）	↑D
换气功能障碍	↓	=或↓	> 2 kPa	< HR_{max}	< 70% MVV（> 15 L/min BR）	↑D
肌肉功能障碍	=	=或↓	< 2 kPa	< HR_{max}	< 70% MVV（> 15 L/min BR）	↑↑F
心理障碍	=	=	< 2 kPa	< HR_{max}	< 70% MVV（> 15 L/min BR）	↑↑F

注：$D_{(A-a)}O_2$，肺泡动脉氧分压差；HR，峰值的心率；HR_{max}，最大预计心率 = 220 - 年龄 ± 10 次/分 VE，峰值时的每分通气量；MVV，最大自主通气量；BR，呼吸储备；D，呼吸困难；F，疲劳；=，不变；增加，↑；减少，↓；表中所有指标均为运动状态与其静息状态相比较。

（二）CPET 结果分析

1. 心血管功能障碍导致的运动能力受限

判断患者是否存在心血管功能障碍导致的运动能力受限，依据两个参数，即是否达到该年龄段特异性最大心率（220 - 年龄）或乳酸不小于 10 mmol/L（RER > 1.12）。这种运动能力受限反映了当时的身体状况。健康人和轻度阻塞性肺疾病患者也会因心血管功能异常而出现运动能力轻微受限。但是，如果运动功能严重受限，这些指标则说明患者存在心血管疾病，而不是原发性肺部疾病。

2. 通气功能障碍导致的运动能力受限

明显的气道阻塞、呼吸肌无力、胸廓畸形和严重的间质性肺病的患者会出现通气功能障碍。运动心肺功能测试期间动脉血二氧化碳分压（$PaCO_2$）升高是通气功能障碍的标志性指标（即使给予患者足量的支气管扩张剂治疗，排除了支气管痉挛的情况下也是如此）。这种通气功能障碍在大多数情况下是可逆的，因此是可以治疗的，其疗效因潜在疾病不同而有所差异。如果在运动极限时通气量达到或超过最大自主通气量的 70%（70% MVV 或者 70% ×37.5 ×FEV_1），或者通气储备量低于 11 ~ 15 L/min，则认为接近或超过了通气极限。

3. 换气功能障碍导致的运动能力受限

氧摄取障碍（包括弥散障碍和动静脉分流）表现在动脉氧分压的明显降低和（或）肺泡 - 动脉氧分压差超过 2 kPa。运动过程中氧摄取受限的原因有以下几种：肺通气不足（$PaCO_2$ 升高）、肺的弥散能力降低 [肺交换膜面积减少，肺气肿或肺切除手术或肺交换膜通透性降低（间质性肺病）]、通气血流比例失调（动静脉分流），其中任何一个或者几个原因都会导致运动时氧摄取障碍。有上述情况的患者为什么会终止运动，目前尚不可知。临床上观察到一些患者并未感知到运动过程中的低氧，停止运动的时候动脉氧分压（PaO_2）已经非常低。也有一些患者在终止运动的时候，动脉氧分压才刚刚开始下降。出于安全性考虑，无论患者感知如何，当其运动中指氧饱和度低于80%的时候，应该终止测试。在供氧条件下可以让患者重新进行运动测试。这里要提及的一个参数是一氧化碳弥散量（TLco），该指标异常对运动时是否会出现低氧血症有一些提示作用，但是只有当该指标低于50%正常预计值的时候才有明确的预测价值。

4. 肌肉功能障碍导致的运动能力受限

除了心血管功能、通气功能和换气功能障碍会限制患者的运动能力以外，外周肌无力也会导致运动能力受限。在运动测试的极限时刻，患者给的 Borg 疲劳严重程度评分通常很高。至于是不是肌无力使患者停止运动的，需要额外的股四头肌肌力测试来确定，也可以根据运动时疲劳严重程度评分来判断，但是后者在临床中很难客观执行。

六、CPET 临床应用

对疾病的诊断及鉴别诊断提供依据，特别是冠心病的早期诊断、潜在的心律失常和良性及器质性心律失常的鉴别，有助于鉴别难以解释的呼吸困难、骨骼肌纤维和线粒体肌病。CPET 有助于判断心力衰竭严重程度及预后。2009 年美国心脏病学学会/美国心脏协会成人慢性心力衰竭诊断和治疗指南推荐：CPET 是诊断评估慢性心力衰竭及评价康复效果的金标准。CPET 前后对照，可判断运动锻炼和康复治疗的效果。CPET 是一个客观、定量、安全、有效的方法。CPET 能更好地进行术前危险分层和预后的判断。另外，CPET 测得的无氧阈、峰值 VO_2、代谢当量、峰值心率、无氧阈时的心率等，能为各种心血管病运动处方的制定提供依据。

第八节　6 分钟步行试验

一、概述

6 分钟步行试验（6 minute walking test，6MWT）是一项次极限运动试验，评估有心肺基础疾病患者的心肺功能状态的运动检查。它是指在平坦的地面，让患者采用徒步的运动方式，测量 6 分钟以内能承受的最快速度行走的距离，用于评价心血管或呼吸系统疾病患者的运动能力、医疗干预疗效以及预后评估。其操作简单、经济、安全。出于统计学最小临床意义变化值的考虑，其测试的最短距离限定为 30 m。

二、适应证

（1）心血管系统疾病。冠心病、肺动脉高压、心力衰竭、心房颤动、经导管主动脉瓣置入术后、经导管二尖瓣修复术后、肺静脉阻塞性疾病/肺毛细血管瘤病、外周动脉疾病、起搏器植入术后等。

（2）呼吸系统疾病。慢性阻塞性肺疾病、囊肿性纤维化、间质性肺病、硅沉着病等。

（3）其他疾病。帕金森病、卒中、肌萎缩侧索硬化、脊髓灰质炎、外科术后肺部并发症的预测、腹部手术后的康复、纤维肌痛症、2 型糖尿病等。

（4）疾病的疗效评价。心脏康复、肺康复及其他康复疗效评价等。

（5）疾病预后评估。心血管系统疾病、呼吸系统疾病、慢性肝病、肝移植等。

（6）心脏移植术后、ICU 获得性虚弱、肺移植术后、肺减容术等。

三、禁忌证

（1）绝对禁忌证。未控制的急性冠状动脉综合征、急性心力衰竭、有症状的重度主动脉狭窄、急性主动脉夹层、急性心肌炎、急性心包炎或心内膜炎、有症状或血流动力学不稳定的心律失常、急性下肢深静脉血栓、急性肺栓塞及肺梗死、急性呼吸衰竭、未控制的哮喘、急性感染性疾病、急性肝肾衰竭、精神异常不配合。

（2）相对禁忌证。已知的冠状动脉左主干 50% 以上狭窄或闭塞、中到重度主动脉瓣狭窄无明确症状、缓慢性心律失常或高度及以上房室传导阻滞、肥厚型梗阻性心肌病、严重的肺动脉高压、静息心率 >120 次/分、未控制的高血压（收缩压 >180 mmHg 或舒张压 >100 mmHg）、近期卒中或短暂性脑缺血发作、心房内血栓、尚未纠正的临床情况（如严重贫血电解质紊乱、甲状腺功能亢进等）、休息时外周 SpO_2 <85%、行走功能障碍者。

四、试验前准备

1. 用物准备

供患者休息的椅子，6MWT 记录单（表 2 - 2 - 23），Borg 自觉疲劳评分量表，可穿戴式心电、血压、血氧饱和度监测设备，抢救设备：抢救车（含抢救药物，如硝酸甘油、阿司匹林、肾上腺素等）、除颤仪、供氧设备等。

表 2 - 2 - 23　6 分钟步行测试记录表

姓名	性别	年龄	编号	
身高（cm）	体重（kg）	主要诊断		
今日 已使用药物				
观察指标 测试前	心率（次/分）：＿＿＿　　血压（mmHg）：＿＿＿＿　　氧饱和度（%）：＿＿＿＿＿ Borg 评分（分）：＿＿＿　　是否需要吸氧：＿＿＿＿ 吸氧流量（L/min）：＿＿＿＿＿			
观察指标 6 分钟终止时	心率（次/分）：＿＿＿＿＿　　　　　血压（mmHg）：＿＿＿＿＿ 氧饱和度（%）：＿＿＿＿＿　　　　Borg 评分（分）：＿＿＿＿＿			
走廊长度（m）				
6 分钟步行距离（m）				
6 分钟步行距离与预测值的百分比（%）：				

续表

测试中是否 出现不适	□否	□是：□难以忍受的呼吸困难 □心悸 □严重头晕甚至黑朦 □面色苍白 □乏力 □下肢不适 □脚步蹒跚 □其他_____
是否中途休息	□否	□是：休息次数：____　累计休息时间：____分钟 休息时心率：_____次/分 血压：_____mmHg 血氧饱和度：____% 休息的原因：_____
是否提前 终止武验	□否	□是：实际测试时间：_____分钟 提前终止时心率：_____次/分 血压：____mmHg 血氧饱和度：_____% 提前终止的原因：_____
试验日期：	报告者：	

2. 场地

最好在室内进行，选择一条长度30 m且少有人经过的平直走廊，可每3 m做一个标记。起点应用色彩鲜明的胶带在地板上标出。两端的折返点可用圆锥体（如橙色圆锥体）标记。见表2-2-5。

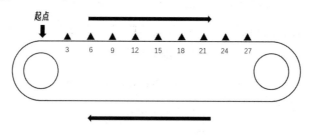

表2-2-5　场地

3. 测试开始前的一般准备

（1）受试者病情稳定。

（2）餐后2~3小时测试为宜。

（3）测试前2小时内应避免剧烈活动，穿着舒适的衣物以及适宜步行的鞋子。

（4）如平时步行时需要使用辅助器械，如拐杖、助步器等，测试过程中应继续使用；

（5）高危受试者建议医生在场。

（6）填写Borg评分量表，记录心率、血压、SpO_2。

五、操作步骤

（1）患者测试前10分钟到达测试地点，就座休息。

（2）再次核实患者是否具有禁忌证，测量患者生命体征。

（3）让患者站立，应用Borg评分对其基础状态下的呼吸困难状况做出评分。

（4）按如下方式指导患者：①您在6分钟内尽可能走远一些，需要在这条过道上来回地走，您要尽自己全力，但请不要奔跑或慢跑；②您可能会喘不过气来或者筋疲力尽，您可以放慢行走速度甚至停下来休息也可以靠在墙面上，一旦体力恢复，就尽快继续走；③您需要绕着这两个圆锥形路标来回走，绕这两个锥形路标请不要有犹豫；④您每次转身经过这条起点线时我们都会记录一次，请牢记您在6分钟内尽可能走出远的距离。

（5）测试过程中注意事项。

测试过程中，测试者以均匀的语速及平和的语气说出下列标准短语，如：

1分钟时："您做得很好，还有5分钟"；

2分钟时："您做得很好，继续保持，还有4分钟"；

3分钟时："您做得很好，您已经完成一半了"；

4分钟时："您做得很好，继续保持，只剩2分钟了"；

5分钟时："您做得很好，还有1分钟了"；

最后15秒时："测试即将结束。当我说"时间到"的时候，您不要突然停下来，而是放慢速度继续向前走"。

不建议鼓励受试者尽可能快地行走，这样可能会导致步行速度加快，甚至提前终止测试，并增加心肺系统的负荷。如果患者中途停下休息，操作者不要停止计时。

患者未能走完并且拒绝测试或者操作者认为不宜再继续，中止试验，并把步行距离、中止时间、未完成原因记录在表格上；操作者尽量不要与患者同行。

（6）测试后记录。具体如下：①心率、血压、SpO_2；②询问受试者目前是否有任何不适，以及影响其行走距离的主要原因是什么；③记录患者行走之后的Borg呼吸困难及疲劳程度评分；④计算患者走过的总路程，数值四舍五入以米为单位计算。

（7）测试终止指标。具体如下：①胸痛、不能忍受的呼吸困难、肌挛缩、步态不稳、面色苍白等；②心电监护提示频发室性期前收缩、短阵室性心动过速等严重心律失常；③外周SpO_2下降，低于85%；④血压下降≥10 mmHg。

（8）重复测试。具体如下：①如需要重复测试，应在7天内进行，且应在同一时间段，测试条件保持一致，以尽量减少日内变化，并尽量由同一名测试者执行。②如果需要在同一天进行重复测试，2次检查之间应至少间隔1小时，并报告较高一次的测试结果。

六、试验结果

1. 6MWD 正常值

平均值、正常低限、预计值公式。

2. 报告测试结果

日前无理想的正常的参考值，不同研究的结果不同。多数观点一般正常人 6MWD 在 400~700 m，慢阻肺患者平均 6MWD 达到 371 m（119~705 m）。

不同种族、性别、年龄、身高、体重以及测试条件均会影响到健康人 6MWT 的测量结果。

6 分钟步行距离参考值：

男性 6 分钟步行距离 = 218 + 5.14 × 身高（cm）− 5.32 × 年龄（岁）− 1.80 × 体重（kg）+ 51.31

女性 6 分钟步行距离 = 218 + 5.14 × 身高（cm）− 5.32 × 年龄（岁）− 1.80 × 体重（kg）

3. 功能状态评估

（1）心力衰竭患者。心衰患者严重程度分级：< 150 m，重度心功能不全；150~450 m，中度心功能不全；> 450 m，轻度心功能不全。

6MWD 降低提示受试者的运动耐量下降；6MWD < 300 m 是预测心力衰竭患者死亡率和发病率的有效指标，预后较差；在稳定性心力衰竭患者中，6MWD < 200 m 死亡风险明显增加；6MWD 可用于量化心肺疾病的严重程度。

表 2-2-24 为纽约心功能分级。

表 2-2-24　纽约心功能分级（NYHA 分级）

6MWT 分级	步行距离	分级
1 级	< 300 m	IV
2 级	300~374.9 m	III
3 级	375~449.9 m	II
4 级	> 450 m	I

（2）慢阻肺患者。6MWD 降低的患者的死亡率显著增加；以 350 m、250 m 和 150 m 作为功能损害严重程度的分层标准。

（3）其他疾病患者。6MWD < 250 m 的肺动脉高压患者在 2 年内的死亡风险为 50%，6MWD ≤ 332 m 的 PAH 患者的生存率较 > 332 m 的患者显著降低。6MWD 也是特发性肺间质纤维化的重要预后指标。研究显示，6MWD 绝对值 ≤ 72% 的预测值是肺间质纤维化患者死亡的重要独立预测因子。

（4）最小临床重要差异值——多次测量/干预措施疗效评价的解读。功能状态的评估有时很难解读，因为干预前后微小的变化可能具有统计学意义，但其临床意义不大。

七、影响6MWT的因素

（1）减少6MWT距离的因素。高龄、身材矮小、肥胖、女性、缺乏动力、抑郁、较短的走廊（转弯次数增多）、不舒适的步行鞋、认知功能障碍、慢性呼吸道疾病、慢性血管疾病、慢性肌肉骨骼疾病等。

（2）增加6MWT距离的因素。身材高大、男性、强大的动力（测试过程中的鼓励）、有测试经验，以及测试前用药（硝酸酯类、曲美他嗪等药物）给运动中出现低氧血症的受试者补充氧等。

（阳绪容、邓青芳、范霖聪）

参考文献

[1]（美）唐娜·弗洛恩菲尔特，（美）伊丽莎白·蒂安. 心血管系统与呼吸系统物理治疗证据到实践 [M]. 郭琪，曹鹏宇，喻鹏铭，译. 北京：北京科学技术出版社，2017.

[2]（荷）瑞克·考斯林克. 慢性呼吸系统疾病物理治疗工作手册 [M]. 魏为利，喻鹏铭，董碧蓉，主译. 北京：北京科学技术出版社，2020.

[3] 席家宁，姜宏英. 实用呼吸与危重症康复病例精粹 [M]. 北京：清华大学出版社，2020.

[4] 李为民，刘伦旭. 呼吸系统疾病基础与临床 [M]. 北京：人民卫生出版社，2017.

[5] 窦祖林. 吞咽障碍评估与治疗 [M]. 北京：人民卫生出版社，2017.

第三篇　常见慢性呼吸疾病的全程管理

第一章　慢阻肺患者的全程管理

一、概述

慢性阻塞性肺疾病（chronic obstructive pulmonary disease，COPD）简称慢阻肺，是一种异质性的肺部疾病，其特征是由于呼吸道异常（支气管炎、毛细支气管炎）和/或肺泡（肺气肿）引起的慢性呼吸道症状（包括呼吸困难、咳嗽、咳痰），导致持续的、反复恶化的气流阻塞。

据最新调查显示，我国40岁以上人群患病率为13.7%，患病人数达1亿；全球慢阻肺患病人数约2.123亿。慢阻肺是导致慢性肺源性心脏病和呼吸衰竭最常见的病因，约占全部病例的80%。因肺功能进行性减退严重影响患者生活质量，带来巨大的家庭和社会负担。

二、病因及病理生理改变

该病的病因尚不完全清楚，主要有吸烟、职业粉尘和化学物质、反复呼吸道感染，此外，免疫功能紊乱、气道高反应性、年龄增大以及气候环境等因素长期相互作用，也是导致慢阻肺的重要病因。其特征性的病理生理变化是持续气流受限致肺通气功能障碍。随着病情进展，通气和换气功能障碍引起缺氧和二氧化碳潴留，可发生不同程度的低氧血症和高碳酸血症，最终出现呼吸衰竭。

三、临床表现

该病起病缓慢，病程较长，咳嗽常为首发症状，咳少量黏液痰，合并感染时痰量增多，常有脓性痰。呼吸困难是最重要的临床表现，被描述为呼吸费力、胸部紧缩感、气不够用或者喘息。

四、辅助检查

（1）肺功能检查。肺功能检查是判断持续气流受限的主要客观指标。

（2）影像学检查。胸部CT检查可见慢阻肺小气道病变、肺气肿以及并发症的表现，但其主要临床意义在于排除其他具有相似症状的呼吸系统疾病。高分辨率CT对辨别小叶中央型或全小叶型肺气肿以及确定肺大泡的大小和数量，有较高的敏感性和特异性，对预估肺大泡切除或外科减容手术等效果有一定价值。

（3）动脉血气分析。对确定发生低氧血症、高碳酸血症、酸碱平衡失调以及判断呼吸衰竭的类型有重要价值。

（4）其他。慢阻肺合并细菌感染时，外周血白细胞计数增高，核左移。痰培养可能查出病原菌。

五、慢阻肺的全程管理

（一）患者纳入标准

（1）根据肺功能检查确诊的慢性阻塞性肺疾病患者。

（2）无肺功能检查，呼吸专科医生根据病史及其他辅助检查确诊的慢性阻塞性肺疾病患者。

（二）知情同意

患者及家属自愿参与管理，并能配合随访，包括电话随访、门诊随访、家庭随访，签署知情同意书。

（三）信息收集（建立档案）

见表 3 - 1 - 1。

表 3 - 1 - 1　患者信息收集表

基本信息收集表

姓名：_____　性别：男/女_____　出生日期：_____　联系电话：_____
家庭住址：_____
民族：_____　身高：_____　体重：_____　BMI：_____
职业：_____　文化程度：_____
医疗费支付方式：_____
疾病首次确诊时间：_____
吸烟史：□从不吸烟
　　　　□不吸烟，但有二手烟暴露史　　暴露场所：□家庭　　　□办公室
　　　　□有吸烟，现已戒烟　　　　　　开始吸烟年龄：____岁
　　　　　　　　　　　　　　　　　　戒烟时年龄：____岁
　　　　　　　　　　　　　　　　　　戒烟前平均每日吸烟：____支

□吸烟　　　　　　　　　　　　　　　开始吸烟年龄：____岁
　　　　　　　　　　　　　　　　　　平均每日吸烟：____支
体育锻炼（有计划的）：□从不　　　□偶尔　　　□经常
锻炼方式：□散步　　□慢跑　□快步走　□器械锻炼　　□骑自行车
　　　　　□呼吸康复操　　　□太极　　□八段锦　其他
每日锻炼时间：□30～60 分钟　□60～90 分钟　□90～120 分钟　□>120 分钟
每周锻炼时间：□1～2 天　　□3～4 天　　□5～6 天　　□7 天

续表

疾病相关信息收集	

<table>
<tr><td rowspan="2">症状</td><td>
咳嗽：□是　　□否
咳痰：□干咳　□有痰
每日咳痰次数：□1 ~ 10 次　□10 ~ 30 次　　□30 次以上
痰液颜色：□白色泡沫　　□白色黏液　　□黄白黏痰
　　　　　　□黄色黏痰　　□黄色泡沫痰　□其他：
喘息：□是　　□否
呼吸困难发作次数：□1 ~ 3 次，白天发作，无夜间发作
　　　　　　　　　□1 ~ 3 次，白天、夜间均有发作
　　　　　　　　　□3 次以上白天、夜间均有发作
呼吸困难：
□0 级 我仅在用力运动时出现呼吸困难
□1 级 我在平地快步行走或步行爬小坡时出现气短
□2 级 我由于气短，平地行走时比同龄人慢或者需要停下来休息
□3 级 我在平地行走 100 m 左右或几分钟后需要停下来喘气
□4 级 我因严重呼吸困难以至于不能离家，或在穿、脱衣服时出现呼吸困难
</td></tr>
<tr><td>

慢阻肺患者自我评估测试（CAT），总分_____

<table>
<tr><th colspan="3">请在以下条目的圈中打"√"，以选出最适合您目前状况的描述</th><th>得分</th></tr>
<tr><td>1.我从不咳嗽</td><td>0 ① ② ③ ④ ⑤</td><td>我一直咳嗽</td><td></td></tr>
<tr><td>2.我一点痰也没有</td><td>0 ① ② ③ ④ ⑤</td><td>我有很多很多痰</td><td></td></tr>
<tr><td>3.我一点也没有胸闷的感觉</td><td>0 ① ② ③ ④ ⑤</td><td>我有很严重的胸闷的感觉</td><td></td></tr>
<tr><td>4.当我爬坡或上一层楼梯时，我没有气喘的感觉</td><td>0 ① ② ③ ④ ⑤</td><td>当我爬坡或上一层楼梯时，我感觉非常喘不过气</td><td></td></tr>
<tr><td>5.我在家里能做任何事情</td><td>0 ① ② ③ ④ ⑤</td><td>我在家里任何活动有很受影响</td><td></td></tr>
<tr><td>6.尽管我有肺部疾病，但我对外出离家很有信心</td><td>0 ① ② ③ ④ ⑤</td><td>由于我有肺部疾病，我对外出离一点信心也没有</td><td></td></tr>
<tr><td>7.我的睡眠非常好</td><td>0 ① ② ③ ④ ⑤</td><td>由于我有肺部疾病，我的睡眠相当差</td><td></td></tr>
<tr><td>8.我精力旺盛</td><td>0 ① ② ③ ④ ⑤</td><td>我一点精力也没有</td><td></td></tr>
</table>

</td></tr>
<tr><td>急性发作</td><td>
1. 过去一年慢阻肺急性加重_____次，因急性加重住院_____次
2. 门急诊就诊（近一年因慢阻肺）：□无□有
　　【急诊次数：　□1 次　□2 次　□3 次及以上】
3. 全身激素□服或静脉使用（近一年因慢阻肺）：□无□有
　　【□1 次　□2 次　□3 次及以上　□常年 】
</td></tr>
<tr><td>并发症</td><td>
呼吸衰竭□无□有 首次诊断时间：____年____月___日
肺心病　□无□有 首次诊断时间：____年____月___日
1. 肺性脑病　□无□有 首次诊断时间：____年____月___日
2. 支气管扩张　□无□有
3. 睡眠呼吸暂停综合征（OSAHS）　□无□有
4. 肺结核　□无□有
5. 肺动脉高压□无□有
6. 心血管疾病：□无□有
7. 脑血管疾病：□无□有
8. 内分泌系统疾病：□无□有
9. 消化系统疾病：　□无□有
10. 其他疾病：_____
</td></tr>
</table>

续表

疾病相关信息收集	
活动能力（下标数字为分数，下同）	日常生活自理能力（ADL）得分：_____ 1. 进食　□可独立进食$_{10}$□需部分帮助$_5$□需极大帮助或完全依赖人$_0$ 2. 洗澡　□准备好洗澡水后，可自己独立完成$_5$□在洗澡过程中需要他人帮助$_0$ 3. 修饰　□可自己独立完成$_5$□需他人帮助$_0$ 4. 穿衣　□可独立完成$_{10}$□需部分帮助$_5$□需极大帮助或完全依赖他人$_0$ 5. 控制大便　□可控制大便$_{10}$□偶尔失控$_5$□完全失控$_0$ 6. 控制小便　□可控制小便$_{10}$□偶尔失控$_5$□完全失控$_0$ 7. 如厕　□可独立完成$_{10}$□需部分帮助$_5$□需极大帮助或完全依赖他$_0$ 8. 床椅转移　□可独立完成$_{15}$□需部分帮助$_{10}$□需极大帮助$_5$□完全依赖他人$_0$ 9. 平地行走　□可独立在平地上行走 45 m$_{15}$□需部分帮助$_{10}$ 　　　　　□需极大帮助$_5$□完全依赖他人$_0$ 10. 上下楼梯　□完全独立$_{10}$□需部分帮助$_5$　□需极大帮助$_0$ 　　　6分钟步行距离：_____m

	营养风险评分：_____		
营养状况	营养状况指标	分数	选择
	正常营养状态	0	
	3个月内体重减轻＞5%或最近1个星期进食量（与需要量相比）减少20%~50%	1	
	2个月内体重减轻＞5%或BMI 18.5~20.5或最近1个星期进食量（与需要量相比）减少50%~75%	2	
	1个月内体重减轻＞5%（或3个月内减轻＞15%）BMI＜18.5（或血清白蛋白＜35g/L）或最近1个星期进食量（与需要量相比）减少70%~100%	3	

辅助检查

肺功能检查：　□是　　　□否　　　　GOLD 肺功能分级：_____
FEV1 值_____FVC 值_____FEV1/FVC _____

GOLD 肺功能分级	肺功能 FEV_1 占预计值百分比/%
1 级（轻度）	≥80
2 级（中度）	50 ~ 79
3 级（重度）	30 ~ 49
4 级（极重度）	＜30

动脉血气分析：□是　　　□否　　　□吸氧情况下　　□未吸氧
酸碱度_____氧分压_____二氧化碳分压_____碳酸氢根浓度_____BE _____
胸部 CT（主要结果）_____

续表

疾病相关信息收集

用药情况	吸入制剂使用：　　□是　　　　□否 吸入制剂使用依从性：□长期规律使用　　□自觉症状严重时使用 吸入制剂种类： 表格如下： □服用药（名称、剂量、用法） 药物1： 药物2： 药物3：

吸入制剂种类表格：

药物名称	规格	用法用量	治疗开始时间

氧疗情况	氧疗：　　□是　　　　□否 每日累计氧疗时间：＿＿＿＿＿＿＿＿小时 氧疗方式：□鼻塞　　□面罩　　□家庭无创 供氧方式：□氧气枕　□氧气瓶　□制氧机 吸氧流量或浓度：

心理状态	焦虑筛查：□是　　　　□否 以下问题回答有2项及以上为"是"则提示存在焦虑，需进一步检查

序号	问题	判断标准
1	你认为你是一个容易焦虑或紧张的人吗？	回答"是"为阳性
2	最近一段时间你是否比平时更感到恐惧或焦虑不安？	回答"是"为阳性
3	是否有一些特殊的场合或情境更容易让你感到焦虑？	回答"是"为阳性
4	你曾经有过惊恐发作吗？	回答"有"为阳性

抑郁筛查：□是　　　　□否
以下问题回答皆为"是"则提示存在抑郁，需进一步检查

序号	问题	判断标准
1	过去几周（或几月）你是否感到无精打采、伤感，或对生活的乐趣减少了？	回答"是"为阳性
2	除了不开心之外，是否比平时更悲观或想哭？	回答"是"为阳性
3	你经常有早醒吗？	回答每月超过1次为阳性
4	你近来是否经常想到活着没有意思？	回答"经常"或"是"为阳性

续表

疾病相关信息收集

<table>
<tr><td rowspan="">疾病情况综合评估</td><td colspan="5">

BODE 指数综合了营养状态、临床症状、肺功能和运动能力四大方面的信息，可以较准确的预测慢阻肺患者的预后信息

BODE 指数得分：_____

评分指标	0 分	1 分	2 分	3 分
$FEV_1\%$	≥65	50~64	36~49	≤35
6MWT(m)	≥350	250~349	150~249	≤149
mMRC	0~1	2	3	4
BMI	>21	≤21		

慢阻肺病情评估分组（GOLD ABE 评估工具）：_____组

| 肺功能检查 → | 气流阻塞评估 → | 评估症状/加重 |

$FEV_1/FVC<0.7$

GRADE	$FEV_1(\%)$
GOLD 1	≥80
GOLD 2	50~79
GOLD 3	30~49
GOLD 4	<30

≥2 次中度急性发作住院　→　E

0 或 1 次中度恶化（不住院）　→　A　B

mMRC 0~1　CAT<10

mMRC >2　CAT≥10

</td></tr>
</table>

（四）制订随访计划表

见表 3-1-2、表 3-1-3。

表 3-1-2　慢阻肺患者随访管理表

项目	一级管理	二级管理	急性加重管理
管理对象	AB 组	E 组	急性加重患者
建立健康档案	立即	立即	立即
非药物治疗	立即开始	立即开始	立即开始
药物治疗（确诊后）	A 组按需使用；B 组立即开始	立即开始	立即开始
随访周期	6 月一次	3 月一次	随时，稳定后 1 个月
随访肺功能	1 年一次	6 月一次	随时，稳定后 1 个月
随访症状	6 月一次	3 月一次	随时，稳定后 1 个月
随访急性加重期	6 月一次	3 月一次	稳定后 3 个月一次
随访并发症	1 年一次	1 年一次	稳定后 1 年一次
转诊	必要时	必要时	必要时

表 3-1-3　慢阻肺患者随访计划表

慢阻肺患者一级管理随访计划表									
时间	（首次）								
肺功能									
CAT									
mMRC									
CCQ									
6MWT									
ADL									
用药依从性									

（五）管理内容

1. 饮食管理

（1）饮食原则。高蛋白、高热量、高维生素，有二氧化碳潴留患者，限制碳水化合物摄入。

（2）科学、合理的膳食安排。因消化液分泌减少、胃肠道淤血、胃肠蠕动减慢，患者食欲下降，因此，要少食多餐，勿暴饮暴食；饮食上应根据患者的喜好，选择营养丰富，易消化的食物；清淡为主，尽量色香味俱全，从感观上刺激患者的食欲；避免进食辛辣刺激食物；避免摄入容易引起腹胀及便秘的食物。必要时，可静脉输入营养物质。

2. 用药管理

吸入治疗可以明显改善患者的肺功能指标，降低气道的慢性炎症反应，改善患者的生活质量和运动耐力，全身副作用小，使用方便，是慢阻肺患者的首选给药方式。目前常用的吸入装置包括压力定量气雾剂（pMDI）、软雾吸入装置（SMI）、干粉吸入装置（DPI），每种吸入装置都有其特点，患者必须掌握其使用方法。

（1）压力定量气雾剂。由抛射剂、药物与附加剂、耐压容器和阀门组成，吸入用的定量阀能使药液定量以气雾的形式喷出。见表 3-1-4。

表 3-1-4　压力定量气雾装置使用方法

第一步	摇动：使药物与附加剂充分混匀，保证药物剂量	拔掉盖帽 使用前，轻摇贮药罐使药物混匀
第二步	呼气：尽可能呼出肺内气体，便于药物吸入	呼气，直到无气体呼出
第三步	按和吸：按压的同时进行深而慢的吸气，使药物达到肺部小气道	仰头，缓慢深吸气的同时按下药罐，并继续吸气
第四步	屏气：屏气 5～10 秒，利于药物在小气道沉积	移开吸嘴，屏住呼吸 5～10 秒
注意事项	（1）首次使用前或超过 1 周未使用，应先向空气中试喷 （2）装置应至少 1 周清洗一次。具体方法为：拔出药罐，用清水冲洗并自然晾干	

（2）软雾吸入装置（SMI）。弹簧取代 pMDI 中使用的抛射剂，采用压缩弹簧的机械势能将药液挤过超细毛细雾化头使药物雾化。见表 3－1－5。

表 3－1－5　软雾吸入装置使用方法

第一步	备药：将透明底座按照标签红色箭头方向旋转半周，直至听到"咔嗒"声（注意此时不要打开防尘帽）	 往箭头指示方向旋转半圈，直至听到"咔嗒"声
第二步	打开：打开防尘帽	 打开防尘帽
第三步	呼气：尽可能呼出肺内气体，便于药物吸入	 移开装置，向外呼气，直至无气体呼出
第四步	按和吸：按压的同时进行深而慢的吸气，使药物达到肺部小气道	 仰头，缓慢深吸气的同时按下药物释放按钮
第五步	屏气：屏气 5～10 秒，利于药物在小气道沉积	 从口中移开装置，屏住呼吸5~10秒钟

续表

第一步	备药：将透明底座按照标签红色箭头方向旋转半周，直至听到"咔嗒"声（注意此时不要打开防尘帽）	往箭头指示方向旋转半周，直至听到"咔嗒"声
注意事项	（1）超过7天没有使用吸入装置，可以先向地上释放一掀药物 （2）超过21天没有使用药物，需按初次使用方法释放药物（连续释放3掀，直到有均匀气雾）	

（3）干粉吸入装置：药物微粉与载体混合物储存在胶囊、泡眼或储库中，使用时需要患者吸气的气流使药物形成气溶胶而被吸入肺内。

吸乐装置使用方法见表3-1-6。

表3-1-6 吸乐装置使用方法

第一步	打开：打开装置外盖及吸嘴	向上提拉，打开吸入装置盖 再向上提拉，打开吸嘴
第二步	上药：取出一粒胶囊装入中央药室内，复位吸嘴	取出胶囊放入中央室
第三步	按压：按压侧方按钮，刺破胶囊	将绿色刺孔按钮用力完全按下一次，然后松开

续表

第一步	打开：打开装置外盖及吸嘴	向上提拉，打开吸入装置盖 再向上提拉，打开吸嘴
第四步	呼气：尽可能呼出肺内气体，便于药物吸入	移开装置，向外呼气，直至无气体呼出
第五步	吸药：平稳深吸气	将吸嘴放入口中，迈过门齿
第六步	屏气：屏气5～10秒，利于药物在小气道沉积	从口中取出装置，屏住呼吸5～10秒
注意事项	（1）刺孔按钮完全按下一次既可，不可反复按压，以免刺碎胶囊外壳，吸入气道 （2）装置至少每周用流动水清洗一次，自然晾干备用 （3）胶囊不可吞服	

准纳器使用方法见表3-1-7。

表3-1-7 准纳器使用方法

第一步	打开：打开装置外盖	
第二步	上药：推动滑动杆，直到听到"咔嗒"声	
第三步	呼气：尽可能呼出肺内气体，便于药物吸入	
第四步	吸药：平稳深吸气	
第五步	屏气：屏气5~10秒，利于药物在小气道沉积	
注意事项	(1) 不使用药物时，不能随意拨动滑动杆，以免造成药物浪费 (2) 上药完成后，水平握住准纳器，且不能随意摇晃准纳器 (3) 使用完毕，不用刻意拨回滑动杆，关闭外壳后自动回位	

易纳器使用方法见表3-1-8。

表3-1-8　易纳器使用方法

第一步	打开/备药：打开装置外盖直到听到"咔嗒"声，此时药物已备好	向下滑动易纳器盖子，直至听到"咔嗒"声
第二步	呼气：尽可能呼出肺内气体，便于药物吸入	移开装置，向外呼气，直至气体呼出
第三步	吸药：平稳深吸气	仰头，平稳地深吸气，直至完全不超吸入
第四步	屏气：屏气5～10秒，利于药物在小气道沉积	将易纳器从口中移开，屏住呼吸5～10秒
注意事项	（1）不使用药物时，不能随意打开外盖，以免造成药物浪费 （2）上药完成后，水平握住易纳器，且不能随意摇晃易纳器	

常用都保装置使用方法见表3-1-9。

表3-1-9　常用都保装置使用方法

第一步	打开：旋松并拔出外盖	旋松并拔出瓶盖，确保红色旋柄在下方

续表

第一步	打开：旋松并拔出外盖	旋松并拔出瓶盖，确保红色旋柄在下方
第二步	上药：垂直拿住药瓶旋转底座，旋转至不能再转时原路返回，中间听到一次"咔嗒"声，表明药物已经装好	初次使用时，需进行初始化
第三步	呼气：尽可能呼出肺内气体，便于药物吸入	移开装置，向外呼气，直至无气体呼出
第四步	吸药：用力深吸气	仰头，用力且深长地吸气，直至完全不能吸入
第五步	屏气：屏气5～10秒，利于药物在小气道沉积	将吸嘴从口中移开，屏住呼吸5~10秒

续表

第一步	打开：旋松并拔出外盖	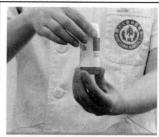旋松并拔出瓶盖，确保红色旋柄在下方
注意事项	（1）新装置初次使用时须初始化，即重复上述第二步两次 （2）备药时需垂直拿药瓶，左右旋转装置 （3）吸入时不要堵塞进气口 （4）不用药时不能反复旋转底座，以免影响装置计数准确性 （5）药物使用完毕，摇晃装置仍能听到"唰唰"声，其为干燥剂声音，并非药物	

表 3-1-10 为吸入装置的使用技术评价。

表 3-1-10　吸入装置的使用技术评价表

一次评价			二次评价		
步骤	操作情况	问题描述	步骤	操作情况	问题描述
坐直	□正确□错误		坐直	□正确□错误	
打开	□正确□错误		打开	□正确□错误	
装药	□正确□错误		装药	□正确□错误	
呼气	□正确□错误		呼气	□正确□错误	
咬紧	□正确□错误		咬紧	□正确□错误	
吸气	□正确□错误		吸气	□正确□错误	
屏气	□正确□错误		屏气	□正确□错误	
重复	□正确□错误		重复	□正确□错误	
清洁	□正确□错误		清洁	□正确□错误	
漱口	□正确□错误		漱口	□正确□错误	

　　除吸入制剂外，根据慢阻肺患者不同病情，常用的口服药物有茶碱类药物、磷酸二酯酶抑制剂、黏液溶解剂（盐酸氨溴索）、抗氧化剂（N-乙酰半胱氨酸、羧甲司坦）、抗生素（阿奇霉素、红霉素）等。以上药物在使用时应严格遵医嘱进行，用药过程中密切观察药物的副作用。如罗氟司特最常见的是恶心、食欲下降、腹痛、腹泻，治疗期间不明原因的体重下降，因此治疗期间应监测体重，同时该药不应与茶碱同时应用。茶碱类药物的副作用包括房性和室性心律失常、惊厥、头痛、失眠等，这些症状在血清茶碱浓度在治疗范围内就可出现，因此需严格控制用药剂量。阿奇霉素可引起细菌耐药和增加听力损伤发生率，不建议长期使用。

3. 氧疗管理

（1）给予持续低流量低浓度（25%~29%）氧气吸入，并向患者讲解吸氧的目的、方法及注意事项，使患者能坚持长期氧疗。氧疗有效的指标：呼吸困难减轻、呼吸频率减慢、发绀减轻、心率减慢、活动耐力增加等。

（2）长期家庭氧疗。指慢性低氧血症的慢阻肺患者（包括运动和睡眠时低氧血症）每日吸氧≥15小时，并持续较长时间，至少6个月以上。澳大利亚-新西兰胸科协会氧疗指南（家庭）指出，理想状态下长期家庭氧疗的时间≥18小时/天。

慢阻肺患者长期家庭氧疗的指针：静息时吸入空气状态下 $PaO_2 \leq 55$ mmHg，$SaO_2 \leq 88\%$ 或 PaO_2 55~59 mmHg 伴有继发性红细胞增多、肺动脉高压、肺心病。

慢阻肺患者长期家庭氧疗建议见表3-1-11。

表 3-1-11　慢阻肺患者长期家庭氧疗建议

基本情况
姓名：　　　性别：　　　年龄：
疾病分级：　　　　疾病分组：
血气分析（最近一次）：pH：　　PO_2：　　PCO_2：　　HCO_3^-：
心率：　　呼吸：
氧疗建议
供氧设备的选择及注意事项：
吸氧装置的选择：
吸氧流量/浓度：
吸氧时长：　　　具体安排：
氧疗并发症的观察及处理：
氧疗日记

表 3-1-12 为慢阻肺患者的氧疗日记。

表 3-1-12　慢阻肺患者的氧疗日记

日期															
总时间	小时			小时			小时			小时			小时		
时间分配	上：	下：	晚：	上：	下：	晚：	上：	下：	晚：	上：	下：	晚：	上：	下：	晚：
吸氧方式	□鼻塞　L/min □面罩　L/min □无创			□鼻塞　L/min □面罩　L/min □无创			□鼻塞　L/min □面罩　L/min □无创			□鼻塞　L/min □面罩　L/min □无创			□鼻塞　L/min □面罩　L/min □无创		

续表

日期					
呼吸机参数	压力/ cmH$_2$O 氧流量: L/min	压力/ cmH$_2$O 氧流量: L/min	压力/ cmH$_2$O 氧流量: L/min	压力/ cmH$_2$O 氧流量: L/min	压力/ cmH$_2$O 氧流量: L/min
氧饱和度	上: 下: 晚:	上: 下: 晚:	上: 下: 晚:	上: 下: 晚:	上: 下: 晚:
胸闷	□是 □否	□是 □否	□是 □否	□是 □否	□是 □否
呼吸困难	□是 □否	□是 □否	□是 □否	□是 □否	□是 □否
并发症					

（3）家庭无创通气。家庭无创通气（home mechanical ventilation，HMV）是指患者在家中或长期的护理机构（非医院）进行无创通气时间≥3个月者。研究表明，HMV可以有效保证慢阻肺急性加重期患者医院无创通气治疗效果延续至家庭，并已成为慢阻肺治疗的有效策略。美国呼吸治疗医学指导委员会推荐的家庭无创通气指针提出，患有晨起头痛、白天嗜睡以及呼吸困难等症状，并达到下列指标之一：①$PaCO_2$≥55 mmHg；②$PaCO_2$为50~54 mmHg，吸氧≥2 L/min时，SpO_2≤88%并持续5分钟以上；③$PaCO_2$为50~54 mmHg，1年时间内因高碳酸血症性呼吸衰竭入院2次以上。

4. 运动管理

运动训练包括耐力训练、阻力训练、间歇性训练等，通过优化骨骼肌和呼吸肌的功能状态，改善肺功能以及运动能力，以高强度间歇训练最佳（最大心率的90%~95%），但低强度和高强度训练均产生临床获益。

（1）上肢功能锻炼。能提升患者的日常生活能力，增加前臂运动能力，减少通气需求。

（2）下肢功能锻炼。卧床休息会导致患者肌量每周减少5%，3~5周肌力下降50%，慢阻肺患者大腿中部横截面积小于70 cm^2，死亡率增加4倍。因此，下肢运动训练应作为慢阻肺患者康复的强制性内容。

（3）呼吸康复操。上下肢合并训练较单纯上肢或者下肢训练能更显著地改善运动能力和生活质量。具体运动方式、运动强度、运动频率应结合患者病情制定个体化的运动处方。

5. 预防管理

（1）戒烟、控烟，远离环境污染。慢性阻塞性肺疾病患者常常经历长期吸烟→慢性支气管炎→慢性阻塞性肺疾病→慢性肺源性心脏病四部曲。疾病步步为营，一招狠过一招，因此，戒烟并避免被动吸烟，是慢性阻塞性肺疾病的重要防治措施。改善生活环境，避免有害气体的刺激，避免接触毛毯被子的灰尘等，更换毛毯被子时可戴口罩，并注意及时开窗通风。

（2）避免受凉感冒。夏季开始坚持用凉水洗脸，给自己一个适应的过程。在秋冬季节变更时，早晚温差较大，人体极易受凉，此时应注意增减衣物，注意防寒及保暖，外出戴口罩。流感季节避免去人群密集、空气不流通的地方；必须要去时，须戴上口罩。

（3）注意个人卫生。勤洗手，咳嗽和打喷嚏时用纸巾遮住口鼻，没有纸巾时应该用肘部衣袖遮盖口鼻。

（4）保持环境清洁和通风。在流感高发期，定期做消毒。含有效氯、醇类等的消毒剂（如84消毒液、乙醇等）都可以轻松消毒。

（5）注射免疫调节剂及疫苗。接种流感疫苗和肺炎疫苗可减少患者急性发作的次数，减少50%的死亡率。接种流感疫苗的最佳时机是在每年的流感季节开始前。每年冬、春季是我国的流感流行季节，因此，9月份、10月份是流感疫苗最佳接种时机。当然流感开始以后接种也有预防效果。接种肺炎疫苗可以在全年任何时间接种，接种后的保护期限一般为5年。某些城市为了进一步做好三级预防，针对60岁以上的老人只需要花费10元钱就可以在疾病预防控制中心或社区医院注射价值数百元的肺炎疫苗。

流感疫苗注射现状调查表见表3-1-13。

表3-1-13　流感疫苗注射现状调查表

您听说过流感疫苗吗？□是　　　□否
您注射过流感疫苗吗？□是　　　□否（选择"否"，请勾选下述原因）
□认为不需要　□担心费用　□不知道需要　□嫌麻烦　□没时间
□不知道在哪儿注射　□担心副作用　□病员病情重，不能到注射地点
□其他_____
您注射流感疫苗的频次　□1次/年　□2次/年　□1次/2年　□曾经注射过
您在过去一年内的感冒次数：　　　　　　次

肺炎疫苗注射现状调查见表3-1-14。

表3-1-14　肺炎疫苗注射现状调查

您听说过肺炎疫苗吗？□是　　　□否
您注射过肺炎疫苗吗？□是　　　□否（选择"否"，请勾选下述原因）
□认为不需要　□担心费用　□不知道需要　□嫌麻烦　□没时间
□不知道在哪儿注射　□担心副作用　□病员病情重，不能到注射地点
□其他_____
您知道肺炎疫苗通常几年注射一次吗？□不知道
□知道　□3年　□5年
您知道成都市60岁以上人群肺炎疫苗免费注射的政策吗？□不知道　□知道
护士告知：患者需要注射肺炎疫苗
符合政策，并知道注射流程，您愿意去注射肺炎疫苗吗？
□愿意　□不愿意（选择"不愿意"，请勾选下述原因）
□认为不需要　　□医生未告知需要注射　　□担心副作用　□嫌麻烦
□没时间　　　　□病员病情重，不能到注射地点
□其他_____

（6）根据患者情况完成以下健康教育内容。

a. 慢阻肺疾病的发病机制及危害。

b. 认识戒烟的重要性，指导规范戒烟。

c. 正确使用吸入装置，提高规律用药的依从性。

d. 氧疗的指征、家庭氧疗的管理。

e. 无创通气治疗的指征及家庭无创呼吸机的管理。

f. 危险因素的识别和控制。

g. 肺康复计划的实施，如：6 分钟步行试验、缩唇腹式呼吸。

h. 自我营养管理。

（蒋丽、王亚利、高芩）

参考文献

[1] 陈荣昌，钟南山，刘又宁. 呼吸病学 [M]. 北京：人民卫生出版社，2022.

[2] 万群芳，曾奕华，吴小玲. 养肺保健康——呼吸科专家的那些"肺"话 [M]. 成都：四川科学技术出版社，2018.

[3] 吴小玲，万群芳，黎贵湘. 呼吸内科护理手册 [M]. 北京：科学出版社，2015.

第二章　支气管哮喘患者的全程管理

一、概述

支气管哮喘（bronchial asthma）是由多种细胞（如嗜酸性粒细胞、肥大细胞、T 淋巴细胞、中性粒细胞、气道上皮细胞等）和细胞组分参与的气道慢性炎症为特征的异质性疾病，表现为反复发作的喘息、气急，伴或不伴胸闷或咳嗽等症状，同时伴有气道高反应性和可变的气流受限，随着病程延长可导致气道结构改变，即气道重塑。

哮喘是世界上最常见的慢性疾病之一，全球约 4 亿患者。我国成人中约有 4 570 万哮喘患者。各国哮喘患病率 1% ～18% 不等。一般认为儿童患病率高于青壮年，成人女患病率大致相同，发达国家高于发展中国家，城市高于乡村。约 40% 的患者有家族史。

在欧美等发达国家的儿童及青少年中，哮喘及哮喘症患病率在近 20 年增加了近一倍。哮喘患病率最高的国家地区是英国（＞15%）、新西兰（15.1%）、澳大利亚（14.7%）、爱尔兰（14.6%）、加拿大（14.1%）及美国（10.9%）。在北美，约 3 350 万人，即 1/10 的人口患有哮喘，某些种族发病率甚至会更高，如非洲裔美国人及西班牙人。

我国哮喘患病率也逐年上升。据我国现有流行病学查结果显示，因地区差异，哮喘患病率为 0.319%～3.38%。2010 年，我国 8 个省、市进行了全国支气管哮喘患病情况及相关危险因素流行病学调查（CARE 研究），采用多级随机整群抽样人户问卷调查，共调查了 164 215 名 14 岁以上人群。结果显示，我国 14 岁以上人群哮喘患病率为 1.249%，其中：四川省哮喘患病率最高，达 2.30%，北京（1.19%）、上海（1.14%）、广东（1.13%）和辽宁（1.69%）的哮喘患病率分别较 2000—2002 年的数据（北京 0.48%、上海 0.41%、广东 0.99% 和辽宁 1.40%）增高了 147.9%、178.0%、14.1% 和 20.7%。

二、病因及病理生理改变

（一）病因

1. 遗传因素

个体过敏体质及外界环境的影响是发病的危险因素。哮喘与多基因遗传有关。

2. 变应原

（1）室内外变应原。尘螨是最常见、危害最大的室内变应原，是哮喘在世界范围内的重要发病原因，尘螨存在于皮毛、唾液、尿液与粪便等分泌物里。真菌亦是存在于室内空气中的变应原之一，特别是在阴暗、潮湿以及通风不良的地方。

（2）职业性变应原。常见的职业性变应原有谷物粉、面粉、木材、饲料、茶、咖啡豆、家蚕、鸽子、蘑菇、抗生素（青霉素、头孢霉素）、松香、活性染料、过硫酸盐、乙二胺等。

（3）药物及食物。阿司匹林、普萘洛尔（心得安）和一些非皮质激素类抗炎药是药物所致哮喘的主要变应原。此外，鱼、虾、蟹、蛋类、牛奶等食物亦可诱发哮喘。

3. 促发因素

常见空气污染、吸烟、呼吸道感染，如细菌、病毒、原虫、寄生虫等感染，妊娠，剧烈运动，气候转变；多种非特异性刺激，如吸入冷空气、蒸馏水雾滴等都可诱发哮喘发作。此外，精神因素亦可诱发哮喘。

（二）病理生理改变

（1）气道炎症。支气管哮喘患者的气道黏膜发生炎症反应，表现为炎性细胞浸润、气道黏膜水肿、黏液分泌增加等。这些炎症细胞释放的炎性介质和细胞因子进一步导致气道炎症反应，引发气道痉挛和气道高反应性。

（2）气道痉挛。气道平滑肌过度收缩是支气管哮喘的典型病理生理特征之一。炎症介质、神经递质和体液激素等多种因素可导致气道平滑肌痉挛，使气道口径减小，通气功能受限。

（3）气道高反应性。气道对各种刺激物质（如冷空气、烟雾、花粉等）过敏反应，出现气道痉挛、黏膜水肿和黏液分泌增加等现象。这种高反应性可能是炎症介质、神经递质和基因等多种因素共同作用的结果。

113

（4）肺功能改变。支气管哮喘患者在发作时，肺功能表现为呼气流量降低、气道阻力增加、肺顺应性降低等。这些改变导致患者呼吸困难、喘息、胸闷等症状。

（5）呼吸生理改变。由于气道痉挛和气道高反应性，患者在呼吸过程中容易出现气道阻塞，导致呼吸困难。同时，哮喘患者的肺泡通气功能受损，通气/血流比例失衡，容易发生缺氧和二氧化碳潴留。

（6）炎症细胞和细胞因子的作用。炎症细胞（如嗜酸性粒细胞、淋巴细胞等）在哮喘气道炎症中发挥重要作用。它们释放的炎性介质和细胞因子可引起气道炎症、痉挛和气道高反应性。

三、临床表现

典型的哮喘表现为反复发作喘息、气促，伴或不伴胸闷或咳嗽。发作时的严重程度和持续时间个体差异很大，轻者仅感呼吸不畅，或胸部紧迫感；重者可感到极度呼吸困难，被迫采取坐位或呈端坐呼吸，甚至出现发绀等。哮喘症状可在数分钟内发作，经数小时至数天，用支气管舒张剂缓解或自行缓解，也有少部分不缓解呈持续状态。夜间及凌晨发作和加重常是哮喘的特征之一。

临床还存在部分非典型表现的哮喘，如咳嗽变异性哮喘，咳嗽为唯一的表现。有些青少年患者，表现为运动时出现胸闷、咳嗽和呼吸困难，称为运动型哮喘。部分哮喘患者，在症状控制良好情况下会突然发生致死性的哮喘发作，称为脆性哮喘。以胸闷为唯一症状的不典型哮喘称为胸闷变异性哮喘。

不同哮喘分期的临床表现如下：

（1）急性发作期。喘气、气促、咳嗽、胸闷等症状突然发生，或原有症状加重，并以呼气流量降低为其特征，常见接触变应原、刺激物或呼吸道感染诱发。

（2）慢性持续期。每周均不同频度和（或）不同程度地出现喘息、气促、胸闷、咳嗽等症状。

（3）临床控制期。患者无喘息、气促、胸闷、咳嗽症状4周以上，1年内无急性发作，肺功能正常。

四、辅助检查

1. 血液常规检查

部分患者发作时可有嗜酸性粒细胞增高，但多数不明显，如并发感染可有白细胞数增高，嗜中性粒细胞比例增高。

2. 痰液检查涂片

可见较多嗜酸性粒细胞，如合并呼吸道细菌感染，痰涂片革兰染色、细胞培养及药物敏感试验有助于病原菌的诊断及指导治疗。

3. 肺功能检查

缓解期肺通气功能多数在正常范围。在哮喘发作时，由于呼气流速受限，呼气流速指标均显著下降，表现为第一秒用力呼气量（FEV$_1$）、一秒率（FEV$_1$/FVC%）（1秒钟用力呼气量占用力肺活量比值）、最大呼气中期流速（MMER）、呼出50%与75%肺活量时的最大呼气流量（MEF50%与MEF75%）以及呼气峰值流量（PEFR）、最高呼气流量（PEF）均减少。肺容量指标可有用力肺活量减少、残气量增加、功能残气量和肺总量增加，残气占肺总量百分比增高。经过治疗后可逐渐恢复。病变迁延、反复发作者，其通气功能可逐渐下降。

4. 血气分析

哮喘严重发作时由于气道阻塞且通气分布不均，通气/血流比值失衡，可致肺泡-动脉血氧分压差（A-aDO$_2$）增大；可有缺氧，PaO$_2$和SaO$_2$降低，由于过度通气可使PaCO$_2$下降，pH值上升，表现呼吸性碱中毒。

5. 胸部X线检查

在哮喘发作早期时可见两肺透亮度增加，呈过度充气状态；在缓解期多无明显异常。

6. 特异性过敏源的检测

哮喘患者大多伴有过敏体质，对众多的变应原和刺激物敏感。测定变应性指标结合病史有助于对患者的病因诊断和脱离致敏因素的接触，但应防止发生过敏反应。

7. 其他

可以酌情做皮肤过敏原测试、吸入过敏原测试、体外可检测患者的特异性IgE等。

五、支气管哮喘患者的全程管理

（一）患者纳入标准

（1）根据辅助检查确诊的支气管哮喘患者。

（2）无辅助检查，呼吸专科医生根据病史及其他辅助检查确诊的支气管哮喘患者。

（二）知情同意

患者及家属自愿参与管理，并能配合随访，包括电话随访、门诊随访、家庭随访，签署知情同意书。

（三）信息收集（建立档案）

见表3-2-1。

表 3-2-1   患者信息收集表

姓名：_____ 性别：男／女   出生日期：_____

联系电话：_____

家庭住址：_____

民族：_____ 身高：_____   体重：_____   BMI：_____

职业：_____   文化程度：_____

医疗费支付方式：_____

疾病首次确诊时间：_____

吸烟史：□从不吸烟

□不吸烟，但有二手烟暴露史   暴露场所：□家庭   □办公室

□有吸烟，现已戒烟   开始吸烟年龄：岁

戒烟时年龄：岁

戒烟前平均每日吸烟：支

□吸烟   开始吸烟年龄：岁

平均每日吸烟：支

体育锻炼（有计划的）：□从不   □偶尔   □经常

锻炼方式：□散步   □慢跑 □快步走 □器械锻炼   □骑自行车
        □呼吸康复操   □太极   □八段锦 □其他_____

每日锻炼时间：□30～60 分钟   □60～90 分钟 □90～120 分钟   □＞120 分钟

每周锻炼时间：□1～2 天   □3～4 天   □5～6 天   □7 天

（四）制订随访计划

哮喘控制后，必须持续随访监测，以维持哮喘控制，并确立治疗的最低级别

表 3-2-2   疾病相关信息收集。

表 3-2-2   疾病相关信息收集表

分级	临床特点
间歇状态 （第 1 级）	症状＜每周 1 次
	短暂出现
	夜间哮喘症状≤每月 2 次
	FEV_1 预计值%≥80% 或 PEF≥80% 个人最佳值，PEF 变异率＜20%
轻度持续 （第 2 级）	症状≥每周 1 次，但＜每日 1 次
	可能影响活动和睡眠
	夜间哮喘症状＞每月 2 次，但＜每日 1 次
	FEV_1 预计值%≥80% 或 PEF≥80% 个人最佳值，PEF 变异率 20%～30%
中度持续 （第 3 级）	每日有症状
	影响活动和睡眠
	夜间哮喘症状＞每周 1 次
	FEV_1 预计值 60%～79% 或 PEF60%～79% 个人最佳值，PEF 变异率＞30%
重度持续 （第 4 级）	每日有症状
	频繁出现
	经常出现夜间哮喘症状
	体力活动受限
	FEV_1 预计值%＜60% 或 PEF%＜60% 个人最佳值，PEF 变异率＞30%

表 3-2-3　哮喘控制水平分级

控制水平	根据症状、用药情况、肺功能检查结果等复合指标可以将患者分为哮喘症状良好控制（或临床完全控制）、部分控制和未控制		
危险因素	哮喘未控制、持续接触过敏原、有下文所述的并发症、用药不规范、依从性差以及在过去一年中曾有过因哮喘急性发作而看急诊或住院等都是未来急诊发作的危险因素		
过敏状态及触发因素	大部分哮喘为过敏哮喘，应常规检测过敏原以明确患者的过敏状态 常见触发因素还包括职业、环境、气候变化、药物和运动等		
药物使用	包括患者对速效支气管舒张剂的使用量、药物吸入技术、长期用药的依从性以及药物的不良反应等都要全面评估		
并发症	包括变应性鼻炎、鼻窦炎、胃食管反流、肥胖、慢性阻塞性肺疾病、支气管扩张、阻塞性睡眠呼吸暂停低通气综合征、抑郁和焦虑		
哮喘症状控制	良好控制	部分控制 未控制	未控制
过去 4 周，患者存在 日间哮喘症状 >2 次/周；是（　）否（　） 夜间因哮喘憋醒；是（　）否（　） 哮喘引起的活动受限；是（　）否（　）	无	存在 1~2 项	存在 3~4 项

表 3-2-4　哮喘控制测试（ACT）

12 岁以上的患儿和成人使用的 ACT 问题包括（每项单选从前往后为 1~5 分）：

①在过去 4 周内，在工作、学习或家中，有多少时候哮喘妨碍您进行日常活动？

　　所有时间□　大多数时间□　有些时候□　很少时候□　没有□

②在过去 4 周内，您有多少次呼吸困难？

　　每天不止 1 次□　一天 1 次□　　　　每周 3~6 次□

　　每周 1 至 2 次□　完全没有□

③在过去的 4 周内，因为哮喘症状（喘息、咳嗽、呼吸困难、胸闷或胸痛），您有多少次在夜间醒来或早上比平时早醒？

　　每周 4 晚或更多□　　每周 2~3 晚□　　　　每周 1 次□

　　1 次或 2 次□　　　　没有□

④在过去 4 周内，您有多少次使用吸入或药物（如沙丁胺醇）？

　　每天 3 次或以上□　　每天 1~2 次□　　每周 2~3 次□

　　每周 1 次或更少□　　没有□

⑤您如何评价您在过去 4 周的哮喘控制情况？

　　没有控制□　控制很差□　有所控制□　控制很好□　完全控制□

　　得分如果低于 20 分说明哮喘的控制未达到目标，在过去 4 周内，哮喘没有得到控制，应到医院就诊。

　　得分在 20~24 分，说明对哮喘的控制接近目标，在过去 4 周内，哮喘已得到良好控制，但还没有完全控制，也应到医院就诊。

　　得分是 25 分，说明在过去 4 周内，您的哮喘已得到完全控制，您的生活也不受哮喘所限制，如果有变化，请到医院就诊。

（五）制定随访计划

哮喘控制后，必须持续随访监测，以维持哮喘控制，并确立治疗的最低级别和最小剂量，以便最大限度降低费用，提高治疗依从性，当哮喘症状加重则应升级治疗。

（1）使用 ACT 问卷评估哮喘控制水平。

（2）急性发作后必须在一周内随访一次。

（3）随访时间：①首次访视；②1～3 月后二次访视；③3～12 月后再次访视。

支气管哮喘患者全程管理随访计划表见表 3-2-5。

表 3-2-5　支气管哮喘患者全程管理随访计划表

时间	（首次）						
ACT							
PEF							
肺功能							
疾病控制水平							
用药依从性							
用药指导							

（六）管理内容

1. 环境管理

避免接触各类变应原，或接触后应立即撤离。

2. 饮食管理

（1）支气管哮喘患者的饮食宜清淡，少刺激，不宜过饱、过咸、过甜，忌生冷、酒、辛辣等刺激性食物。

（2）过敏性体质者宜少食异性蛋白类食物，一旦发现某种食物确实可诱发患者支气管哮喘发病，应避免进食，宜多食植物性大豆蛋白，如豆类及豆制品等。

（3）饮食要保证各种营养素的充足和平衡，特别应增加抗氧化营养素如 β 胡萝卜素、维生素 C、维生素 E 及微量元素硒等。

（4）经常吃食用菌类能调节免疫功能，如香菇、蘑菇含香菇多糖、蘑菇多糖，可以增强人体抵抗力，减少支气管哮喘的发作。

3. 用药管理

按医嘱规律使用吸入制剂，吸入制剂的使用方法尤为重要，必要时可到呼吸慢性病管理门诊就诊，评判用法方法正确性并给予专业指导。

另外，若因服用阿司匹林、普萘洛尔（心得安）和一些非皮质激素类抗炎药所致哮喘，应到相应专科门诊就诊，请医生调整用药。

4. 运动管理

进行合理的运动安排：虽然目前没有明确的证据表明某项运动显著优于其他运动，

但建议选择游泳（运动环境温暖湿润）、散步、休闲骑行等较低强度的运动，每周运动 2~4 次，每次持续 30 分钟，尽量避免持续时间长的高强度运动。

5. 哮喘日记

见表 3-2-6。

表 3-2-6 哮喘日记

哮喘日记	星期一		星期二		星期三		星期四		星期五		星期六		星期天	
	日	夜	日	夜	日	夜	日	夜	日	夜	日	夜	日	夜
咳嗽情况														
喘息情况														
发作时间														
发作地点														
是否就医														
药名及药剂量和次数														
峰流速值（PEF）														
检测时间														
儿童哮喘控制症状评分														

6. 预防管理

（1）有明确过敏原的患者应尽可能脱离过敏源，或及时查找与发作有关的因素。

（2）避免受凉感冒，加强防寒耐寒的锻炼，如用冷水洗脸、按摩鼻部，应注意季节性保暖并随季节的变化增减衣服。定期接种流感疫苗及肺炎疫苗，必要时可应用增加机体免疫力的药物。

（3）避免烟雾及刺激气体，哮喘患者应禁止吸烟，还应避免被动吸烟。

（4）给予营养丰富的清淡饮食，多吃水果和蔬菜，避免进食可能诱发哮喘的食物如鱼、虾、蛋等。

7. 哮喘患者自我管理的健康教育

1）了解并避免接触哮喘发作诱因

不同哮喘患者诱因可有明显差异，应帮助患者认识并了解自己的诱因，并尽可能避免接触，或提前预防。常见的哮喘发作诱因包括：天气变化、动物皮毛、花粉等。

2）哮喘病情的自我评估和监测

相关指南推荐哮喘患者使用以下两种病情监测工具：

【哮喘控制测试（ACT）】

目的：让患者知道自己的哮喘控制水平，以便及时就医或调整治疗策略。

［呼气峰流速值（PEF）监测］

目的：每日自我 PEF 监测可让患者了解其支气管通气情况，有助于患者及早识别其急性发作先兆，并及时采取有效预防措施。

3）了解哮喘治疗常识

（1）对特定触发因素反应引起的咳嗽、喘息和呼吸困难为最常见的症状。

（2）医生通过呼吸（肺功能）检查确诊哮喘。

（3）为预防发作，患者应避免触发哮喘的物质，且应该使用保持气道开放的药物。

（4）在哮喘发作期，患者需要使用能快速扩张气道药物。

4）教会患者正确使用吸入装置

（1）选择合适的吸入装置。

（2）正确使用吸入装置。

（3）应以实物教学让患者反复练习，以提高其正确使用率。

（4）可引入视频教育模式，提高吸入装置的正确使用率。

5）治疗依从性教育

影响哮喘治疗依从性的常见原因。

（1）对疾病认识欠缺，认为症状缓解后无须再服药。

（2）对激素治疗存在恐惧，担心长期使用有副作用。

（3）吸入装置使用方法不正确，用药指导不到位。

（4）经济能力无法负担，尤其是收入较低患者。

（5）药物使用便利性不佳，导致患者遗忘等。

（苟智琼、蒋丽、冯晨）

参考文献

［1］刘源，刘倩，王萍，等. 空气污染物对支气管哮喘的影响及健康管理防治措施［J］. 潍坊医学院学报，2023，45（1）：10-12.

［2］李昂，皇惠杰，杨世青，等. 长程治疗管理哮喘儿童的肺功能轨迹特征分析［J］. 首都医科大学学报，2022，43（6）：940-947.

［3］王导新，熊伟，王勤，等.《中国支气管哮喘防治指南（2020年版）》评述［J］. 西部医学，2022，34（1）：1-4.

第三章 睡眠呼吸暂停低通气综合征患者的全程管理

一、概述

睡眠呼吸暂停低通气综合征（sleep apnea - hypopnea syndromr，SAHS）指由于睡眠时频发呼吸暂停和/或睡眠通气不足导致低氧血症和睡眠紊乱，从而引起的一系列病理生理改变及日间不适症状。以阻塞型睡眠呼吸暂停低通气综合征（obstructive sleep apnea - hypopnea syndromr，OSAHS）最为常见，占90%以上。临床上将呼吸暂停低通气指数超过5次/小时，但无症状的个体称为阻塞型睡眠呼吸暂停低通气者，而非"综合征"患者。

在欧美等发达国家及地区，SAHS的成人患病率为2%～4%，中国香港中年男性SAHS的患病率为4.1%。国内多家医院的流行病学调查显示有症状的SAHS的患病率在3.5%～4.8%且南北差异不明显。男女患者的比率为2∶1～4∶1，进入更年期后，女性的发病率明显升高。老年人睡眠时呼吸暂停的发生率增加，但65岁以上的重症患者减少。

我国现有流行病学数据显示，中青年睡眠呼吸暂停综合征患病率超过4.81%，而60%以上肥胖者受脂肪沉积量、咽腔性能变异影响，导致睡眠状态下气道易闭合，成为公认睡眠呼吸暂停综合征的高发群体。

1. 易患因素

（1）一般性因素：男性、老年、肥胖、种族及遗传因素、使用镇静安眠药物、饮酒、吸烟。

（2）上气道解剖狭窄：咽喉解剖结构异常、鼻堵塞。

（3）机械性因素：仰卧位睡眠。

（4）神经肌肉病变：上气道扩张肌活动减弱、胸廓畸形。

（5）中枢神经系统疾病：脑梗死、颅外伤、脑干脑炎后遗症、脑干肿瘤。

（6）心血管系统疾病：慢性心功能不全。

（7）呼吸控制功能异常：呼吸中枢驱动减弱、呼吸调节不均匀、呼吸中枢对阻力符合代偿减弱、上气道局部反射活动的抑制。

（8）内分泌系统疾病：甲状腺功能减退症、肢端肥大症。

2. 病理生理改变

睡眠呼吸暂停综合征病理生理改变见图3-3-1。

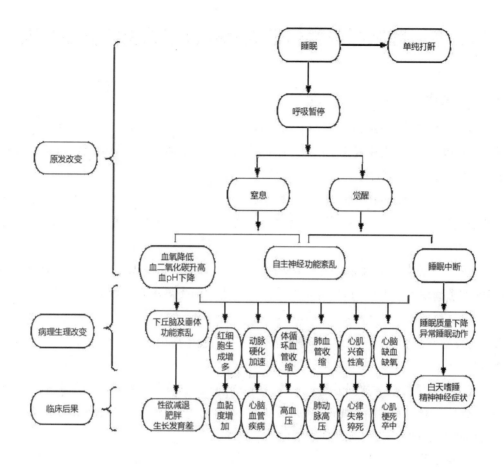

图 3 - 3 - 1　睡眠呼吸暂停综合征的病理生理改变

二、临床表现

SHAS 的临床表现症状复杂多样，轻重不一，不少患者白天并无不适。其主要的临床症状是睡眠打鼾、频繁发生的呼吸停止及白天嗜睡。打鼾是 SAHS 最典型的症状之一，白天不分时间、地点，不可控制地入睡是中、重度 SAHS 的表现，也是患者就诊的主要原因之一。

除上述典型表现外，SHAS 患者长期会伴随其他系统功能紊乱或障碍，见表 3 - 3 - 1。

表3-3-1 SHAS患者临床症状

白天的临床症状	夜间的临床症状
白天嗜睡	打鼾
疲劳、睡觉不解乏	同居者发现睡眠时呼吸间歇
记忆力减退、工作能力下降、学习成绩差	睡眠时异常动作（失眠易醒、多梦、噩梦）
激动易怒	多尿、遗尿
早晨头痛、头晕、口干	夜间出汗
阳痿、性欲减退	憋气、胸痛、心慌
与嗜睡有关的意外事故	胃食管反流

三、辅助检查

（1）X线头影测量。该检查可间接了解气道阻塞部位，但没必要对所有睡眠呼吸暂停综合征的患者进行X线头影测量。

（2）多导睡眠监测。该检查可是诊断睡眠呼吸暂停综合征最重要的方法，它不仅可判断疾病严重程度，还可全面评估患者的睡眠结构、睡眠中呼吸暂停、低氧情况、以及心电、血压的变化。某些情况下借助食管压检测，还可与中枢性睡眠呼吸暂停综合征相鉴别。临床上，单纯依靠患者描述的症状来诊断不够。每一位患者在治疗前、术前和术后，以及治疗后都应至少进行1次多导睡眠监测。检查应在睡眠呼吸实验室中进行至少7小时的数据监测。监测的项目包括脑电图、眼电图、颏肌电图、胫前肌电图、心电图、胸膜壁呼吸运动、口鼻气流以及血氧饱和度。

（3）鼻咽纤维镜检测。X线头影测量可在静态下对气道情况做出诊断，而鼻咽纤维镜则偏重于动态诊断。

（4）血细胞计数。特别是红细胞计数、红细胞比容、红细胞平均体积、红细胞平均血红蛋白浓度。

（5）动脉血气分析。必要时进行动脉血气分析检查，比较动脉血中氧分压、二氧化碳分压、碳酸氢根浓度等，分析查看评估患者是否有低氧血症。

（6）肺功能检查。该检查主要检查患者限制性肺通气障碍、肺功能受损的程度。

（7）心电图及超声心动图。该检查可发现睡眠心律失常、睡眠状态下心率波动幅度较大者，提示SAHS的可能。

四、睡眠呼吸暂停综合征患者的全程管理

（一）患者纳入标准

（1）当患者出现睡眠打鼾时，伴有反复的呼吸暂停、白天嗜睡等症状。

（2）经过辅助检查直接确诊的SAHS的患者。

（二）知情同意

患者及家属自愿参与管理，并能配合随访，包括电话随访、门诊随访、家庭随访，

签署知情同意书。

（三）信息收集

表 3-3-2 为患者信息收集表。

表 3-3-2　患者信息收集表

基本信息				
姓名：	性别：	年龄：		联系方式：
家庭住址：				
身高：	体重：	BMI：	民族：	职业：
文化程度：		支付方式：　自费□　　　医保□		
疾病相关信息				
易患因素	吸烟：是□（　支/天）　　否□		饮酒：是□　　否□		
	服用镇静安眠药物：是□　　　　否□			
	鼻塞：是□　　　否□		鼻中隔偏曲：是□　　　否□	
	其他上气道解剖异常：			
	夜间常用睡姿：仰卧□　　　侧卧□　　　俯卧□			
	神经肌肉病变：无□　　上气道扩张肌活动减弱□　　　胸廓畸形□			
	中枢神经系统疾病：无□　　脑梗死□　　颅外伤□　　脑干脑炎后遗症□　　脑干肿瘤□			
	心血管系统疾病：无□　　高血压□　　冠心病□　　慢性心功能不全□			
	呼吸控制功能异常：无□　　呼吸中枢驱动减弱□　　呼吸调节不稳定□　　呼吸中枢对阻力负荷代偿减弱□　　上气道局部反射活动的抑制□			
	内分泌系统疾病：无□　　糖尿病□　　甲状腺功能减退□　　肢端肥大症□			
症状	是否有打鼾情况：是□（如有打鼾情况请补充下表）　　否□			
	打鼾及伴随症状具体情况			
	睡眠时间：　　　　（如23：00～06：00）　　深睡眠时长：			
	是否有可观察到的呼吸暂停：是□（请补充频率：　　次/小时）　　否□			
	呼吸暂停低通气指数：是□（请补充次数：　　次/小时）　　否□			
	是否有夜间窒息或憋气：是□（请补充次数：　　次）　　否□			
	是否有不能解释的白天嗜睡：是□　　否□			
	是否有易醒、失眠、记忆力减退、注意力不集中：是□　　否□			
	是否有白天警觉性下降、性功能障碍：是□　　否□			
	是否有人看见过您睡眠呼吸暂停：是□　　否□			
	平时打鼾的声音是否很大：是□　　否□			
	在您睡觉的隔壁房间是否能听见打鼾的声音：是□　　否□			
	是否有下颌后缩：是□　　否□			

续表

基本信息			
无创通气情况	是否使用无创呼吸机辅助通气：是□（请完成下表） 否□		
	无创呼吸机使用情况		
	开始使用呼吸机时间	确诊时□	确诊半年内□	确诊半年后□

注：表格结构如下

无创通气情况	是否使用无创呼吸机辅助通气：是□（请完成下表）　　　　否□		
	无创呼吸机使用情况		
	开始使用呼吸机时间	确诊时□	确诊半年内□	确诊半年后□
	佩戴无创呼吸机频率	每天佩戴□	每周佩戴1~2次□	每周佩戴3~5次□
	夜间佩戴呼吸机时长	2~4小时□	4~6小时□	6小时以上□
	无创呼吸机参数	压力：	给氧流量：　L/min	否
	带机期间的呼吸频率：		带机期间的氧饱和度：	
	带机后打鼾改善：是□　否□		带机后白天嗜睡改善：是□　否□	

心理状态	焦虑筛查：□是　　　□否		
	以下问题回答有2项及以上为"是"则提示存在焦虑，需进一步检查		
	序号	问题	判断标准
	1	你认为你是一个容易焦虑或紧张的人吗	回答"是"为阳性
	2	最近一段时间你是否比平时更感到恐惧或焦虑不安	回答"是"为阳性
	3	是否有一些特殊的场合或情境更容易让你感到焦虑	回答"是"为阳性
	4	你曾经有过惊恐发作吗	回答"有"为阳性
	抑郁筛查：□是　　　□否		
	以下问题回答皆为"是"则提示存在抑郁，需进一步检查		
	序号	问题	判断标准
	1	过去几周（或几月）你是否感到无精打采、伤感，或对生活的乐趣减少了	回答"是"为阳性
	2	除了不开心之外，是否比平时更悲观或想哭	回答"是"为阳性
	3	你经常有早醒吗	回答每月超过1次为阳性
	4	你近来是否经常想到活着没有意思	回答"经常"或"是"为阳性

（四）制订随访计划

SAHS 的随访计划详见表3-3-3。

表3-3-3　SAHS 的随访计划

一级预防	二级预防	三级预防
主要针对疾病危险因素的预防，包括打鼾者戒烟、戒酒、睡眠状况、打鼾情况进行随访	主要针对疾病高危人群早发现、早诊断、早治疗，谨防疾病进一步的发展	对于确诊疾病的患者要积极治疗，减少疾病带来的不良作用，预防并发症，提高患者生活质量和劳动能力
建议每3月一次	建议每2月一次或每月一次	建议每月一次或每月两次

（五）管理内容

1. 无创通气治疗

无创通气治疗作为 SAHS 患者首选的物理矫正性治疗，主要通过呼吸机压力把堵塞的部位打开，从而实现睡眠过程中呼吸道通畅的目的。家用呼吸机针对睡眠呼吸暂停病人有较好的治疗效果。患者进行压力滴定后，要进行长期家庭治疗，对家庭无创通气治疗的早期应密切随访，了解患者应用的依从性及不良反应，协助其解决使用中出现的各种问题。带机 1 个月时应行持续气道正压通气（CPAP）压力的再调定，以保证患者长期治疗的依从性。呼吸机工作模式选择见表 3 - 3 - 4。

表 3 - 3 - 4　呼吸机工作模式选择

持续气道内正压通气（CPAP）	自动气道正压通气（APAP）	双水平气道正压通气（Bi-PAP）
首选	适用于 CPAP 不耐受者；此外患者的病情严重程度因为体位、睡眠分期、饮酒、药物等因素变化明显也可考虑 APAP	适用于不能耐受 CPAP 者，以及合并慢性阻塞性肺疾病、肥胖低通气综合征的患者

家用无创呼吸机一般由呼吸机主机、湿化器、管路、人机连接端组成。体积相对比较小巧轻便，夜间睡觉时也不会因为噪声干扰影响休息，见图 3 - 3 - 2。呼吸机连接介质选择、无创通气治疗随访记录表详见表 3 - 3 - 5、表 3 - 3 - 6。

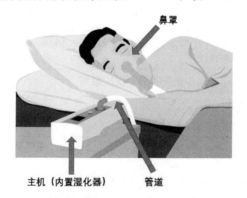

图 3 - 3 - 2　家用无创呼吸机

表 3 - 3 - 5　呼吸机连接介质选择

类型	特点	附图
鼻枕	将两个鼻垫插入并封闭鼻孔，经鼻腔输送压力。鼻枕与面部皮肤的接触面积最小，轻巧、易于接受、可避免漏气对眼睛的刺激，不影响患者佩戴时阅读。其缺点是插入式鼻垫本身可引起鼻腔不适，压力较大时对鼻黏膜的直接刺激作用显著增加，患者入睡后易因鼻枕移位而漏气	

续表

类型	特点	附图
鼻罩	覆盖并包绕整个鼻部，经鼻腔输送压力。简单易用、耐受性好，但容易经口漏气	
口鼻罩	同时覆盖口鼻，患者可经口和（或）经鼻呼吸，避免经口漏气。对于鼻腔阻塞、压力足够但仍张口呼吸而严重漏气的患者有益。但因与面部皮肤接触面积大，容易漏气且舒适性较差，还可能造成幽闭恐惧。覆盖口唇影响患者饮水和言语交流，与鼻罩相比，对疗效和依从性影响更大	
全脸面罩	遮罩整个面部。可作为缓解由于佩戴其他人机连接界面而造成鼻梁皮肤损伤的替代。因接触面部皮肤面积更大，更易漏气，舒适性也更差	

表 3-3-6　SAHA 无创通气治疗随访记录表

随访日期			月　日	月　日
随访方式			电话□　　入户□	电话□　　入户□
随访内容	呼吸机使用	管路面罩密闭性	良好□　差□	良好□　差□
		每日使用时间	＿＿小时	＿＿小时
		症状改善情况	良好□　差□	良好□　差□
	呼吸机维护	管路、面罩消毒	1 周□　　2 周□ 3 周□　　≥1 月□	1 周□　　2 周□ 3 周□　　≥1 月□
		空气过滤网消毒	1 周□　　2 周□ 3 周□　　≥1 月□	1 周□　　2 周□ 3 周□　　≥1 月□
		管道更换频率（若有更换，请备注更换具体频率）	是□＿＿＿＿＿ 否□	是□＿＿＿＿＿ 否□
	通气效果监测	近一周内血氧饱和度监测	是□＿＿＿＿＿% 否□	是□＿＿＿＿＿% 否□
		近一个月内行动脉血气分析	是□　PO_2＿＿＿＿ PCO_2＿＿＿＿ SaO_2＿＿＿＿ 否□	是□　PO_2＿＿＿＿ PCO_2＿＿＿＿ SaO_2＿＿＿＿ 否□
		人机同步	是□　否□	是□　否□

2. 口腔矫治器

睡眠时佩戴口腔矫治器（图 3-3-3）可以抬高软腭，牵引舌主动或被动向前，以及下颌前移，达到扩大口咽及下咽部的目的，是治疗单纯鼾症的主要手段之一，但对重度睡眠呼吸暂停综合征患者无效。口腔矫治器应在专业机构进行选择、定制和有效佩戴，并在佩戴后3个月、6个月进行多导睡眠监测，详细记录佩戴口腔矫治器的系列情况（见表3-3-7），以了解其疗效。适应证：适用于单纯打鼾及轻中度的SAHS患者；下颌后缩者；不能耐受呼吸无创通气治疗的患者；不能手术或手术效果不佳的患者；作为呼吸无创通气治疗的辅助治疗。禁忌证：重度颞颌关节炎或功能障碍；严重牙周病；严重牙缺失。

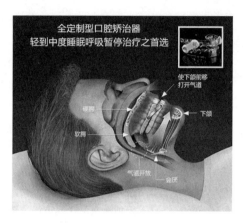

图3-3-3　口腔矫治器

表3-3-7　佩戴口腔矫治器随访计划表

项目	随访时间							
	月	日	月	日	月	日	月	日
睡眠总时长								
睡眠中打鼾次数								
睡眠中呼吸暂停单次时长								
睡眠中呼吸暂停总时长								
睡眠过程出现流涎次数								

3. 手术治疗

手术治疗的目的在于减轻和消除气道阻塞，防止气道软组织塌陷。选择何种手术方法要根据气道阻塞部位、严重程度、是否有病态肥胖及全身情况来决定，常用的手术方法有以下几种：扁桃体、腺样体切除术；鼻腔手术；舌成形术；腭垂、腭、咽成形术；正颌外科治疗。

术后睡眠呼吸暂停低指数下降50%者为手术有效，应于术后3个月、6个月时进行复查，疗效不佳者应尽快进行CPAP治疗。

表 3 - 3 - 8 SAHA 术后一般情况随访

项目		随访时间	
		月 日	月 日
体征		体重: BMI:	体重: BMI:
生活方式指导	吸烟	____支/天	____支/天
	饮酒	____mL/d	____mL/d
	运动	____次/周 ____分钟/次	____次/周 ____分钟/次
	营养	足够□ 可能足够□ 不足够□	足够□ 可能足够□ 不足够□
	环境	合理□ 基本合理□ 不合理□	合理□ 基本合理□ 不合理□
	心理	紧张□ 抑郁□ 焦虑□ 良好□	紧张□ 抑郁□ 焦虑□ 良好□
遵医嘱行为		良好□ 一般□ 较差□	良好□ 一般□ 较差□

表 3 - 3 - 9 SAHA 术后睡眠情况随访

项目	随访时间		
	月 日	月 日	月 日
夜间打鼾	□0 次/小时 □1~5 次/小时 □>5 次/小时	□0 次/小时 □1~5 次/小时 □>5 次/小时	□0 次/小时 □1~5 次/小时 □>5 次/小时
夜间憋气憋醒	□0 次 □1~2 次 □≥3 次	□0 次 □1~2 次 □≥3 次	□0 次 □1~2 次 □≥3 次
可观察的单次呼吸暂停最长时间	□5~15 秒 □16~30 秒 □>30 秒	□5~15 秒 □16~30 秒 □>30 秒	□5~15 秒 □16~30 秒 □>30 秒
睡眠时间	□>8 小时 □7~8 小时 □<6 小时	□>8 小时 □7~8 小时 □<6 小时	□>8 小时 □7~8 小时 □<6 小时
SPO_2 波动范围	_____%	_____%	_____%
白天嗜睡发生	□0 次 □1~2 次 □≥3 次	□0 次 □1~2 次 □≥3 次	□0 次 □1~2 次 □≥3 次
失眠、易醒	□是 □否	□是 □否	□是 □否
记忆力减退、注意力不集中	□是 □否	□是 □否	□是 □否
夜尿次数	□0 次 □1~2 次 □≥3 次	□0 次 □1~2 次 □≥3 次	□0 次 □1~2 次 □≥3 次
性功能障碍	□是 □否	□是 □否	□是 □否

确诊的 SAHA 患者如未接受积极的治疗（如 CPAP、口腔矫治器、外科手术等）应

注意病情的变化，特别是其家属应注意患者夜间鼾声的变化及患者白天嗜睡的情况，鼾声时断时续或白天嗜睡加重均提示患者病情可能恶化，应及时就诊复查多导睡眠监测。夜间侧卧可一定程度缓解呼吸道阻塞。

4. 体重管理

肥胖是 SAHS 的一个重要危险因素，因此控制体重能够有效预防和治疗 SAHS，建议患者通过合理的饮食及运动计划来控制体重，减轻咽喉部位的脂肪累积。BMI = 体重/身高（kg/m^2）。中国标准：消瘦 < 18.5，正常 18.5 ≤ BMI < 24，超重 24.0 ≤ BMI < 28，肥胖 BMI ≥ 28.0。WHO 标准：消瘦 < 18.5，正常 18.5 ≤ BMI < 24.9，超重 24.9 ≤ BMI < 30，肥胖 I 30.0 ≤ BMI < 35、肥胖 II 35.0 ≤ BMI < 40、肥胖 III BMI ≥ 40.0。

表 3 - 3 - 10　体重管理随访记录表

体重管理（建议每3月随访1次）			
姓名：	性别：	年龄：	体重：
是否参加体育锻炼： 具体情况：	是□	否□	
是否控制饮食： 具体情况：	是□	否□	
近期是否体检：	是□	否□	
近3个月内是否出现体重下降：是□ 具体情况：		否□	
近3个月内是否出现体重增高：是□ 具体情况：		否□	

5. 其他相关疾病的防控

积极预防脑梗死、高血压、糖尿病、冠心病、甲状腺功能减退等高危慢性疾病，保持良好的生活习惯、饮食习惯。

（刘晓宇、万群芳、高芩）

参考文献

[1] 李明慧，武庆杰，付丹丹，等. 阻塞性睡眠呼吸暂停低通气综合征患者体质量指数变化及其与疾病严重程度相关性研究 [J]. 陕西医学杂志，2020，49（7）：830 - 833.

[2] 陈洁，林郁清，叶智学，等. 重度阻塞性睡眠呼吸暂停患者持续气道正压通气治疗时间与家庭支持水平的相关性研究 [J]. 现代实用医学，2020，32（8）：987 - 989.

[3] 赖鹏，韦璇. 综合护理在阻塞性睡眠呼吸暂停低通气综合征患者多导睡眠监测中应用价值 [J]. 世界睡眠医学杂志2020，7（4）：720 - 722.

[4] 李为，刘爽，刘花，等. 阻塞性睡眠呼吸暂停低通气停综合征的云随访平台应用 [J]. 中国医学创新，2019，16（28）：85 - 89.

[5] 陈荣昌，钟南山，刘又宁. 呼吸病学 [M] 3 版. 北京：人民卫生出版社，2022.

第四章　肺血栓栓塞症的全程管理

一、概述

肺血栓栓塞症（pulmonary thromboembolism，PTE）为来自静脉系统或右心的血栓阻塞肺动脉或其分支所致疾病，以肺循环和呼吸功能障碍为其主要临床和病理生理特征，因 PTE 是肺动脉栓塞（简称肺栓塞，pulmonary embolism，PE）最常见的类型，占 PE 中的 99% 以上，故通常所称的 PE 即指 PTE。肺动脉发生栓塞后，若其支配区的肺组织因血流受阻或中断而发生坏死，称为肺梗死（pulmonary infarction，PI）。深静脉血栓（deepvenous thrombosis，DVT）是引起 PTE 的主要血栓来源，DVT 多发于下肢或骨盆深静脉，脱落后随血流循环进入肺动脉及其分支，PTE 常为 DVT 的并发症。由于 PTE 与 DVT 在发病机制上存在相互关联，是同一疾病病程中两个不同阶段的临床表现，因此统称为静脉血栓栓塞症（venous thrombo embolism，VTE）。

急性肺血栓栓塞（acute thrombolic pulmonary embolism，ATPE）造成肺动脉较广泛阻塞时，可引起肺动脉高压，至一定程度导致右心失代偿、右心扩大，出现急性肺源性心脏病。未经合理治疗的急性 PTE 死亡率高达 33%，合理治疗后则可降为 2% ~ 8%。急性 PTE 后血栓不能完全溶解，或者是 DVT 反复脱落继发反复多次栓塞肺动脉，可能发展为慢性血栓栓塞性肺动脉高压（chronic thromboembolic pulmonary hypertension，CTEPH）。

据最新调查显示，全球范围内 PTE 和 DVT 均有很高发病率。美国 VTE 的发病率约为每年 1.17/1 000 人，每年约有 35 万例 VTE 发生。在欧盟 6 个主要国家，症状性 VTE 发生例数每年 >100 万，34% 患者表现为突发致死性 PTE，59% 患者直到死亡仍未确诊，只有 7% 的患者在死亡之前明确诊断。随着年龄增加，VTE 发病率增加，年龄 >40 岁者较年轻者风险增高，其风险大约每 10 年增加 1 倍。我国急性肺栓塞防治项目对 1997 年至 2008 年全国 60 多家三甲医院的急性肺栓塞患者进行登记注册，约 1 679.2 万例住院患者中共有 18 206 例确诊为急性肺栓塞，肺栓塞发生率为 0.1%。

二、病因及病理生理改变

（一）病因

引起 PE 的血栓主要来源于深静脉血栓形成（DVT），PE 为 DVT 的并发症。DVT 和 PE 共属于 VTE。PE 的病因同 VTE 的危险因素。早在 1856 年，Vichow 就提出了静脉血栓形成三要素：静脉血液淤滞、血液高凝状态和静脉系统内皮损伤，任何可以导致上述三种状态的因素，均是 VTE 的危险因素，这些因素包括遗传性（原发性）和获得性（继发性）两类。

1. VTE 的遗传性危险因素

西方人群中，最常见的遗传性危险因素为 V 因子 Leiden 突变和凝血酶原基因 G20210A 变异。在我国人群中，蛋白 S 缺乏是 VTE 发生最常见的遗传性危险因素，据北京协和医院报告，发生率为 14.9%，男女均可发病。此外在我国还可见蛋白 C 基因、抗凝血酶基因突变等引起的 VTE 最近的研究表明，β_2 肾上腺素能受体（ADRB2）、脂蛋白酯酶（LPL）基因多态性、纤维蛋白原 Thr312Ala 及 G455A 多态性、亚甲基四氢叶酸还原酶（MTHFR）C677T 及 A1298C 多态性可能与 VTE 发生相关。

2. VTE 的获得性危险因素

VTE 的获得性危险因素主要来自于创伤、外科手术和某些内科疾病，因此 VTE 最常见于近期手术或因严重疾病住院的患者。主要的获得性危险因素如表 3-4-1 所示。年龄是独立的危险因素，随着年龄的增长，DVT 和 PTE 的发病率逐渐增高。

表 3-4-1　VTE 的危险因素

先天性因素	获得性外科因素	获得性内科因素
蛋白 C 缺乏	30 分钟以上全身麻醉的大型	既往 VTE 病史
蛋白 S 缺乏	胸部、腹部及颅脑手术	高龄（>60 岁）
抗凝血酶缺乏	髋关节置换术	恶性肿瘤
V 因子 Leiden 突变	膝关节置换术	充血性心力衰竭
凝血酶原 G20210A 变异	膝关节镜手术	心肌梗死
高同型半胱氨酸血症	下肢骨折	严重的肺部疾病
异常纤维蛋白原血症	严重创伤	脑卒中
家族性纤溶酶原缺乏	开放性前列腺切除术	肾病综合征
血栓调节因子异常	脊髓损伤	雌激素替代治疗
抗心磷脂抗体综合征	中心静脉置管	辅助生育治疗
纤溶酶原激活物抑制因子过量	介入检查及治疗	妊娠和产褥期
		肥胖
		下肢静脉曲张
		长期制动
Ⅱ 因子缺乏		狼疮抗凝物
		炎症性肠病
		阵发性睡眠性血红蛋白尿症
		骨髓异常增生综合征
		贝赫切特综合征

（二）病理生理改变

PE 的病理生理学变化复杂多变，主要影响循环功能、呼吸功能。

1. 肺循环阻力（PVR）增加和心功能不全

栓子阻塞肺动脉及其分支达一定程度（30% ~ 50%）后，因机械阻塞作用，加之神经体液因素（血栓素 A2 和 5 - 羟色胺的释放）和低氧所引起的肺动脉收缩，导致 PVR 增加，动脉顺应性成比例下降。PVR 的突然增加导致了右心室后负荷增加，肺动脉压力升高。右心扩大致室间隔左移，使左心室功能受损，因此，左心室在舒张早期发生充盈受阻，导致心输出量的降低，进而可引起体循环低血压和血流动力学不稳定。心输出量下降，主动脉内低血压和右心室压升高，使冠状动脉灌注压下降，特别是右心室内膜下心肌处于低灌注状态。

2. 呼吸功能不全

PTE 的呼吸功能不全主要为血流动力学障碍的结果。心输出量降低导致混合静脉血氧饱和度下降。PTE 导致血管阻塞、栓塞部位肺血流减少，肺泡无效腔量增大；肺内血流重新分布，而未阻塞血管灌注增加，通气/血流比例失调而致低氧血症。部分患者（约1/3）因右心房压力增加，而出现卵圆孔再开放，产生右向左分流，可能导致严重的低氧血症（同时增加矛盾性栓塞和猝死的风险）。远端小栓子可能造成局部的出血性肺不张，引起局部肺泡出血，表现为咯血，并可伴发胸膜炎和胸腔积液，从而对气体交换产生影响。由于肺组织同时接受肺动脉、支气管动脉和肺泡内气体三重氧供，故肺动脉阻塞时较少出现肺梗死。如存在基础心肺疾病或病情严重影响到肺组织的多重氧供，则可能导致肺梗死。

3. 慢性血栓栓塞性肺动脉高压（CTEPH）形成

部分急性 PTE 经治疗后血栓不能完全溶解，血栓机化，肺动脉内膜发生慢性炎症并增厚，发展为慢性 PTE；此外，DVT 多次脱落反复栓塞肺动脉亦为慢性 PTE 形成的一个主要原因，肺动脉血栓机化同时伴随不同程度血管重构、原位血栓形成，导致管腔狭窄或闭塞，PVR 和肺动脉压力逐步升高，形成肺动脉高压，称之为 CTEPH；多种影响因素如低氧血症、血管活性物质（包括内源性血管收缩因子和炎性细胞因子）释放可加重这一过程，右心后负荷进一步加重，最终可致右心衰竭。

PTE 所致病情的严重程度并不一定与栓塞面积成正比，而是以上病理生理机制的综合作用。栓子的大小和数量、多个栓子的递次栓塞时间、是否同时存在其他心肺疾病、个体反应的差异及血栓溶解的快慢，对发病过程和预后有重要影响。

三、临床表现

肺血栓栓塞症的症状多种多样，但均缺乏特异性。症状的严重程度也因为患者的基础心肺功能，栓子的大小、部位、数量的不同而有很大差别，可以从无症状、隐匿，到休克、昏迷，甚至发生猝死，故医学上称其为"沉默的杀手"。

常见的临床症状有：呼吸困难、胸痛、咯血，称为肺栓塞三联征。但实际临床上同时出现这三种症状的患者不到30%。晕厥可为肺栓塞唯一的或首发症状，有晕厥症状的患者，死亡率高达40%。如果患者出现上述症状，又没有其他明确病因，应当警惕肺栓塞的可能，及时就医。

四、辅助检查

1. 血浆 D‐二聚体检测

血浆 D‐二聚体检测对于急性肺血栓栓塞诊断敏感性高但特异性差，对于急性肺栓塞有较大的排除诊断价值。

2. 动脉血气分析

血气分析指标无特异性。常见表现为低氧血症、低碳酸血症、肺泡‐动脉血氧梯度 $P(A-a)O_2$ 增大及呼吸性碱中毒，但部分患者动脉血氧饱和度和 $P(A-a)O_2$ 可正常。

3. 心电图

心电图的表现无特异性，不能作为肺栓塞的诊断依据，但右心室负荷增加的征象对于肺栓塞有提示作用。

4. 超声心动图

超声心电图在提示诊断、预后评估及排除其他心血管疾病方面有重要价值，是基层医疗机构诊断肺栓塞的重要常用技术，也是对于疑诊高危肺栓塞患者的首选检查。超声心动图可为肺栓塞诊断提供间接及直接征象。

5. 胸部 X 线

胸片在80%的肺栓塞患者中提示有异常表现，但缺乏特异性，可提供心肺全面情况，有助于鉴别诊断其他胸部疾病。

6. 螺旋 CT 肺动脉造影

螺旋 CT 肺动脉造影具有无创、扫描速度快、图像清晰、较经济的特点。将造影剂经外周静脉注入后，可在 CT 下直观判断肺动脉程度和形态以及累及范围。螺旋 CT 肺动脉造影对于肺栓塞诊断及敏感性均较高，已成为急性 PTE 确诊手段及非高危急性 PTE 的首选检查，基本可代替肺动脉造影。

7. 放射性核素肺通气/灌注扫描（V/Q）

属无创检查，对诊断段或亚段以下 PTE 中具有独到价值，因此也是急性 PTE 重要的诊断方法。典型征象是与通气显像不匹配的肺段分布灌注缺损。

8. 磁共振肺动脉造影（MRPA）

可直接显示肺动脉内栓子及急性 PTE 所致的低灌注区，相对于 CTPA、MRPA 的优势在于可同时评价患者的右心功能，适用于肾功能严重受损或碘造影剂过敏者。

9. 肺动脉造影检查（DSA）

肺动脉造影是诊断急性肺栓塞的金标准。但其为有创检查，需行股静脉穿刺，将检查导管顶端经右心房、右心室放入肺动脉主干，可发生严重并发症甚至致命，目前仅用于其他无创条件下无法确诊的肺栓塞及复杂心肺血管疾病，或为介入治疗提供最佳解剖学和血流动力学资料。

10. 下肢静脉彩超

由于急性肺栓塞和下肢深静脉血栓密切相关，且下肢静脉彩超简单易行，在急性肺栓塞诊断中具有一定价值。

11. 遗传性易栓症相关检查

根据 2012 年"易栓症诊断中国专家共识"，建议存在以下情况的患者接受遗传性易栓症筛查：①发病年龄较轻（＜50 岁）；②有明确的 VTE 家族史；③复发性 VTE；④少见部位（如下腔静脉，肠系膜静脉，脑、肝、肾静脉等）的 VTE；⑤无诱因 VTE；⑥女性口服避孕药或绝经后接受雌激素替代治疗的 VTE；⑦复发性不良妊娠（流产、胎儿发育停滞、死胎等）；⑧口服华法林抗凝治疗中发生双香豆素性皮肤坏死；⑨新生儿暴发性紫癜。已知存在遗传性易栓症的 VTE 患者其一级亲属在发生获得性易栓疾病或存在获得性易栓因素时建议行相应遗传性缺陷检测。

五、肺血栓栓塞症的全程管理

（一）患者纳入标准

呼吸专科医生根据病史及辅助检查确诊的肺血栓栓塞症疾病患者。

（二）知情同意

患者及家属自愿参与管理，并能配合随访，包括电话随访、门诊随访、家庭随访，签署知情同意书。

（三）信息收集（建立档案）

表 3-4-2　患者信息收集表

第一部分　基本信息收集表

姓名：_____　性别：男/女　出生日期：_____　联系电话：_____

家庭住址：_____

民族：_____　身高：_____　体重：_____　BMI：_____

职业：_____　文化程度：_____

医疗费支付方式：_____

疾病首次确诊时间：_____

吸烟史：□从不吸烟

　　　　□不吸烟，但有二手烟暴露史　暴露场所：□家庭　□办公室

　　　　□有吸烟，现已戒烟　　　　　开始吸烟年龄：_____岁

戒烟时年龄：_____岁

戒烟前平均每日吸烟：_____支

　　　　□吸烟　　　　　　　　　开始吸烟年龄：_____岁

平均每日吸烟：　　支

体育锻炼（有计划的）：□从不　　□偶尔　　□经常

锻炼方式：□散步　　□慢跑　　□快步走　　□器械锻炼　　□骑自行车

　　　　　□呼吸康复操　　　□太极　　　□八段锦　其他

每日锻炼时间：□30~60分钟　□60~90分钟　□90~120分钟　□>120分钟

每周锻炼时间：□1~2天　　□3~4天　　□5~6天　　□7天

第二部分　疾病相关信息收集

症状	咳嗽：　□是　　□否
	咳痰：　□干咳　□有痰
	每日咳痰次数：□1~10次　□10~30次　□30次以上
	咳痰时间：　□白天咳嗽较轻　□夜晚严重
	痰液颜色：□白色泡沫　□白色黏液　□黄白黏痰
	□黄色泡沫痰　□其他
	突发胸痛：　□是　　□否
	咳嗽时胸痛加重：□是　　□否
	头晕/晕厥：　□是　　□否
	不明原因的呼吸困难和气促：　□是　　□否
	呼吸困难在休息时不明显，活动期间可加重：□是　　□否
	心跳加速：□是　　□否
	咯血：□是　　□否
	深静脉血栓形成的症状：
	肢端疼痛　□是　　□否
	肢端肿胀　□是　　□否
	和/或一个下肢或手臂的红肿　□是　　□否

续表

静脉血栓栓塞症风险评估（Caprini 评估表）

得分	危险等级		

血栓风险评估	年龄	<41 岁	0
		41～60 岁	1
		61～74 岁	2
		≥75 岁	3
	一般情况	体重指数≥25 kg/m^2	1
		下肢肿胀	1
		卧床的内科患者或行动受限	1
		限制性卧床（>72 小时）	2
	并发症	肺功能异常	1
		急性心肌梗死	1
		未列出的先天或后天血栓形成	1
		静脉曲张	1
		严重的肺部疾病，含肺炎（1月内）	1
		恶性肿瘤	2
	创伤情况	髋部，骨盆或下肢骨折（1月内）	5
		多处创伤（1月内）	5
		急性脊髓损伤（瘫痪）（1月内）	5
	手术情况	大手术史（1月内）	1
		计划小手术	1
		腹腔镜手术/关节镜手术（>45 分钟）	2
		大手术（>45 分钟）	2
		择期下肢关节置换术	5
	病史	炎症性肠病病史	1
		脓毒血症/严重感染（1月内）	1
		充血性心力衰竭（1月内）	1
		深静脉血栓或肺栓塞病史	3
		血栓家族史	3
		卒中（1月内）	5
	实验室检查	肝素引起的血小板减少	3
		抗心磷脂抗体阳性	3
		凝血酶原 20210 A 阳性	3

续表

得分 _____		危险等级 _____	
血栓风险评估	实验室检查	狼疮抗凝物阳性	3
		血清同型半胱氨酸酶升高	3
		因子 V leiden 阳性	3
	其他情况	中心静脉置管	2
		石膏固定（1 月内）	2
		口服避孕药或雌、孕激素替代疗法	2
		妊娠或产后状态（1 月内）	1
		不明原因死胎、反复流产（≥3 次）、因脓毒血症或胎儿生长停滞造成早产	1

活动能力（下标数字为分数）	日常生活自理能力（ADL）得分：_____ 1. 进食□可独立进食$_{10}$□需部分帮助$_5$□需极大帮助或完全依赖人$_0$。 2. 洗澡□准备好洗澡水后，可自己独立完成$_5$□在洗澡过程中需要他人帮助$_0$。 3. 修饰　□可自己独立完成$_5$□需他人帮助$_0$。 4. 穿衣□独立完成$_{10}$□需部分帮助$_5$□需极大帮助或完全依赖他人$_0$。 5. 控制大便□可控制大便$_{10}$□偶尔失控$_5$□完全失控$_0$。 6. 控制小便□可控制小便$_{10}$□偶尔失控$_5$□完全失控$_0$。 7. 如厕□可独立完成$_{10}$□需部分帮助$_5$□需极大帮助或完全依赖他人$_0$。 8. 床椅转移□可独立完成$_{15}$□需部分帮助$_{10}$□需极大帮助$_5$□完全依赖他人$_0$。 9. 平地行走□可独立在平地上行走 45 m$_{15}$□需部分帮助□$_{10}$ 　　需极大帮助$_5$□完全依赖他人$_0$。 10. 上下楼梯□完全独立$_{10}$□需部分帮助$_5$　□需极大帮助$_0$。 　　6 分钟步行距离：_____m

营养风险评分：_____

营养状况指标	分数	选择
正常营养状态	0	
3个月内体重减轻＞5%或最近1个星期进食量（与需要量相比）减少20%～50%	1	
2个月内体重减轻＞5%或BMI 18.5～20.5或最近1个星期进食量（与需要量相比）减少50%～75%	2	
1个月内体重减轻＞5%（或3个月内减轻＞15%）BMI＜18.5（或血清白蛋白＜35g/L）或最近1个星期进食量（与需要量相比）减少70%～100%	3	

左侧分类标签：营养状况

辅助检查

血浆 D - 二聚体：□正常　　　□较低　　　□较高　　　具体值：
动脉血气分析：□是　　　□否　　　□吸氧情况下　□未吸氧
酸碱度_____　氧分压_____　二氧化碳分压_____　碳酸氢根浓度_____
CT 肺血管造影（主要结果）_____
肺动脉造影（金标准）：　　□是　　　□否　　　　具体结果：_____
肢体超声：□是　　　□否　　　具体结果：_____
心脏超声：□是　　　□否　　　具体结果：_____
其他检查：_____

续表

用药情况	抗凝药物使用： □是　　　　□否 抗凝药物使用依从性：□长期规律使用　　　□自觉症状严重时使用 抗凝药物种类：			

药物名称	规格	用法用量	治疗开始时间

器械情况	1. 梯度加压弹力袜：□是　　　□否 2. 间歇充气加压泵：□是　　　□否 3. 足底静脉泵：□是　　　□否 4. 其他：＿＿＿＿＿＿＿＿＿＿＿＿＿＿＿＿＿＿＿＿＿＿
氧疗情况	氧疗：　　　□是　　　　□否 每日累计氧疗时间：＿＿＿＿＿＿＿＿＿小时 氧疗方式：□鼻塞　　　□面罩　　　□家庭无创 供氧方式：□氧气枕　　□氧气瓶　　□制氧机 吸氧流量或浓度：＿＿＿＿＿＿＿
心理状态	焦虑筛查：□是　　　　□否 以下问题回答有 2 项及以上为"是"则提示存在焦虑，需进一步检查 抑郁筛查：□是　　　　□否 以下问题回答皆为"是"则提示存在抑郁，需进一步检查 抗凝药物种类：

序号	问题	判断标准
1	你认为你是一个容易焦虑或紧张的人吗	回答"是"为阳性
2	最近一段时间你是否比平时更感到恐惧或焦虑不安	回答"是"为阳性
3	是否有一些特殊的场合或情境更容易让你感到焦虑	回答"是"为阳性
4	你曾经有过惊恐发作吗	回答"有"为阳性

疾病预后情况评估	临床上已经确诊 PTE 的患者，除了通过症状、监测血流动力学及心脏超声评估病情以外，采用肺栓塞严重指数（pulmonary embolism severity index，PESI）或其简化版本（sPESI）和/或右心室功能不全的生化指标［右心室劳损引起的 B 型利钠肽（brain natriuretic peptide，BNP）和 N 末端 B 型利钠肽原（N‐terminal pro‐B‐type natriuretic peptide，NT‐proBNP）水平升高、右心室相关心肌损伤引起的肌钙蛋白 I 和 T 水平升高；在血流动力学稳定的患者中，这些标志物的水平升高并不能较好地预测死亡，但水平正常或偏低时总是表明临床病程为良性］，可进行有效的临床预后风险评估。原始版 PESI 较烦琐，目前，临床应用较多的是其简化版（sPESI）。 sPESI 评分：＿＿＿＿＿＿ BNP：＿＿＿＿＿＿　　　　　　　NT‐proBNP：＿＿＿＿＿＿ 肌钙蛋白 I：＿＿＿＿＿＿　　　　肌钙蛋白 T：＿＿＿＿＿＿

续表

<table>
<tr><td rowspan="20">疾病预后情况评估</td><td colspan="2">
sPESI 评分：_____

BNP：_____　　　　　NT－proBNP：_____

肌钙蛋白 I：_____　　　肌钙蛋白 T：_____
</td></tr>
</table>

sPESI 评分：_____

BNP：_____　　　　　　NT－proBNP：_____

肌钙蛋白 I：_____　　　　肌钙蛋白 T：_____

肺栓塞严重指数（PESI）及其简化版本（sPESI）的评分标准

项目	原始版本/分	简化版本/分
年龄	以年龄为分数	1（若年龄＞80 岁）
性别	10	－
肿瘤	30	1
慢性心力衰竭	10	1
慢性肺部疾病	10	1
脉搏≥110 次/分	20	1
收缩压＜100 mmHg	30	1

注：原始版本评分中，总分≤65 分为 I 级，66～85 分为 II 级，86～105 分为 III 级，106～125 分为 IV 级，＞125 分为 V 级；危险度分层：原始版本评分 I～II 级或简化版本评分 0 分为低危，原始版本评分 III～IV 级或简化版本评分≥1 分为中危，原始版本评分 V 级为高危；简化版本中存在慢性心力衰竭和（或）慢性肺部疾病评为 1 分

肺血栓栓塞病情评估分组（根据血流动力学、右心室功能不全和/或心脏生物学标志物升高，ABE 评估工具）：_____组

危险分层		风险指标				分组
		血流动力学稳定	肺栓塞严重性和/或共病的临床指标：PESI III～V 或 sPESI≥1	右心室功能不全（TTE 或 CTPA）b	心肌肌钙水平升高	
高危		+	(+)d	+	(+)	E
中危	中高危	－	+	+	+	B
	中低危	－	+	一个（或没有）阳性	B	
低危		－	－	－	选择评估；如果评估阴性	A

（四）制订随访计划表

1. 根据 PTE 患者的患病时间、治疗阶段的不同，随访重点会有不同（详见随访计划表 3-4-3），随访流程见图 3-4-1。

表 3-4-3　肺动脉血栓栓塞症随访管理表

项目	一级管理	二级管理	急性加重管理
管理对象	低危组	中危组	高危组
建立健康档案	立即	立即	立即

续表

项目	一级管理	二级管理	急性加重管理
非药物治疗	立即开始	立即开始	立即开始
药物治疗（确诊后）	按需使用	立即开始	立即开始
随访周期	6月一次	3月一次	随时，稳定后1个月
随访CT	1年一次	6月一次	随时，稳定后1个月
随访症状	6月一次	3月一次	随时，稳定后1个月
随访急性加重期	6月一次	3月一次	稳定后3个月一次
随访并发症	1年一次	1年一次	稳定后1年一次
转诊	必要时	必要时	必要时

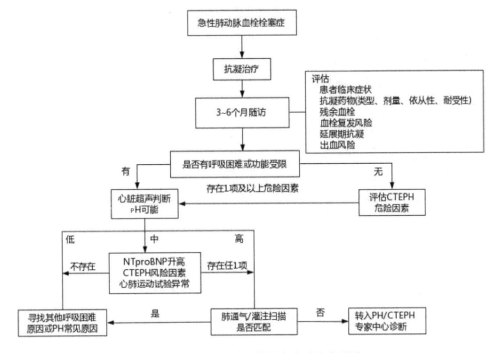

图 3-4-1 肺动脉血栓栓塞症随访流程图

注：CTEPH 为慢性血栓栓塞性肺动脉高压；NTproBNP 为 N 端前脑钠肽；PH 为肺动脉高压。

表 3-4-4 肺动脉血栓栓塞症随访计划表

时间	（首次）								
肺功能									
心肌标志物									
血常规									
癌症筛查									

续表

时间	（首次）										
6MWT											
ADL											
用药依从性											

2. 随访内容

（1）询问：持续或反复出现的症状（呼吸困难、乏力、胸痛、头晕、水肿）。

（2）审查抗凝方案、获得药物的机会并强调依从性。保证患者对维生素 K 拮抗剂的适当监测。

（3）审查抗凝的不良反应，尤其关注隐匿性出血。对于任何担心贫血、血小板减少的患者，检测完整的血细胞计数。

（4）患者教育重点：对疾病的了解和预期的康复。

（5）确定是否存在持续的危险因素，从而确定抗凝治疗持续时间，以及是否可以减少抗凝药物的剂量。

（6）确定是否需要进行血栓形成评估。

（7）预约适合年龄的癌症筛查。

（8）如肺栓塞症状仍然存在或恶化，尤其在 3 个月后，可考虑肺部影像、心脏超声检查、心衰标志物（BNP）检测、SPO_2 检查（如 6 分钟步行试验或心肺运动试验）。

（9）如若放置了下腔静脉滤器，则制定滤器取出时间表。

（五）管理内容

1. 饮食管理

饮食结构不当或饮食习惯不良也可以导致血栓的形成。患者应遵循的饮食原则为：①宜食低热量、低脂、低胆固醇、清淡、易消化、高纤维素食物，避免血液黏稠度增高。②多饮水，保持大便通畅，避免腹压增加造成血栓的脱落。③进食玉米油、花生油、豆类、芝麻等可预防血栓形成的食物。④在服用华法林期间应少吃含维生素 K 的食物，如动物肝脏、蛋黄。另外，在服用抗凝药物或者接受溶栓治疗期间，避免辛辣饮食、动物骨头等硬质的食物，以免引起消化道出血。

2. 用药管理

（1）抗凝治疗的护理。个体化抗凝治疗是非高危肺栓塞患者的首选治疗，可以有效地防止血栓形成和复发。使用低分子肝素（LMWH）或普通肝素期间，尤其是在和华法林联合使用期间，及时检查国际标准化比率（INR），当 INR > 2.0 时，中断肝素治疗，INR 控制在 2.0 ~ 3.0。高龄患者 INR 可控制在 1.8 ~ 2.5。准确掌握抗凝药物剂量、作用及配伍禁忌。

（2）目前常用的低分子肝素主要有依诺肝素钠注射液、那屈肝素钙注射液、达肝素钠注射液等，上述药品包装中自带了注射器（预灌针），除血液透析时采取血管内注射给药外，通常采取皮下注射给药，注射部位以腹部为首选，拔针后常规可不按压，如有出血或血肿，建议按压 3~5 分钟，防止注射部位出血，引起皮下淤斑。遵医嘱按时用药。

（3）华法林是最为常用的口服抗凝药物，使用时应当注意以下事项：①华法林的治疗效果个体差异大，切勿根据病友的经验自行调整服药剂量及用药时间。②出院后严格遵医嘱，坚持规律、按时服药。若出现漏服的情况，应立即补服医嘱剂量，并推迟下次服药时间。禁止一次服用双倍医嘱剂量。③服用华法林期间，若需要服用抗生素或者解热镇痛类药物（如阿司匹林），应当询问专业医生，以免影响华法林的效果。④服药期间暂停服用各种中药制剂，以免影响华法林的用药效果监测。⑤戒烟、戒酒，以防影响华法林的药物代谢。⑥育龄妇女在使用华法林期间应当避孕。值得注意的是，口服避孕药会使育龄期妇女罹患静脉血栓的风险增加 3 倍。⑦用药后的自我观察。有高血压、高血脂、糖尿病的患者，应当按医嘱按时服用降脂、降糖、降压药物，使之控制在正常水平。

3. 氧疗管理

患者如合并有慢阻肺、肺心病等低氧血症时，应给予家庭氧疗，讲解吸氧的目的、方法及注意事项，使患者能坚持长期氧疗。氧疗有效的指标：呼吸困难减轻、呼吸频率减慢、发绀减轻、心率减慢、活动耐力增加等。

4. 运动管理

（1）溶栓治疗患者出院时的病情虽然得到了控制，但是在恢复期仍需卧床 2 周左右，下肢须进行适当的活动或进行被动关节活动，具体方法如下：病人取平卧位，抬高患肢约 45°，保持 2~3 分钟，然后将患肢沿床边下垂 3~5 分钟，再放平患肢 2~3 分钟，同时进行踝部和足趾的活动。每日锻炼数次，每次 5~6 组，以便更好地恢复患肢机能。

（2）穿梯度加压弹力袜，梯度压力袜也称为医用压力袜（medical compression stockings，MCS）或弹力袜。弹力袜根据压力等级（表3-4-5）、长短分型（表3-4-6）、脚趾分型（表3-4-7）的不同，有不同的适用情况。

①弹力袜压力等级：优选Ⅰ级，弹力袜适用情况见下表。

表 3 - 4 - 5　弹力袜适用情况 （一）

压力强度	脚踝处压力 （mmHg）	适用范围
Ⅰ级	15～21	预防 VTE 和静脉曲张，如长期卧床、站立和静坐者。重体力劳动者、孕妇、术后制动者
Ⅱ级	23～32	下肢静脉曲张术后治疗、下肢慢性静脉功能不全、PTS 等
Ⅲ级	32～46	淋巴水肿、静脉性溃疡
Ⅳ级	>49	不可逆性淋巴水肿，一般极少应用

②长短分型：根据个体喜好选取弹力袜，见表 3 - 4 - 6。

表 3 - 4 - 6　弹力袜适用情况 （二）

类型	适用范围
短筒（膝长下型）	适用于大部分日常保健
长筒（膝上型）	膝盖周围水肿、静脉曲张手术后或淋巴疾病的患者

注：膝上型优于膝下型，但膝长型更舒适，穿着正确率及依从性更高。

③脚趾分型：根据个体喜好，选取弹力袜，见表 3 - 4 - 7。

表 3 - 4 - 7　弹力袜适用情况 （三）

类型	优点	缺点
闭趾袜	美观，可替代平时普通袜	高压闭趾袜比较难穿
露趾袜	可用穿袜辅助套，不箍紧脚趾，透气	袜口容易上滑

测量方法

测量者：经过专业培训的人员。

测量工具：软尺（测量单位为厘米）。

测量尺寸：根据实际测量大小，进行选择。

测量时机：最好在早晨起床后或除去压迫绷带后尽快测量，以最大限度地减少水肿对测量结果的影响；治疗过程中，患者症状和水肿缓解后就及时重新进行测量，以根据病情变化调整压力袜的规格。

测量时患者体位：宜在患者处于直立位的腿上进行测量，但对于仅能处于坐位或平卧位的患者，不要勉强其站立，可在坐位或平卧位测量。

（3）小腿下勿放置垫子或枕头，以免加重下肢循环障碍。

（4）停止卧床可下床活动患者：最初下床时应当注意先坐起，无头晕等不适时再站起来在床旁活动。应循序渐进，避免体位改变性低血压，发生跌倒等。

5. 预防管理

1）水分补充

为避免血液黏稠，一日饮水量应大于 1 500 mL。处于非常干燥环境中，首先最重要的就是努力补充水分，每小时最好补充 200 mL 的水，避免乙醇及含有咖啡因的饮料。有研究报道，偶尔来一杯含维生素 C 丰富的饮料是一个不错的选择。

2）适当活动

避免久站、久坐、久卧。

（1）对于老年人、肥胖者、肿瘤患者等有血栓形成高危因素的人群，平日应经常活动，不要保持固定的坐卧姿势过久。

（2）长途旅行者应定时起来活动下肢，不要久坐；上了交通工具不要只顾睡觉，1 小时要做 3~5 分钟的脚部运动包括脚尖、脚趾及膝盖运动；搭机及乘火车时，解开鞋带或穿拖鞋，可减少对脚踝局部血管的压迫，减轻下肢水肿，可适当在舱内走动。自驾车应当每 2~3 小时下车活动下筋骨。

（3）有静脉曲张的患者可穿加压弹力袜，长时间站立后定时坐下抬高双腿，有利于下肢血液回流。

（4）手术者或卧床者在未发生静脉血栓之前提倡及时下床，不能下床活动者应在床上做下肢关节活动，包括膝部、踝部、足趾；抬高下肢 45°，利于静脉血液回流，勿将枕头垫在小腿肚上，以免影响血液回流；意识障碍者应该在家人协助下完成下肢被动活动。

（5）肺栓塞通常是在患者离床活动的瞬间或排便增加腹压时发生。因此，对于下肢深静脉血栓形成患者，在血栓形成后的 1~2 周及溶栓治疗的早期，应绝对卧床休息，床上活动时避免动作过大，禁止按摩、挤压或热敷患肢。保持大便通畅，避免屏气用力的动作和下蹲过久。

3）宽松的衣物

穿着宽松的衣物，避免穿过紧的袜子和裤腰，都有利于下肢静脉血液的回流。

4）保护高危人群

针对具有上述危险因素的人群，可在医生的建议下采用机械预防的措施，如梯度加压弹力袜、间歇充气加压治疗等。穿着梯度加压弹力袜的注意事项如下：

（1）穿着时间：晨起，在下床前穿好弹力袜，应当避免在久坐久站后直接穿着弹力袜，这样反而可能导致下肢血流的淤滞；每晚睡觉前应脱下弹力袜并做抬高下肢的动作。

（2）穿着方式：①穿着前一手伸进袜筒，捏住袜子足跟部位，另一手将弹力袜反翻到足跟部位，两手拇指撑在袜内侧，四指抓住袜身，把脚伸入袜内，对准脚尖套上袜头，拇指向外撑紧袜子，穿好脚掌前部。②四指与拇指协调把袜子拉向踝部，再确定脚跟放置正确，然后双手均匀用力向上回翻穿着。③把袜子腿部循序一段一段地往回翻并同时向上拉，穿好后把袜子贴身抚平。④连裤袜穿着：按前面的步骤先穿好脚部，将弹力袜往上拉至膝盖处，由膝盖部位拉近袜身，双腿交互将袜子往上拉至裆部，再将裤腰部分向上拉穿至腰部，抚平贴身即可。

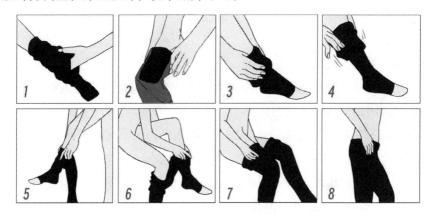

图 3-4-2　梯度压力袜穿着流程

5）症状识别

严密观察有无静脉血栓形成发生的早期征象，特别是久站、久坐、久卧后出现下肢不对称性肿胀、患肢血栓形成部位压痛、皮肤温度升高等情况时；若在长途旅行结束几小时甚至数周后出现胸痛和（或）呼吸困难，均要警惕肺栓塞的发生。此时应选择轮椅等转运工具，及时到医院就医，严禁步行就医。新发血栓的患者在就医前应该严禁活动、按摩及热敷患侧肢体，以避免栓子脱落。

6）戒烟戒酒

吸烟会导致血管痉挛或收缩，造成血管内壁损伤；乙醇会加速体液丢失，可致血液黏稠度进一步增加，进而加速各器官动脉粥样硬化以及血栓形成。

7）其他类型肺栓塞的预防

引起肺血管堵塞的栓子除了血栓以外，包括脂肪、羊水、空气等各类异物。

（1）脂肪：下肢长骨骨折，骨髓中的脂肪滴进入血液循环导致栓塞。另外。现在有很多爱美女性为了身姿苗条，到整形医院接受吸脂术，这种原因导致的脂肪栓塞在临床上也越来越常见。

（2）羊水：产后羊水由血管断端进入血液循环导致栓塞，羊水栓塞是分娩期的严重并发症之一。

（3）空气栓塞：常见于意外以及减压病。减压病是由于在高压环境作业后减压不当，体内原已溶解的气体到了低压的环境后，由于超过饱和界限，被迅速释放，在血管内产生气泡并栓塞血管，这种空气栓塞症常见于潜水运动员或爱好者。

对于以上原因导致的栓塞，应当采取合理的针对性预防措施，包括：选择运动与饮食控制的科学减肥方法，若确实要行抽脂手术，务必选择正规的大型医院。高压环境作业者应当按照执业要求规范地循序渐进地减压。潜水爱好者，即使是短时程、浅深度的潜水，乘坐飞机需注意：出水时间距离飞行间隔时间不得短于 12 小时，避免压力骤减导致血液内气体释放，引起空气栓塞。

6. 自我观察

（1）自我观察早期肺栓塞的体征，如突发呼吸困难、胸痛、咯血、下肢不对称性水肿等，及时就医。

（2）抗凝药物使用后自我观察，若出现不明原因紫斑、牙龈出血、血尿、黑便、头疼、恶心等，应及时就医。对于出血伤口，应当加压止血并寻求医疗帮助。

7. 定期复查

（1）服用华法林抗凝治疗，患者应定期复查 INR 及凝血酶原时间（PT）。

（2）定期复查血气和心电图。

8. 根据患者情况完成以下健康教育内容

（1）肺血栓栓塞的诱因、病因、病理生理及危害。

（2）认识戒烟戒酒的重要性，指导规范戒烟。

（3）正确使用抗凝药物，提高规律用药的依从性。

（4）氧疗的指征，氧疗的管理。

（5）危险因素的预防、识别和控制。

（6）休息与活动。

（7）物理预防。

（8）其他。

9. 随访管理

（1）社区管理流程图，见图 3 - 4 - 3。

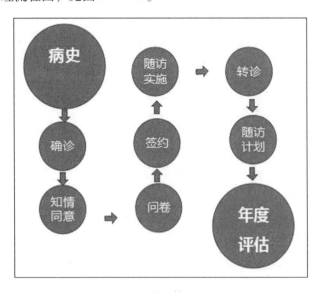

图 3 - 4 - 3 社区管理流程图

（2）并发症相关检查，见表 3 - 4 - 8。

表 3-4-8　并发症检查表

检查项目	针对并发症	检测频率	检查地点
心脏超声检查	心血管疾病	每年一次	二级及以上医院
下肢静脉检查	再发肺栓塞/静脉血栓栓塞症/急诊肺源性心脏病	每年一次或按需	二级及以上医院
血液生化	糖尿病/高脂血症/高尿酸血症	每年一次	社区医院
D-二聚体	肺栓塞/静脉血栓栓塞症	必要时或按需	二级及以上医院
B型尿钠肽	心功能不全	必要时或按需	二级及以上医院
心电图	急诊肺源性心脏病/心脏骤停（猝死型）/急性心肌梗死	每年一次或按需	社区医院
焦虑抑郁量表	焦虑抑郁	每年一次	二级及以上医院
胸部CT	肺癌/肺部感染/急诊肺源性心脏病	每年一次或按需	二级及以上医院
血气分析	慢性呼吸衰竭/急诊肺源性心脏病	必要时或按需	二级及以上社区

（敖冬梅、高芩、刘晓玉）

参考文献

［1］李为民，刘伦旭. 呼吸系统疾病基础与临床［M］. 北京：人民卫生出版社，2017.

［2］杨国珍. 急性肺栓塞的诊断及治疗进展［J］. 世界最新医学信息文摘（连续型电子期刊），2015
　　（21）：37-37，47.

［3］中华医学会呼吸病学分会肺栓塞与肺血管病学组，中国医师协会呼吸医师分会肺栓塞与肺血管
　　病工作委员会，全国肺栓塞与肺血管病防治协作组. 肺血栓栓塞症诊治与预防指南［J］. 中华医
　　学杂志，2018，98（14）：1060-1087.

［4］张辉，姜正林，徐伟刚. 潜水员潜水后安全飞行研究概述［J］. 中华航海医学与高气压医学杂
　　志，2016，23（5）：414-416.

［5］尹琪楠，韩丽珠，边原，等. 2021ESC共识文件急性深静脉血栓的诊断和管理解读［J］. 医药导
　　报，2022，41（2）：143-149.

［6］韩丽珠，尹琪楠，边原，等. 深静脉血栓和肺栓塞的管理与治疗：对美国血液病学会静脉血栓栓
　　塞管理指南的解读［J］. 中国新药与临床杂志，2021，40（11）：784-788.

［7］吴一凡，张竹，翟振国. 我国肺血栓栓塞症的防治现状与挑战［J］. 中国实用内科杂志，2021，
　　41（6）：462-465.

［8］汤成春，马根山. 2019年欧洲心脏病学会急性肺栓塞诊断和管理指南要点更新及解读［J］. 中
　　国介入心脏病学杂志，2019，27（9）：491-493.

［9］刘蕾，马壮. 肺血栓栓塞症患者的门诊随访管理［J］. 国际呼吸杂志，2020，40（1）：1-4.

［10］邓星奇. 专家解读健康丛书急性肺栓塞咨询［M］. 上海：上海交通大学出版社，2016.

［11］万群芳，曾奕华，吴小玲. 养肺保健康呼吸科专家的那些"肺"话［M］. 成都：四川科学技
　　　术出版社，2018.

［12］Heit J A, Ashrani A A, Crusan D J, et al. Reasons for the persistent incidence of venous thromboembolism［J］. Thrombosis and Haemostasis, Schattauer GmbH, 2017, 117（02）：390 - 400.

［13］Bell E J, Lutsey P L, Basu S, et al. Lifetime Risk of Venous Thromboembolism in Two Cohort Studies［J］. The American Journal of Medicine, 2016, 129（3）：339. e19 - 26.

［14］Rabinovich A, Kahn SR. The postthrombotic syndrome：current evidence and future challenges［J］. J Thromb Haemost, 2017, 15（2）：230 - 241.

［15］Wendelboe A M, Raskob G E. Global Burden of Thrombosis：Epidemiologic Aspects［J］. Circulation Research, 2016, 118（9）：1340 - 1347.

［16］Keller K, Hobohm L, Ebner M, et al. Trends in thrombolytic treatment and outcomes of acute pulmonary embolism in Germany［J］. European Heart Journal, 2020, 41（4）：522 - 529.

［17］Hoskin S, Brieger D, Chow V, et al. Trends in Acute Pulmonary Embolism AdmissionRates and Mortality Outcomes in Australia, 2002 - 2003 to 2017 - 2018：A Retrospective Cohort Study［J］. Thromb Haemost. 2021, 121（9）：1237 - 1245.

［18］Yamashita Y, Morimoto T, Kimura T. Venous thromboembolism：Recent advancement and future perspective［J］. Journal ofCardiology, Elsevier, 2022, 79（1）：79 - 89.

［19］Zhang Z, Lei J, Shao X, et al. Trends in Hospitalization and In - Hospital Mortality From VTE, 2007 to 2016, in China［J］. Chest, 2019, 155（2）：342 - 353.

第五章　肺动脉高压的全程管理

一、概述

肺动脉高压（pulmonary hypertension，PH）是环境、遗传等多种因素引起肺动脉阻力进行性增高、肺血管重塑、右室肥厚，最终引起右心衰竭甚至死亡的一种恶性心血管疾病。根据病因的不同，可分为以下 5 类（表 3 - 5 - 1）：①动脉性肺动脉高压（pulmonary arterial hypertension，PAH）；②左心疾病相关性 PH；③肺部疾病和（或）缺氧相关性 PH；④肺动脉阻塞相关 PH；⑤未明和（或）多因素相关 PH。

表 3 - 5 - 1　肺动脉高压的临床分型

分类	亚类
1. 动脉性肺动脉高压（PAH）	1.1 特发性（IPAH） 1.1.1 急性血管反应试验无反应者 1.1.2 急性血管反应试验阳性者 1.2 遗传性（HPAH） 1.3 药物与毒物相关（DPAH） 1.4 疾病相关 1.4.1 结缔组织疾病 1.4.2 HIV 感染 1.4.3 门静脉高压 1.4.4 先天性心脏病 1.4.5 血吸虫病 1.5 具有静脉/毛细血管（PVOD/PCH）受累特征的 PAH 1.6 新生儿持续性肺动脉高压（PPHN）
2. 左心疾病相关性肺动脉高压	2.1.1 射血分数保留的心力衰竭 2.1.2 射血分数降低或轻度降低的心力衰竭 2.2 瓣膜性心脏病 2.3 导致毛细血管后肺动脉高压的先天性/获得性心血管病
3. 肺部疾病和/或缺氧相关性肺动脉高压	3.1 阻塞性肺疾病或肺气肿 3.2 限制性肺疾病 3.3 限制性/阻塞性并存的肺疾病 3.4 低通气综合征 3.5 非肺部疾病导致的低氧血症（如高海拔） 3.6 肺发育障碍性疾病
4. 肺动脉阻塞相关肺动脉高压	4.1 慢性血栓栓塞性肺动脉高压（CTEPH） 4.2 其他肺动脉阻塞性疾病
5. 未明和/或多因素相关肺动脉高压	5.1 血液系统疾病 5.2 系统性疾病 5.3 代谢性疾病 5.4 伴或不伴血液透析的慢性肾衰竭 5.5 肺肿瘤血栓性微血管病 5.6 纤维性纵隔炎

二、病因及病理生理改变

肺动脉高压的病因多样，既可以源于肺血管本身的病变，也可能继发于其他系统的疾病，服用某些药物也可导致肺动脉高压。尽管不同亚类 PAH 病因不同，但有很多类似的病理特点，包括肺动脉内皮细胞功能紊乱、平滑肌细胞增殖及原位血栓形成等。目前研究认为，缺氧是引发肺动脉高压的一个重要因素，缺氧性肺血管收缩和肺血管重塑是肺动脉高压的两个主要病理过程。肺血管收缩或肺血管床损伤引起了肺血管床的堵塞或破坏，肺血管床可灌注的容积严重减少时，则肺动脉高压出现。慢性肺动脉高压时，肺小动脉平滑肌增生肥大形成中层肥厚，原来不存在平滑肌的细动脉有平滑肌出现是肺动脉高压的典型标志。同时平滑肌细胞表型的转变也有重要的病理生理作用。平滑肌细胞在肺动脉高压时由收缩表型（细胞内主要充满肌纤维，其功能主要是收缩）为主变为有更多的分泌表型出现。分泌表型的平滑肌细胞内肌纤维减少而粗面内质网等细胞器增多，其合成及分泌功能增强。分泌表型的细胞合成及分泌的弹性蛋白与胶原蛋白明显增多。因此，慢性肺动脉高压时的动脉壁肥厚，除细胞外还有细胞外结缔组织蛋白含量的增加，特别是胶原蛋白的增加使管壁变硬、阻力加大，是慢性肺动脉高压的一个重要病理生理变化。

三、临床表现

肺动脉高压患者在疾病初期，可能感觉不到任何不适或症状轻微。然而，随着疾病的进展和加重，可能会出现呼吸困难、胸闷、胸痛、乏力、慢性疲劳、水肿、声音嘶哑等症状。

四、辅助检查

1. 心导管检查

包括左心及右心导管检查。心导管检查不仅是确诊动脉性肺动脉高压（PAH）的金标准，也是指导制订科学治疗方案必不可少的手段。右心导管检查可用于证实慢性血栓栓塞性肺动脉高压（CTEPH）的存在，评价血流动力学受损的程度，测试肺血管反应性，测定肺动脉楔压诊断肺静脉性肺动脉高压。该检查为有创性检查，需要在患者股静脉插入一根可测压力的导管来进行肺动脉压力的测量。肺动脉高压的诊断标准：在海平面、静息状态下，肺动脉平均压（mean pulmonary artery pressure，mPAP）≥25 mmHg。动脉性肺动脉高压（pulmonary arterial hypertension，PAH）同时将肺血管阻力（pulmonary wedge pressure，PVR）纳入诊断标准，即在诊断肺动脉高压的基础上，需同时满足肺动脉楔压（pulmonary wedge pressure，PAWP）≤15 mmHg，肺血管阻力 >3WU（$1WU = 80dyn \cdot s \cdot cm^{-5}$）。

2. 实验室检查

（1）血常规：可了解有无继发性红细胞增多等，有助于诊断肺动脉高压或其并发症。

（2）动脉血气分析：有助于发现潜在的肺实质或气道疾病。

（3）自身免疫抗体检测：检测抗核抗体（ANA），以筛查结缔组织病所致肺动脉高压；如果临床上有指征，考虑检测类风湿因子（RF）和抗中性粒细胞胞质抗体（ANCA）。

（4）人类免疫缺陷病毒（HIV）血清学检查：筛查 HIV 相关肺动脉高压。

（5）肝功能试验：以筛查门脉性肺动脉高压。

（6）慢性溶血性贫血（如镰状细胞病）或血吸虫病相关检查。

3. 影像学检查

（1）超声心动图：筛查 PAH 最重要的无创性检查方法，在不合并肺动脉口狭窄、肺动脉闭锁及右室流出道梗阻时，肺动脉收缩压（pulmonary artery systolic pressure，sPAP）等于右室收缩压（RVSP）。可通过多普勒超声心动图测量收缩期右室与右房压差来估测 RVSP。

（2）胸片：肺动脉高压患者的典型胸片显示中心肺动脉扩大伴外周血管变细，导致肺野缺血。

（3）胸部 CT：主要用于肺动脉高压病因诊断、肺血管介入影像学评估以及评价预后。

（4）心脏磁共振成像（MRI）：是目前评价右心大小、形态和功能的"金标准"，且具有较高的可重复性。

（5）腹部超声：主要用于肺动脉高压病因筛查和病情严重程度的评估。

4. 病理检查

肺活检：检查肺动脉高压可能的继发性原因。

5. 其他相关检查

（1）心电图：可为肺动脉高压提供诊断、鉴别诊断和预后判断的重要信息，但不能作为诊断或排除肺动脉高压的依据。

（2）肺功能测定：用于识别和了解可能参与导致肺动脉高压的基础肺病情况。

（3）多导睡眠监测：对伴有打鼾的 PAH 患者行多导睡眠监测，以诊断睡眠呼吸障碍引起的低氧性 PH。

（4）肺通气–灌注扫描：通气–灌注（V/Q）扫描是评估患者是否存在慢性血栓栓塞性肺动脉高压（CTEPH）的首选影像学检查。

（5）运动试验：运动试验能客观评估患者的运动耐量，对于判定病情严重程度和治疗效果有重要意义。通常采用 6 分钟步行试验和心肺运动试验进行。

五、肺动脉高压的全程管理

（一）患者纳入标准

（1）根据右心导管检查确诊的肺动脉高压患者。

（2）无右心导管检查，呼吸专科医生根据病史及其他辅助检查确诊的肺动脉高压疾病的患者。

（二）知情同意

患者及家属自愿参与管理，并能配合随访，包括电话随访、门诊随访、家庭随访，签署知情同意书。

（三）信息收集（建立档案）见表 3-5-2。

表 3-5-2　患者信息收集表

患者基本信息收集表

姓名：_____　性别：男/女　　出生日期：_____　联系电话：_____

家庭住址：_____

民族：_____　身高：_____　体重：_____　BMI：_____

职业：_____　文化程度：_____

医疗费支付方式：_____

疾病首次确诊时间：_____

吸烟史：□ 从不吸烟

□不吸烟，但有二手烟暴露史　　暴露场所：□ 家庭　　□办公室

□有吸烟，现已戒烟　　开始吸烟年龄：_____岁

　戒烟时年龄：_____岁　　戒烟前平均每日吸烟：_____支

□吸烟

开始吸烟年龄：_____岁　　平均每日吸烟：_____支

体育锻炼（有计划的）：□从不　　□偶尔　　□经常

锻炼方式：□ 散步　　□ 慢跑　□快步走　□器械锻炼　　□骑自行车

□呼吸康复操　　□太极拳　　□八段锦　其他

每日锻炼时间：□30~60 分钟　□60~90 分钟　□90~120 分钟　□ >120 分钟

每周锻炼时间：□1~2 天　　□3~4 天　　□5~6 天　　□7 天

疾病相关信息收集

症状	咳嗽：□是　□否 咳痰：□干咳　□有痰 每日咳痰次数：□1~10 次　□10~30 次　□30 次以上 痰液颜色：□白色泡沫　□白色黏液　□黄白黏痰 □黄色黏痰　　□黄色泡沫痰　□其他： 气促：□是　□否 胸痛：□是　□否 心悸：□是　□否 乏力：□是　□否 晕厥：□是　□否 咯血：□是　□否 声音嘶哑：□是　□否 咳嗽：□是　□否 心绞痛：□是　□否 呼吸困难发作次数：□1~3 次，白天发作，无夜间发作 　　　　　　　　　□1~3 次，白天、夜间均有发作 　　　　　　　　　□3 次以上白天、夜间均有发作 呼吸困难： □0 级　我仅在用力运动时出现呼吸困难 □1 级　我在平地快步行走或步行爬小坡时出现气短 □2 级　我由于气短，平地行走时比同龄人慢或者需要停下来休息 □3 级　我在平地行走 100 m 左右或几分钟后需要停下来喘气 □4 级　我因严重呼吸困难以至于不能离家，或在穿/脱衣服时出现呼吸困难
急性 发作	1. 过去一年肺动脉高压加重_____次，因加重住院_____次 2. 门急诊就诊（近一年因肺动脉高压）：　□ 无　□ 有 【急诊次数：　　□1 次　　□2 次　　□3 次及以上　　】

续表

并发症	3. 心力衰竭　□ 无　□ 有　首次诊断时间：_____年_____月_____日 2. 右心室肥厚扩大　□无　□有　首次诊断时间：_____年_____月_____日 3. 外周性水肿/腹水/胸腔积液：　□ 无　□ 有 4. 其他疾病：_____
活动能力（下标数字为分数）	日常生活自理能力（ADL）得分：_____ 1. 进食　□可独立进食$_{10}$　□需部分帮助$_5$　□需极大帮助或完全依赖人$_0$。 2. 洗澡　□准备好洗澡水后，可自己独立完成$_5$　□在洗澡过程中需要他人帮助$_0$。 3. 修饰　□可自己独立完成$_5$　□需他人帮助$_0$。 4. 穿衣　□可独立完成$_{10}$　□需部分帮助$_5$　□需极大帮助或完全依赖他人$_0$。 5. 控制大便　□可控制大便$_{10}$　□偶尔失控$_5$　□完全失控$_0$。 6. 控制小便　□可控制小便$_{10}$　□偶尔失控$_5$　□完全失控$_0$。 7. 如厕　□可独立完成$_{10}$　□需部分帮助$_5$　□需极大帮助或完全依赖他$_0$。 8. 床椅转移　□可独立完成15　□需部分帮助$_{10}$　□需极大帮助$_5$　□完全依赖他人$_0$。 9. 平地行走　□可独立在平地上行走　45m$_{15}$　□需部分帮助$_{10}$ 　　□需极大帮助5□完全依赖他人$_0$。 10. 上下楼梯　□完全独立$_{10}$　□需部分帮助$_5$　□需极大帮助$_0$。
营养状况	营养风险评分：_____ {营养状况表}

营养状况评分表：

营养状况指标	分数	选择
正常营养状态	0	
3个月内体重减轻＞5%或最近1个星期进食量（与需要量相比）减少20%～50%）	1	
2个月内体重减轻＞5%或BMI 18.5～20.5或最近1个星期进食量（与需要量相比）减少50%～75%	2	
1个月内体重减轻＞5%（或3个月内减轻＞15%）BMI＜18.5（或血清白蛋白＜35g/L） 或最近1个星期进食量（与需要量相比）减少70%～100%	3	

辅助检查	1. 右心导管检查： 平均肺动脉压_____mmHg　　肺毛细血管楔压_____mmHg 肺血管阻力_____WU 2. 动脉血气分析：□ 是　□否　□吸氧情况下　□未吸氧 酸碱度_____氧分压_____二氧化碳分压_____ 碳酸氢根浓度_____BE_____ 3. 肺功能分级：_____ FEV_1 值_____FVC 值_____FEV_1/FVC_____

肺功能分级	肺功能 FEV_1 占预计值百分比
1 级（轻度）	≥80
2 级（中度）	50～79
3 级（重度）	30～49
4 级（极重度）	＜30

4. 心电图_____
5. 胸片/胸部 CT（主要结果）_____
6. 心脏磁共振成像（主要结果）_____

续表

	药物名称	规格	用法用量	治疗开始时间
用药情况				

口服用药（名称、剂量、用法）
药物1：
药物2：
药物3：

氧疗情况	氧疗：　　□是　　　　□否 每日累计氧疗时间：　　　　　　小时氧疗方式：□鼻塞　　　　□面罩　　　　□家庭无创 供氧方式：□氧气枕　　　　□氧气瓶　　　　□制氧机吸氧流量或浓度：

<table>
<tr><td rowspan="9">心理状态</td><td colspan="3">1. 焦虑筛查：□是　　□否
以下问题回答有 2 项及以上为"是"则提示存在焦虑，需进一步检查</td></tr>
<tr><td>序号</td><td>问题</td><td>判断标准</td></tr>
<tr><td>1</td><td>你认为你是一个容易焦虑或紧张的人吗</td><td>回答"是"为阳性</td></tr>
<tr><td>2</td><td>最近一段时间你是否比平时更感到恐惧或焦虑不安</td><td>回答"是"为阳性</td></tr>
<tr><td>3</td><td>是否有一些特殊的场合或情境更容易让你感到焦虑</td><td>回答"是"为阳性</td></tr>
<tr><td>4</td><td>你曾经有过惊恐发作吗</td><td>回答"有"为阳性</td></tr>
<tr><td colspan="3">2. 抑郁筛查：□是　　　　□否
以下问题回答皆为"是"则提示存在抑郁，需进一步检查</td></tr>
<tr><td>序号</td><td>问题</td><td>判断标准</td></tr>
</table>

序号	问题	判断标准
1	过去几周（或几月）你是否感到无精打采、伤感，或对生活的乐趣减少了	回答"是"为阳性
2	除了不开心之外，是否比平时更悲观或想哭	回答"是"为阳性
3	你经常有早醒吗	回答每月超过 1 次为阳性
4	你近来是否经常想到活着没有意思	回答"经常"或"是"为阳性

疾病情况综合评估/诊断	中国指南创新性地提出了 PH 的"四步"诊断流程：疑诊（临床及超声心动图筛查）、确诊（血流动力学诊断）、求因（病因诊断）及功能评价（严重程度评估），并且特别强调临床实践中各个环节可能会有交叉，其中病因诊断贯穿于 PH 诊断的全过程，并就各种 PH 的诊断策略进行汇总说明 　　与中国指南类似，2022 ESC/ERS 指南推荐对于怀疑 PH 患者进行包括疑诊、检查、确诊在内的"三步"诊断流程，其中第一步：疑诊，主要是全科医生通过病史（包括家族史）、体格检查（血压、心率/脉搏和血氧）、利钠肽（BNP）/N 末端利钠肽前体（NT‐pro BNP）和心电图进行初步评估；第二步：检查，主要包括经典的、非创伤性的心肺评估，其中超声心动图是一个重要的方法，可以初步评估是否存在 PH，并鉴别部分其他心脏疾病；第三步：确诊，主要是转诊到肺动脉高压中心后开展的右心导管等全面检查与诊断 　　2022 ESC/ERS 指南强调对于 PH 患者均应仔细考虑 CTEPH 的可能性，指南中采纳了慢性血栓栓塞肺疾病（CTEPD）的定义，即所有由肺动脉内血栓纤维化阻塞而引起症状的患者，其中合并 PH 的为 CTEPH；推荐以肺灌注显像联合超声心动图进行 CTEPH 的筛查

续表

疾病情况综合评估/诊断	2018 年 WSPH 提出更新的 PAH 危险分层方法，基于其危险分层的准确性及临床可操作性中国指南采用了这一分层方法。2022 ESC/ERS 指南推荐三分层法		

2021 年中国指南 PAH 危险分层

预后因素	低危	中危	高危
A：WHO 功能分级	Ⅰ~Ⅱ	Ⅲ	Ⅳ
B：6MWD	>440 m	165~440 m	<165 m
C：血浆 NT-proBNP/BNP 水平或 RAP	BNP <50 ng/L NT-proBNP <300 ng/L 或 RAP <8 mmhg	BNP 50~300 ng/L NT-proBNP 300~1400 ng/L 或 RAP 8~14 mmHg	BNP >300 ng/L NT-proBNP >1400 ng/L 或 RAP >14 mmHg
D：CI 或 SvO$_2$	CI≥2.5 L/(min·m^2) 或 SvO$_2$ >65%	CI 2.0~2.4 L/(min·m^2) 或 SvO$_2$ 60%~65%	CI <2.0 L/(min·m^2) 或 SvO$_2$ <60%

评判标准依据预后因素"ABCD"四个标准综合分析；低危：至少符合三项低危标准且不具有高危标准；高危：符合两项高危标准，其中包括心脏指数或混合静脉血氧饱和度；中危：不属于低危和高危者均属于中危；其中包括心脏指数或混合静脉血氧饱和度；中危：不属于低危和高危者均属于中危

2022 年 ESC/ERS—PAH 患者分布预后和危险（三分层法）

预后评估（1 年死亡率）	低危 <5%	中危 5%~20%	高危 >20%
右心衰竭的临床表现	无	无	有
症状进展	无	慢	快
晕厥	无	偶尔晕厥	反复晕厥
WHO 功能分级	Ⅰ、Ⅱ	Ⅲ	Ⅳ
6MWD	>440 m	165~440 m	<165 m
心肺运动试验	最大氧耗量 >15 mL/(min·kg)（>65% 预计值）二氧化碳通气当量斜率 <36	最大氧耗量 11~15 mL/(min·kg)（35%~65% 预计值）二氧化碳通气当量斜率 36~44	最大氧耗量 <11 mL/(min·kg)（<35% 预计值）二氧化碳通气当量斜率 >44
血浆 BNP 或 血浆 NT-proBNP	BNP <50 ng/L NT-proBNP <300 ng/L	BNP 50~800 ng/L NT-proBNP 300~1100 ng/L	BNP >800 ng/L NT-proBNP >1100 ng/L
超声心动图	右心房面积 <18 cm^2 TAPSE/sPAP >0.32 mm/mmHg 无心包积液	右心房面积 18~26 cm^2 TAPSE/sPAP 0.19~0.32 mm/mmHg 少量心包积液	右心房面积 >26 cm^2 TAPSE/sPAP <0.19 mm/mmHg 中等或大量心包积液
cMRI	RVEF >54% SVI >40 mL/m^2 RVESVl <42 mL/m^2	RVEF >37%~54% SVI 26~40 mL/m^2 RVESVl 42~54 mL/m^2	RVEF <37% SVI <26 mL/m^2 RVESVl >54 mL/m^2

续表

疾病情况综合评估/诊断	血流动力学	RAP < 8 mmHg CI≥2.5 L/（min·m²） SVI > 38 mL/m² SvO₂ > 65%	RAP8 ~ 14 mmHg CI 2.0 ~ 2.4 L/（min·m²） SVI 31 ~ 38 mL/m² SvO₂60% ~ 65%	RAP > 14 mmHg CI < 2.0 L/（min·m²） SVI < 31 mL/m² SvO₂ < 60%
	TAPSE/s PAP = 右房室瓣环平面收缩期偏移/收缩期肺动脉压，cMRI = 心脏磁共振，RVEF = 右心室射血分数，SVI = 心脏每搏指数，RVESVI = 右室收缩末容积指数 每周锻炼时间：□1 ~ 2 天　　□3 ~ 4 天　　□5 ~ 6 天　　□7 天			

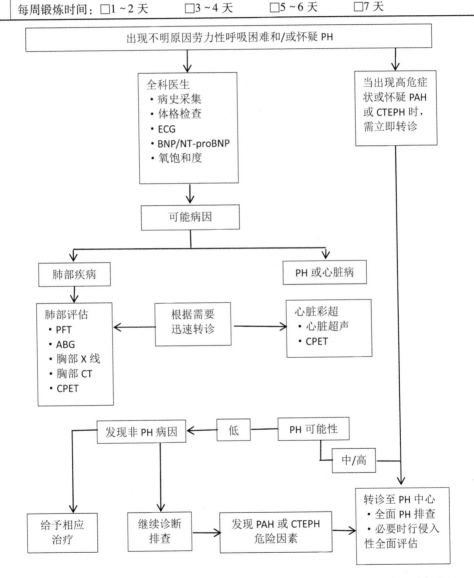

图 3 - 5 - 1　2022ESC/ERS—不明原因呼吸困难和/或疑似肺动脉高压患者的诊断流程

注：ECG = 心电图，BNP/NT - proBNP = 利钠肽/N 末端利钠肽前体，PFT = 常规肺部功能检查，ABG = 动脉血气分析，CPET = 心肺运动试验。

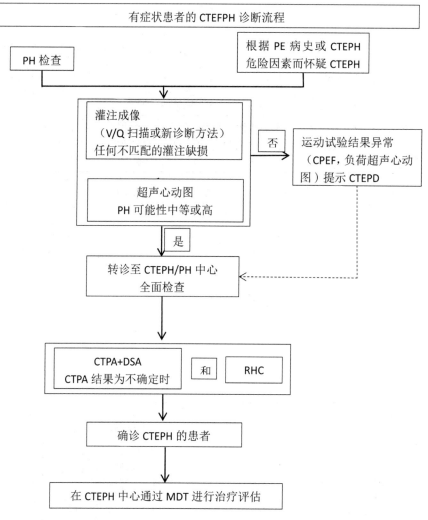

图 3－5－2　2022 ESC/ERS 指南 CTEPH 诊断流程

注：PE＝肺栓塞，V/Q＝肺通气灌注，CTEPD＝慢性血栓栓塞肺疾病，CTPA＝CT 肺血管成像，DSA＝数字减影血管造影，RHC＝右心导管插入术，MDT＝多学科团队。

（四）制订随访计划表

尽管不少靶向药物应用于临床，但目前这些靶向药物还很难使肺动脉压力降至正常，因此，需要对 PAH 患者进行危险分层来确定治疗目标。临床医生在初次接诊和每次随访 PAH 患者时均应根据患者基线及随访指标准确地进行危险分层，给予充分的药物治疗，使 PAH 患者病情达到或维持低危状态。对于优化药物治疗仍不能达到低危的患者，需要考虑肺移植评估。对于病情持续恶化患者，可考虑球囊房间隔造口术作为姑息性或肺移植术前的桥接治疗。

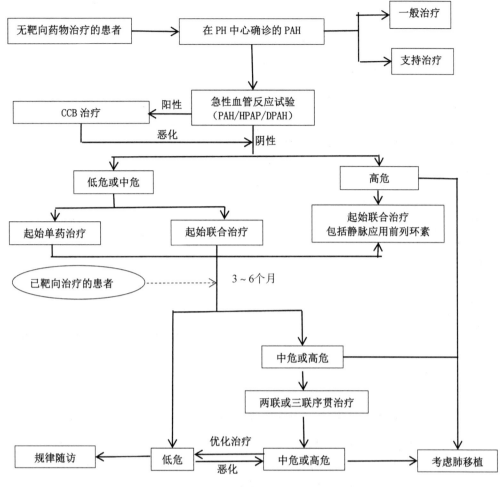

图 3 - 5 - 3　**PAH** 患者分层管理流程图

注：CCB = 钙通道阻滞剂；DPAH = 疾病相关性肺动脉高压；HPAH = 遗传性肺动脉高压；IPAH = 特发性肺动脉高压。

表 3 - 5 - 3　**PAH 患者随访管理表**

项目	一级管理	二级管理	急性加重管理
管理对象	低危组	中危组	高危组（急性加重患者）
建立健康档案	立即	立即	立即
非药物治疗	立即开始	立即开始	立即开始
药物治疗（确诊后）	A 组按需使用； B 组立即开始	立即开始	立即开始
随访周期	6 月一次	3 月一次	随时，稳定后 1 个月
随访肺功能	1 年一次	6 月一次	随时，稳定后 1 个月
随访症状	6 月一次	3 月一次	随时，稳定后 1 个月

续表

项目	一级管理	二级管理	急性加重管理
随访急性加重期	6 月一次	3 月一次	稳定后 3 个月一次
随访并发症	1 年一次	1 年一次	稳定后 1 年一次
转诊	必要时	必要时	必要时

表 3 - 5 - 4　PAH 患者随访计划表

时间	(首次)								
肺功能									
右心室功能									
BNP									
CPET									
6MWT									
ADL									
用药依从性									

（五）管理内容

1. 饮食管理

饮食干预也是辅助治疗疾病的一种手段。根据美国心脏病学会/美国心脏协会指南，限盐，预防高血压和维持容量稳态是饮食干预心力衰竭进程的一个重要方式。但是我国尚未就 PAH 的饮食干预或营养补充制定具体建议。最新研究表明，食物中的营养介质可能影响 PAH 的各个方面。适量的碳水化合物有助于患者对食物的消化，而且不会在胃里停留很长时间，减轻胃对心脏的压迫。患者一般胃纳较差，加上低钠饮食缺乏味道，故膳食应注意富含多种维生素，必要时应口服补充维生素 B 和维生素 C 等。热能和蛋白质不宜过高。对长期使用利尿剂治疗的病人应鼓励其多摄食含钾量较高的食物和水果，必要时应补钾治疗，或将排钾与保钾利尿剂配合应用。限制，含脂肪和胆固醇高的食物。避免喝酒，避免吃坚硬生冷、高盐及刺激性食物。戒烟，香烟含有尼古丁等多种有害物质，能引起血管收缩，使血压升高，心跳加快，心肌耗氧量增加，降低心脏功能。

2. 用药管理

近年来，PAH 的治疗有了很大进展，除一般基础治疗和手术治疗外，新型靶向药物治疗很大程度上改善了患者的生活质量、血流动力学参数、心功能，甚至生存率。

通常将 1992 年之前的 PAH 治疗称为传统治疗时代，主要是地高辛、利尿剂、氧气等以治疗心衰为主的药物，唯一可以治疗肺动脉痉挛导致 PAH 的药物是钙通道拮抗剂。1992 年，第一个对肺血管有选择性靶向治疗的药物——依前列醇进入临床改变了 PAH

治疗历史。一直到 1998 年，依前列醇是唯一在全球范围内可供临床使用的治疗 PAH 的药物。因此，1992—1998 年被称为 PAH 治疗的依前列醇时代。自 1999 年起，更多新药进入临床，包括波生坦和西地那非，皮下注射曲前列素等，PAH 治疗进入新药时代。目前，PAH 进入药物联合治疗时代，各种新药联合使用，更大程度上改善了患者预后。

1) 初始治疗

利尿药：对于合并右心功能不全或是水肿的肺动脉高压患者，初始治疗应给予利尿药。治疗期间应密切监测血钾，使血钾维持在正常水平。

（1）不良反应：①常见者与水、电解质紊乱有关，尤其是大剂量或长期应用时，如体位性低血压、休克、低钾血症、低氯血症、低氯性碱中毒、低钠血症、低钙血症以及与此有关的口渴、乏力、肌肉酸痛、心律失常等。②少见者有过敏反应（包括皮疹、间质性肾炎，甚至心脏骤停）、视觉模糊、黄视症、光敏感、头晕、头痛、食欲缺乏、恶心、呕吐、腹痛、腹泻、胰腺炎、肌肉强直等，骨髓抑制导致粒细胞减少，血小板减少性紫癜和再生障碍性贫血，肝功能损害，指（趾）感觉异常，高糖血症，尿糖阳性，原有糖尿病加重，高尿酸血症。③耳鸣、听力障碍多见于大剂量静脉快速注射时（每分钟剂量大于 4 mg），多为暂时性，少数为不可逆性，尤其当与其他有耳毒性的药物同时应用时。④在高钙血症时，可引起肾结石。尚有报道本药可加重特发性水肿。

（2）下列情况慎用：无尿或严重肾功能损害者，后者因需加大剂量，故用药间隔时间应延长，以免出现耳毒性等副作用；糖尿病；高尿酸血症或有痛风病史者；严重肝功能损害者，因水电解质紊乱可诱发肝昏迷；急性心肌梗死，过度利尿可促发休克；胰腺炎或有此病史者；有低钾血症倾向者，尤其是应用洋地黄类药物或有室性心律失常者。红斑狼疮，本药可加重病情或诱发活动；前列腺肥大。

（3）随访检查：血电解质，尤其是合用洋地黄类药物或糖皮质激素类药物、肝肾功能损害者；血压，尤其是用于降压，大剂量应用或用于老年人；肾功能；肝功能；血糖；血尿酸；酸碱平衡情况；听力。药物剂量应从最小有效剂量开始，然后根据利尿反应调整剂量，以减少水、电解质紊乱等不良反应的发生。肠道外用药宜静脉给药、不主张肌内注射。常规剂量静脉注射时间应超过 1 分钟，大剂量静脉注射时每分钟不超过 4 mg。静脉用药剂量的 1/2 时即可达到同样疗效。本药为钠盐注射液，碱性较高，故静脉注射时宜用氯化钠注射液稀释，而不宜用葡萄糖注射液稀释。

存在低钾血症或低钾血症倾向时，应注意补充钾盐。与降压药合用时，后者剂量应酌情调整。少尿或无尿患者应用最大剂量后 24 小时仍无效时应停药。

地高辛：心输出量低于 4 L/min，或者心排血指数低于 2.5 L/（min·m^2）是应用地高辛的绝对指征；另外，右心室明显扩张、基础心率大于 100 次/分、心室率偏快的心房颤动等均是应用地高辛的指征。地高辛中毒的体征和症状包括厌食、恶心、呕吐、视力改变和心律失常［一度、二度（文氏）或三度房室传导阻滞（包括心搏停止）］；房性心动过速伴传导阻滞；房室分离；加速交界性（结性）节律；单灶性或多形性室性早搏（尤其是二联律或三联律）；室性心动过速和室颤。地高辛中毒通常与地高辛水平大于 2 ng/mL 相关，尽管较低水平时也可能出现症状。低体重、高龄或肾功能受损、低钾血症、高钙血症或低镁血症可能易发生地高辛中毒。对于经地高辛治疗且出现相应体征或症状，需检测患者的血清地高辛水平，必要时中断给药或调整剂量。定期评估血清电解质和肾功能。鉴于成人心力衰竭患者有一些与地高辛中毒相同的症状，可能很难区分地高辛中毒和心力衰竭。对其病因的错误识别可能导致临床医生在实际应暂停给药时继续或增加地高辛剂量。当这些体征和症状的病因尚不明确时，应测量血清地高辛水平。

华法林：可预防肺部小动脉内血栓形成，使用过程中注意出血风险。出院后继续服用华法林，定期复查凝血及肝肾功能；华法林的治疗效果个体差异大，切勿根据病友的经验自行调整服药剂量；出院后严格遵医嘱，坚持规律、按时服药。若出现漏服的情况，应立即补服医嘱剂量，并推迟下次服药时间。禁止一次服用双倍医嘱剂量。

多巴酚丁胺：是重度右心衰竭和急性右心衰竭患者首选的正性肌力药物。

2）肺血管扩张剂

钙通道阻滞剂治疗（CCB）：急性血管反应试验结果阳性是应用钙通道阻滞剂治疗的指征。前列环素类药物：能扩张血管降低肺动脉压，长期应用可逆转肺血管重构，常用药物有依前列醇、伊洛前列素、贝前列素等。

内皮素受体拮抗剂：对抗内皮素的缩血管作用，从而降低血管压力，常用药有波生坦、安立生坦。

磷酸二酯酶-5 抑制剂：可延长一氧化氮（NO）的血管扩张作用。

鸟苷酸环化酶（GC）激动剂：可溶性鸟苷酸环化酶（sGC）是 NO 受体的刺激因子，有双重作用模式，能增加 sGC 对内源性 NO 的敏感性，还能直接刺激该受体来模拟 NO 的作用。需要注意的是，妊娠女性和可能会怀孕的女性绝对禁用内皮素受体拮抗剂（ERA），如波生坦和鸟苷酸环化酶（GC）激动剂。

3）联合治疗

联合应用不同作用机制的药物，其疗效可能相加，也可能在每种药物剂量都较低时达到同等疗效。联合治疗可最初即联用两种药物，也可采用"添加治疗"的方式。

表 3 - 5 - 5 靶向药物用法及常见不良反应

PAH 靶向药物	用法	不良反应
前列环素类似物		
依前列醇	$2 \sim 4 \mu g/ (kg \cdot min)$ 起始持续静脉泵入,逐渐加到目标剂量	头痛、消化道症状、输注路径感染
伊洛前列素	$10 \sim 20 \mu g/$吸入,$6 \sim 9$ 次/天	头痛、脸红、低血压
曲前列尼尔	$1.25 \mu g/ (kg \cdot min)$ 起始,静脉或皮下注射,逐渐加到目标剂量	输注部位疼痛、头痛、腹泻
贝前列素	$20 \sim 40 \mu g$,每日 3 ~ 4 次口服	头痛、面色潮红
前列环素受体激动剂		
司来帕格	$200 \mu g$,每日 2 次,每周增加 $200 \mu g$,逐渐上调至最大耐受剂量,最大剂量 1 600 μg 每日 2 次	头痛、腹泻、恶心呕吐、下颌疼痛
内皮素受体拮抗剂		
波生坦	$62.5 \sim 125$ mg,每日 2 次	转氨酶升高、外周水肿、贫血
安立生坦	$5 \sim 10$ mg,每日 1 次	头痛、外周水肿、贫血
马昔腾坦	10 mg,每日 1 次	贫血
磷酸二酯酶 - 5 型抑制剂		
西地那非	20 mg,每日 3 次	头痛、脸红、视觉障碍等
他达那非	$20 \sim 40$ mg,每日 1 次	头痛、脸红、肌痛
伐地那非	5 mg,每日 2 次	头痛、脸红、肌痛
鸟氨酸环化酶激动剂		
利奥西呱	1 mg,每日 3 次,每 2 周加量 0.5 mg,每日 3 次,逐渐上调至最大耐受剂量,最大剂量 2.5 mg,每日 3 次	消化道症状、低血压、咯血

3. 氧疗管理

(1)给予持续低流量低浓度(25% ~ 29%)氧气吸入,并向患者讲解吸氧的目的、方法及注意事项,使患者能坚持长期氧疗。氧疗有效的指标:呼吸困难减轻、呼吸频率减慢、发绀减轻、心率减慢、活动耐力增加等。

4. 预防管理

(1)戒烟、控烟,远离环境污染。

(2)提高免疫力,避免受凉感冒。夏季开始坚持用凉水洗脸,给自己一个适应的过程。在秋冬季节变更时,早晚温差较大,人体极易受凉,此时应注意增减衣物,注意防寒及保暖,外出戴口罩。流感季节避免去人群密集、空气不流通的地方;必须要去时,须戴上口罩。

(3)保持环境清洁和通风。在流感高发期,定期做消毒。含有效氯、醇类等的消毒剂（如 84 消毒液、乙醇等）都可以轻松消毒。

（4）定期检查：家族中有动脉性肺动脉高压人群需定期进行筛查。有肺部疾病、先天性心脏病、结缔组织病等疾病时应及时就医监测疾病进展，必要时听从医生建议积极治疗。育龄女性需提前做好相关检查，注意避免滥用减肥药、食物抑制剂（某些通过抑制人体食欲减肥的药可能导致肺动脉高压）。

（5）注射免疫调节剂及疫苗 接种流感疫苗和肺炎疫苗可减少患者急性发作的次数，减少 50% 的死亡率。接种流感疫苗的最佳时机是在每年的流感季节开始前。我国冬、春季是每年的流感流行季节，因此，9、10 月份是最佳接种时机。当然，流感开始以后接种也有预防效果。接种肺炎疫苗可以在全年任何时间接种，接种后的保护期限一般为 5 年。某些城市为了进一步做好"三级预防"，针对 60 岁以上的老人只需要花费 10 元钱就可以在疾病预防控制中心或社区医院注射价值数百元的肺炎疫苗，表 3-5-6 为流感疫苗注射现状调查表。

表 3-5-6 流感疫苗注射现状调查

您听说过流感疫苗吗？　　　□是　　　　□否
您注射过流感疫苗吗？　　　□是　　　□否（勾选此项，请说出原因） □认为不需要　　　　□担心费用　　　□不知道需要　　　　　□没时间 □不知道在哪儿注射　□担心副作用　□病员病情重，不能到注射地点 □其他_____
您注射流感疫苗的频次：□1 次/1 年　　　□2 次/1 年 □1 次/2 年　　　□曾经注射过 您在过去一年内的感冒次数：_____次 是否使用过免疫增强剂：□胸腺肽/迈普新　　□胸腺五肽　　□免疫球蛋白 □日达仙　　　　□其他

肺炎疫苗注射现状调查

您听说过肺炎疫苗吗？　　□是　　　□否
您注射过肺炎疫苗吗？　　□是　　　□否（勾选此项，请说出原因） □认为不需要　□不知道需要　□嫌麻烦　□没时间不知道在哪儿注射 □担心副作用　□病员病情重，不能到注射地点 其他_____ 您知道肺炎疫苗通常几年注射一次吗？　□不知道　知道□3 年　□5 年 您知道成都市 60 岁以上人群 10 元就能注射一次肺炎疫苗的政策吗？仅限大成都范围内患者□不知道　　□知道 护士告知：肺动脉高压患者需要注射肺炎疫苗符合政策，并知道注射流程，您愿意去注射肺炎疫苗吗？ □愿意　　　□不愿意（勾选此项，请说出原因） □认为不需要　□医生未告知需要注射担心副作用 □病员病情重，不能到注射地点　　□嫌麻烦 其他_____

5. 根据患者情况完成以下健康教育内容

（1）肺动脉高压的发病机制及危害。

（2）认识戒烟的重要性，指导规范戒烟。

（3）正确使用抗凝药物，提高规律用药的依从性。

（4）氧疗的指征，家庭氧疗的管理。

（5）无创通气治疗的指征及家庭无创呼吸机的管理。

（6）危险因素的识别和控制。

（7）肺康复计划的实施 如：6分钟步行试验、缩唇腹式呼吸。

（8）自我营养管理。

（9）其他。

6. 随访管理

（1）社区管理流程图，见图3-5-4。

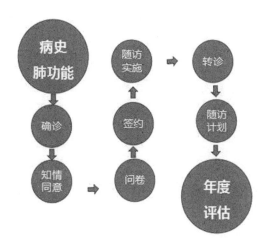

图 3-5-4 社区管理流程图

（2）并发症相关检查

表3-5-7 并发症的常规检查

检查项目	针对并发症	检测频率	检查地点
心脏超声检查	心血管疾病	每年一次	二级及以上医院
下肢静脉检查	肺栓塞/静脉血栓栓塞症	每年一次	二级及以上医院
血液生化	糖尿病/高脂血症/高尿酸血症	每年一次	社区医院
肝功能实验	门脉性肺动脉高压	必要时或按需	二级及以上医院
B型尿钠肽	心功能不全	必要时或按需	二级及以上医院
心电图	心律失常	每年一次或按需	社区医院
焦虑抑郁量表	焦虑抑郁	每年一次	二级及以上医院
胸部 CT	肺癌/肺部感染	每年一次或按需	二级及以上医院
血气分析	慢性呼吸衰竭	必要时或按需	二级及以上社区

（郑宋浩、敖冬梅、冯晨）

参考文献

[1] 周雨田, 王思齐. 肺动脉高压的分类及新的病理机制 [J]. 科学技术创新, 2018 (33): 26-27.

[2] 严仪昭. 肺动脉高压的病理生理 [J]. 新医学, 1992 (1): 4-5.

[3] 郑程荣. 肺动脉高压的饮食管理 [J]. 家庭医学 (下半月), 2021 (4): 18-19.

[4] 陆文章, 李军. 营养介质在肺动脉高压中的作用 [J]. 临床肺科杂志, 2023, 28 (2): 300-303.

[5] 荆志成. 肺动脉高压临床用药进展 [J]. 中国社区医师, 2011, 27 (36): 10.

[6] 吴小玲, 万群芳, 黎贵湘. 呼吸内科护理手册 [M]. 北京: 科学出版社, 2015.

[7] 万钧, 翟振国. 肺动脉高压临床诊治和管理中需要关注的热点问题——基于2022 ESC/ERS 肺动脉高压诊治指南与中国肺动脉高压诊断与治疗指南 (2021 版) 的比较与解读 [J]. 中国全科医学, 2023, 26 (3): 255-261+267.

[3] 罗勤, 柳志红. 中国肺动脉高压诊断与治疗指南 (2021 版) 解读——动脉性肺动脉高压的治疗 [J]. 中国实用内科杂志, 2022, 42 (3): 210-214.

[4] 中华医学会呼吸病学分会肺栓塞与肺血管病学组, 中国医师协会呼吸医师分会肺栓塞与肺血管病工作委员会, 全国肺栓塞与肺血管病防治协作组, 等. 中国肺动脉高压诊断与治疗指南 (2021 版) [J]. 中华医学杂志, 2021, 101 (1): 11-51.

[5] 李为民, 刘伦旭. 呼吸系统疾病基础与临床 [M]. 北京: 人民卫生出版社, 2017.

第六章　间质性肺疾病的全程管理

一、概述

间质性肺疾病 (intersititial Lung disease, ILD) 是以肺泡壁为主并包括肺泡周围组织及其相邻支撑结构病变的一组非肿瘤、非感染性疾病群。病变累及细支气管和肺泡实质, 又称弥漫性实质性肺疾病 (diffuse parenchymal lung disease, DPLD)。不明原因的间质性肺炎即特发性间质性肺炎 (idiopathic interstitial pneumonias, IIPs) 是 ILD 中的一组疾病。

现有流行病学数据显示, ILD 的发病率在不同年龄、性别、种族和地域间差异很大, 其总体患病率为6.3~76.0 例/每10万人。特发性肺纤维化 (IPF) 与年龄>60岁和男性相关, 发病率估计范围从每年0.9~9.3 例/每10万人 (欧洲和北美) 到3.5~13.0例/每10万人 (亚洲和南美洲)。而50%以上的特发性非特异性间质性肺炎和结缔组织病 (CTD) 相关 ILD 发生在中年或老年妇女。ILD 可分为四组:

(1) 已知病因的 ILD, 例如 CTD/血管炎、过敏性肺炎 (HP)、医源性 ILD、肺尘埃沉着病。

(2) 特发性间质性肺炎 (IIP), 例如 IPF, 特发性非特异性间质性肺炎 (iNSIP)。

（3）结节病和肉芽肿病。

（4）其他形式的 ILD，例如肺朗格汉斯细胞组织细胞增生症（PLCH）、淋巴管肌瘤病（LAM）、慢性嗜酸性粒细胞性肺炎和肺泡蛋白沉积症。

二、病因及病理生理改变

引起 ILD 的病因很多，例如粉尘吸入、药物损伤、吸烟、过敏、感染因素等，但仍有些病因目前尚仍不清楚。虽然不同类型 ILD 的病理学改变各不相同，但存在着相似的病理生理学过程。主要包括肺顺应性降低、肺容量减少、弥散功能障碍、通气/血流比例失调、低氧血症，尤其是以运动后负荷加重为特征，而无明显的二氧化碳潴留，久而久之可形成肺动脉高压。

三、临床表现

多为隐匿性发病，逐渐进展的劳力性呼吸困难是最常见症状，常伴有干咳。因症状隐匿，容易被忽视，进展到后期可出现肺动脉高压和 I 型呼吸衰竭。主要体征为呼吸加快、口唇发绀，双下肺为著的 Velcro 啰音是典型体征，部分患者可见杵状指（趾）。

四、辅助检查

（1）胸部影像学检查。胸部 CT 尤其是高分辨 CT 观察病变更为清晰，有助于分析肺部病变的性质、分布及严重程度。

（2）肺功能检查。肺功能检查的特征性改变为限制性通气功能障碍和弥散功能障碍，早期多表现为 CO 弥散量下降，病情进展可出现肺总量、肺活量和功能残气量减少，一般不伴有气道阻力的增加。

（3）支气管镜及肺泡灌洗。通过支气管镜和支气管肺泡灌洗可观察气道黏膜，收取肺泡灌洗液进行细胞分类及上清液生化、免疫测定，对 ILD 的诊断、活动性判断及疗效评估有一定价值。

（4）肺活检。主要包括经支气管肺活检、经皮肺穿刺活检、外科肺活检。活检方法应根据诊断需要和病情选择，首选创伤性小、阳性率和特异性高的方法。

五、ILD 的全程管理

（一）患者纳入标准

1. 根据临床评估、影像学、体征和组织学检查结果确诊的 ILD。

2. 无病理学结果，呼吸专科医生根据病史及其他辅助检查确诊的 ILD。

（二）知情同意

患者及家属自愿参与管理，并能配合随访，包括电话随访、门诊随访、家庭随访，签署知情同意书。

（三）信息收集（建立档案），见表3-6-1。

表3-6-1　患者信息收集表

基本信息收集表

姓名：_____　性别：男／女　出生日期：_____　联系电话：_____

家庭住址：_____

民族：_____　身高：_____　体重：_____　BMI：_____

职业：_____

居住环境是否接触鸟类或霉菌：□是 _____　　　□否

文化程度：_____

医疗费支付方式：_____

疾病首次确诊时间：_____

吸烟史：□从不吸烟

□不吸烟，但有二手烟暴露史　暴露场所：□家庭　　□办公室

□有吸烟，现已戒烟　　　开始吸烟年龄：_____　岁

戒烟时年龄：_____岁

戒烟前平均每日吸烟：_____支

□吸烟　　　　　　　开始吸烟年龄：_____岁

　　　　　平均每日吸烟：_____支

体育锻炼（有计划的）：□从不　□偶尔　□经常

锻炼方式：□散步　　□慢跑　□快步走　□器械锻炼　　□骑自行车

□呼吸康复操　　□太极拳　□八段锦　□其他

每日锻炼时间：□30~60分钟　□60~90分钟　□90~120分钟　□>120分钟

每周锻炼时间：□1~2天　　□3~4天　　□5~6天　　□7天

疾病相关信息收集		
症状	咳嗽：　□是　　□否 咳痰：　□干咳　□有痰 每日咳痰次数：□1~10次　□10~30次　□30次以上 痰液颜色：□白色泡沫　□白色黏液　□黄白黏痰 □黄色黏痰　□黄色泡沫痰　□其他 喘息：□是　　□否	
急性 发作	1. 近一年因ILD急性加重_____次 2. 近一年因ILD急诊就诊：□无□有 急诊就诊次数：　□1次　□2次　□3次及以上 急性加重住院：_____次，最近一次住院时间：_____ 3. 近一年因ILD全身激素口服或静脉使用：□无□有 全身激素使用次数 □1次　□2次　□3次及以上　□常年	

续表

疾病相关信息收集	
疾病综合情况评估	肺功能检查：□否　□是 FVC 占预计值的百分比 _____DLco _____ 呼吸困难发作次数：□1～3 次，白天发作，无夜间发作 　　　　　　　　　□1～3 次，白天、夜间均有发作 　　　　　　　　　□3 次以上白天、夜间均有发作 呼吸困难： □0 级　我仅在用力运动时出现呼吸困难 □1 级　我在平地快步行走或步行爬小坡时出现气短 □2 级　我由于气短，平地行走时比同龄人慢或者需要停下来休息 □3 级　我在平地行走 100 m 左右或几分钟后需要停下来喘气 □4 级　我因严重呼吸困难以至于不能离家，或在穿、脱衣服时出现呼吸困难 6 分钟步行距离：_____m 动脉血气分析：□是　　□否　　□吸氧情况下　□未吸氧 酸碱度 _____　PO$_2$ _____　PCO$_2$ _____　HCO$_3^-$ _____　BE _____ 胸部 HRCT（主要结果）_____ _____

用药情况	药物名称	用法用量	治疗开始时间	副作用

氧疗情况	氧疗：　　□是　　　　□否 每日累计氧疗时间：_____小时 氧疗方式：□鼻塞　　□面罩　　□家庭无创 供氧方式：□氧气枕　□氧气瓶　□制氧机 吸氧流量或浓度：_____ 呼吸机治疗参数：_____ 氧饱和度波动范围：_____%

并发症	1. 呼吸衰竭□无□有 首次诊断时间：　　年　　月　　日 2. 肺心病　□无□有 首次诊断时间：　　年　　月　　日 3. 肺动脉高压　□无□有 首次诊断时间：　　年　　月　　日 4. 阻塞性肺疾病□无□有 首次诊断时间：　　年　　月　　日 5. 肺部感染　□无□有 6. 自发性气胸□无□有 7. 胃食管反流病□无□有 8. 结缔组织病□无□有_____ 9. 心血管疾病　□无□有_____ 10. 脑血管疾病　□无□有_____ 11. 内分泌系统疾病　□无□有_____ 12. 其他疾病_____

续表

疾病相关信息收集

活动能力（下标数字为分数）	日常生活自理能力（ADL）得分：_____ 1. 进食　□可独立进食$_{10}$□需部分帮助$_5$□需极大帮助或完全依赖人$_0$ 2. 洗澡　□准备好洗澡水后，可自己独立完成$_5$□在洗澡过程中需要他人帮助$_0$ 3. 修饰　□可自己独立完成$_5$□需他人帮助$_0$ 4. 穿衣　□可独立完成$_{10}$□需部分帮助$_5$□需极大帮助或完全依赖他人$_0$ 5. 控制大便　□可控制大便$_{10}$□偶尔失控$_5$□完全失控$_0$ 6. 控制小便　□可控制小便$_{10}$□偶尔失控$_5$□完全失控$_0$ 7. 如厕　□可独立完成$_{10}$□需部分帮助$_5$□需极大帮助或完全依赖他$_0$ 8. 床椅转移　□可独立完成$_{15}$□需部分帮助$_{10}$□需极大帮助$_5$□完全依赖他人$_0$ 9. 平地行走　□可独立在平地上行走45 m$_{15}$□需部分帮助$_{10}$□需极大帮助$_5$□完全依赖他人$_0$ 10. 上下楼梯　□完全独立$_{10}$□需部分帮助$_5$　□需极大帮助$_0$
营养状况	营养风险评分 _____ 	营养状况指标	分数	选择
---	---	---
正常营养状态	0	
3个月内体重减轻>5%或最近1个星期进食量（与需要量相比）减少20%～50%）	1	
2个月内体重减轻>5%或BMI 18.5～20.5或最近1个星期进食量（与需要量相比）减少50%～75%	2	
1个月内体重减轻>5%（或3个月内减轻>15%）BMI<18.5（或血清白蛋白<35g/L）或最近1个星期进食量（与需要量相比）减少70%～100%	3		
心理状态	焦虑筛查：□是　　　　□否 以下问题回答有2项及以上为"是"则提示存在焦虑，需进一步检查 	序号	问题	判断标准
---	---	---
1	你认为你是一个容易焦虑或紧张的人吗	回答"是"为阳性
2	最近一段时间你是否比平时更感到恐惧或焦虑不安	回答"是"为阳性
3	是否有一些特殊的场合或情境更容易让你感到焦虑	回答"是"为阳性
4	你曾经有过惊恐发作吗	回答"有"为阳性 | 抑郁筛查：□是　　　　□否 以下问题回答皆为"是"则提示存在抑郁，需进一步检查 | 序号	问题	判断标准
---	---	---
1	过去几周（或几月）你是否感到无精打采、伤感，或对生活的乐趣减少了	回答"是"为阳性
2	除了不开心之外，是否比平时更悲观或想哭	回答"是"为阳性
3	你经常有早醒吗	回答每月超过1次为阳性
4	你近来是否经常想到活着没有意思	回答"经常"或"是"为阳性	

（四）制订随访计划表

根据2023年发表的《间质性肺疾病多学科讨论规范中国专家共识》将患者进行分组并制定随访计划见表3-6-2、表3-6-3：

A 组：评估充分但获得低信度诊断的患者

B 组：急性/亚急性病程、新诊断或调整治疗方案的患者

C 组：慢性、病情稳定的患者

表 3-6-2　间质性肺疾病患者随访管理表

项目	一级管理	二级管理	急性加重管理
管理对象	A 组	BC 组	急性加重患者
建立健康档案	立即	立即	立即
非药物治疗	立即开始	立即开始	立即开始
药物治疗（确诊后）	A 组按需使用	立即开始	立即开始
随访周期	6 月一次	3 月一次	随时，稳定后 1 个月
随访肺功能	1 年一次	6 月一次	随时，稳定后 1 个月
随访症状	6 月一次	3 月一次	随时，稳定后 1 个月
随访急性加重期	6 月一次	3 月一次	稳定后 3 个月一次
随访并发症	1 年一次	1 年一次	稳定后 1 年一次
转诊	必要时	必要时	必要时

表 3-6-3　间质性肺疾病患者全程随访计划表

时间	（首次）									
肺功能										
mMRC										
6MWT										
血气分析										
ADL										
用药依从性										
用氧指导										
运动或康复指导										

（五）管理内容

1. 饮食管理

（1）饮食原则：戒烟戒酒、营养均衡的饮食（指富含蔬菜、粗粮、全麦谷物，少加工红肉、油炸食品，低盐低糖低脂优质蛋白饮食），尽量选择清淡的烹饪方式，如煮、清炖、蒸、焖、熬等方法。

（2）科学、合理的膳食安排：患者可少食多餐，饮食上应根据患者的喜好，选择营养丰富、易消化的食物。清淡为主，尽量色香味俱全，从感观上刺激患者的食欲；避免进食辛辣刺激食物；勿暴饮暴食；避免摄入容易引起腹胀及便秘的食物。必要时，

可静脉输入营养物质。

2. 用药管理

（1）糖皮质激素：常用药物有泼尼松、甲泼尼龙。治疗期间应注意激素的副作用，减量时应在数周到数月内缓慢减量，同时密切随访，防止疾病复发。糖皮质激素常见的不良反应有满月脸、水牛背、痤疮、多毛、高血钠、低血钾、高血压、水肿、高血糖、消瘦、水钠潴留、高脂血症、骨质疏松、股骨头坏死、青光眼等。

（2）免疫抑制剂：常与激素联用，常用药物有环磷酰胺、硫唑嘌呤、氨甲蝶呤、吗替麦考酚酯、羟氯喹、环孢素和西罗莫司等。治疗期间应注意激素的副作用，注意预防感染。

（3）抗纤维化药物：目前已上市的药物主要是吡非尼酮和尼达尼布。吡非尼酮具有抗炎、抗纤维化和抗氧化的特性，能够延缓肺功能的降低，改善患者的生存期，适用于轻到中度肺功能受损的特发性肺纤维化患者，安全性较好。主要的不良反应包括光过敏、皮疹、乏力、胃部不适和厌食等。尼达尼布是一种多靶点络氨酸激酶抑制剂，可以阻断成纤维细胞增殖、迁移和转化，从而抑制肺纤维化的发生，适用于特发性肺纤维化，或疾病进展的结缔组织病系统性硬化相关性间质性肺炎的患者。主要不良反应为腹泻、恶心、肝药酶升高等，中度或重度肝损伤患者禁用。

3. 氧疗管理

在配合药物治疗的同时，氧疗亦为首选及必备的治疗方法，氧疗首先可缓解患者缺氧症状，提高患者血氧饱和度，改善肺通气功能；另外可缓解由于低氧所引起的肺动脉高压、减轻右心室负担，可延缓肺心病的发生与发展。如果静息状态下动脉血气氧分压低于 60 mmHg 或动脉血氧饱和度小于 85% 的患者必须持续吸氧。若出现活动后气短，伴随血氧饱和度下降的患者根据缺氧程度，间断进行氧疗。可根据临床实际采用多种吸氧方法，如鼻塞、鼻导管、面罩吸氧法、无创通气治疗等以使其血氧饱和度维持在 88% 以上。

4. 运动管理

运动训练包括：耐力训练（步行、功率车等）、上下肢的阻力训练、柔韧性训练、间歇性训练，运动中的呼吸支持技术等，通过优化骨骼肌和呼吸肌的功能状态，改善肺功能以及运动能力，以高强度间歇训练最佳（最大心率的 90%～95%）。运动训练计划的制订遵循个体化运动处方和进阶式原则，ILD 患者运动时呼吸困难和低氧血症较慢阻肺患者明显，ATS/ERS 呼吸康复治疗的声明建议在 ILD 运动训练期间进行氧疗，优先间歇训练。氧疗联合运动训练可以提高 ILD 患者的运动耐受上限，间歇训练出现运动性低氧血症和呼吸困难的概率低，对于合并骨骼肌肉和关节疾病的患者，要避免负重运动，与步行训练相比，静息状态下居家脚踏功率自行车可能更合适。呼吸康复运动训练处方遵循 FITT 原则（frequency－频率，intensity－强度，time－时间，type－

类型）。强度可以采取自我感觉劳累表格或靶心率来监测。

（1）上肢功能锻炼：能提升患者的日常生活能力，增加前臂运动能力，减少通气需求。

（2）下肢功能锻炼：卧床休息会导致患者肌量每周减少5%，3～5周肌力下降50%。下肢功能锻炼可有效减缓下肢肌量下降。

（3）呼吸康复操：上下肢合并训练较单纯上肢或者下肢训练能更显著地改善运动能力和生活质量。

5. 心理干预

指导患者坚定治疗信心，避免悲观和放弃治疗的情绪，减轻患者心理的焦虑和痛苦；对终末期间质性肺病的患者，应给予临终关怀。

6. 预防管理

（1）避免反复上呼吸道感染，季节更换时注意气候冷暖变化，避免着凉感冒。雾霾天气减少外出，外出带好口罩，多喝温水漱口，保持呼吸道湿润状态。

（2）流感疫苗、肺炎疫苗、胸腺素等皮下接种可以提高机体免疫功能，降低呼吸道感染概率。

（3）戒烟，烟雾有加重肺纤维化的危害，要控制病情进展，必须戒烟。

（陈晓珊、高芩、伍家民）

参考文献

[1] 王辰、赵红梅. 呼吸疾病康复指南［M］. 北京：人民卫生出版社，2021.

[2] 陈荣昌，钟南山，刘又宁. 呼吸病学［M］. 北京：人民卫生出版社，2022.

[3] 吴小玲，金洪. 呼吸临床实用指南［M］. 成都：四川科学技术出版社，2014.

[4] 吴小玲，万群芳，黎贵湘. 呼吸内科护理手册［M］. 北京：科学出版社，2015.

第七章　肺癌患者术后的全程管理

一、概述

原发性支气管肺癌（简称肺癌）是起源于支气管黏膜或腺体的肿瘤，高居我国癌症发病率、死亡率首位，年新增774 323例，年死亡690 567例。虽然我国肺癌年龄标准化发病率与美国、英国等发达国家相近，但年龄标准化死亡率却是后者的1.4倍。肺癌患者总体5年生存率仅为19.8%，远低于乳腺癌（83.2%）、宫颈癌（67.6%）等恶性肿瘤，且我国肺癌患者生存预后差，关键原因是肺癌早期常无特异性临床症状，早期诊断困难，Ⅰ期肺癌（早期）仅占19.0%，Ⅲ期/Ⅳ期（晚期）占64.6%。肺癌治疗效果差，经济负担重，造成严重的家庭及社会负担。

据相关肺癌治疗的研究报道，最有效的防治手段仍是早期筛查，早期诊断及早期治疗。近年来随着低剂量螺旋 CT 技术在肺癌筛查中的广泛应用，肺部小结节（solitary pulmonary nodul，SPN）在临床中的检出率越来越多，并且呈逐年升高趋势，其中磨玻璃结节（ground glass opacity，GGO）多见，据相关文献报道其恶性率在 53% ~ 73%，以原位癌、浸润性腺癌最为多见，此类患者术后病理属于早期肺癌或者癌前病变，术后生存率高达 92%。早期发现并手术治疗是其临床治愈的关键。

二、病因及病理生理改变

肺癌的病因至今尚不完全明确，大量的资料表明其危险因素包括：

（1）吸烟：目前认为是肺癌的最主要高危因素，烟草中有超过 3 000 种化学物质，其中多链芳香烃类化合物（如苯并芘）和亚硝胺均有很强的致癌活性。长期吸烟或被动吸烟可引起致支气管黏膜上皮细胞增生鳞状上皮化，诱发鳞状细胞癌或未分化小细胞癌。

（2）大气污染：经常吸入空气粉尘等致癌物。

（3）职业因素：长期接触铀、镭等放射性物质及其衍生物，致癌性碳氢化合物等物质均可诱发肺癌，主要是鳞癌和未分化小细胞癌。

（4）既往肺部慢性感染：如肺结核、支气管扩张症等患者，支气管上皮在慢性感染过程中可能化生为鳞状上皮致使癌变，但较为少见。

（5）遗传等因素：家族聚集、遗传易感性以及免疫功能降低，代谢、内分泌功能失调等。

（6）自身因素：肺部疾病史和遗传史的群体发病率较高。

不同分型肺癌的病理生理改变不尽相同，因此不做详述。

三、临床表现

肺癌的临床表现具有多样性但缺乏特异性，因此常导致肺癌诊断的延误。周围型肺癌通常不表现出任何症状，常在健康体检或因其他疾病行胸部影像学检查时发现。肺癌的临床表现可以归纳为：原发肿瘤本身局部生长引起的症状，原发肿瘤侵犯邻近器官、结构引起的症状，肿瘤远处转移引起的症状以及肺癌的肺外表现（如副肿瘤综合征）等。

四、辅助检查

（1）冠状动脉 CT 血管造影（coronary computed tomography angiography，CCTA）：其在发现或排除冠心病方面具有较高的敏感性和特异性。

（2）胸部 CT 检查：主要表现为横膈、纵隔侵犯、胸壁侵犯、肺不张等，伴有或不伴有胸膜腔积液、肺门及纵隔淋巴结增大或环形强化。

（3）MRI 检查：主要能区分肿瘤及远端的阻塞性病变，部分患者可累及主支气管，主要表现为主支气管管壁增厚、管腔狭窄等。

（4）放射性核素全身骨显像：是公认的探测早期骨转移瘤的最灵敏的检查方法。

（5）纤维支气管镜检查：是肺癌治疗的一个重要措施，不仅可以直接观察气管、支气管、叶支气管及段支气管等开口和内部情况，而且可以经纤维支气管镜直接对肿块进行活检或刷检和支气管肺泡灌洗检查，或对肺、肺门、纵隔淋巴结进行活检或刷检，为大部分患者提供更明确的细胞学、病理学诊断及更详细的临床诊断。

（6）肺功能检查：是胸部手术必不可少的检查项目，是对术后是否发生呼吸衰竭等并发症的初步筛选。

（7）血清学肿瘤标志物检测：美国临床生化委员会和欧洲肿瘤标志物专家组推荐常用的原发性肺癌标志物有癌胚抗原（carcino embryonic antigen，CEA）、神经元特异性烯醇化酶（neuron specifice nolase，NSE）、细胞角蛋白 19 片段抗原 21 - 1（cytokeratin19 fragmentantigen21 - 1，CYFRA21 - 1）、胃泌素释放肽前体（pro - gastrin - releasingpeptide，ProGRP），以及鳞状上皮细胞癌抗原（squamous cell carcinoma anti gen，SC-CAg）等。以上肿瘤标志物联合检测，可提高其在临床应用中的灵敏度和特异度。

五、肺癌患者术后的全程管理

（一）患者纳入标准

（1）术前经胸部 CT 诊断为肺结节病，住院行手术治疗确认为肺癌的患者。

（2）患有糖尿病、高血压，长期血糖及血压控制良好，未出现相关并发症者。

（3）无严重心血管疾病。

（4）无严重并发症及器官功能衰竭。

（二）知情同意

患者及家属自愿参与管理，并能配合随访，包括电话随访、门诊随访、家庭随访，签署知情同意书。

（三）信息收集（建立档案），见表3-7-1。

表3-7-1 患者信息收集表

姓名：＿＿＿＿ 性别：男/女 出生日期：＿＿＿＿ 联系电话：＿＿＿＿

家庭住址：＿＿＿＿＿＿＿＿＿＿＿＿＿＿＿＿＿＿＿＿＿＿＿＿

民族：＿＿＿＿身高：＿＿＿＿体重：＿＿＿＿BMI：＿＿＿＿

职业：＿＿＿＿＿＿＿＿＿＿文化程度：＿＿＿＿＿＿＿＿

医疗费支付方式：＿＿＿＿＿＿＿＿＿＿＿＿＿＿＿＿＿＿＿

疾病首次确诊时间：＿＿＿＿＿＿＿＿＿＿＿＿＿＿＿＿＿＿

手术时间：＿＿＿＿＿＿＿＿＿＿＿＿＿＿＿＿＿＿＿＿＿＿

手术方式：□全肺切除术 □肺叶切除术 □肺段切除术 □楔形切除术

病理诊断：□腺癌 □鳞癌 □小细胞癌 □大细胞癌

疾病分期：□Ⅰ □Ⅱ □Ⅲ □不清楚

淋巴结清扫：□有 □无

吸烟史：□从不吸烟

□不吸烟，但有二手烟暴露史 暴露场所：□家庭 □办公室

□有吸烟，现已戒烟 开始吸烟年龄：＿＿＿＿岁

戒烟时年龄：＿＿＿＿岁

戒烟前平均每日吸烟：＿＿＿＿支

□吸烟 开始吸烟年龄：＿＿＿＿岁 平均每日吸烟：＿＿＿＿支

既往史：□肺部慢性感染 □肺结核 □支气管扩张

遗传：□家族史 □免疫功能低下 □代谢异常 □内分泌功能失调

体育锻炼（有计划的）：□从不 □偶尔 □经常

锻炼方式：□散步 □慢跑 □快步走 □器械锻炼 □骑自行车

□呼吸康复操 □太极拳 □八段锦 其他＿＿＿＿

每日锻炼时间：□30～60分钟 □60～90分钟 □90～120分钟 □>120分钟

每周锻炼时间：□1～2天 □3～4天 □5～6天 □7天

	疾病相关信息收集
症状	发热：□是 □否 咳嗽：□是 □否 咯血：□血丝痰 □咯血 每日咯血次数：□1～10次 □10～30次 □30次以上 咯血总量：＿＿＿＿mL 呼吸困难发作次数：□1～3次，白天发作，无夜间发作 □1～3次，白天、夜间均有发作 □3次以上白天、夜间均有发作 呼吸困难： □0级 我仅在用力运动时出现呼吸困难 □1级 我在平地快步行走或步行爬小坡时出现气短 □2级 我由于气短，平地行走时比同龄人慢或者需停下来休息 □3级 我在平地行走100 m左右或几分钟后需要停下来喘气 □4级 我因严重呼吸困难以至于不能离家，或在穿、脱衣服时出现呼吸困难 □6分钟步行距离：＿＿＿＿m

续表

心理状态	焦虑筛查：□是　　　□否

心理状态

焦虑筛查：□是　　　□否

以下问题回答有 2 项及以上为"是"则提示存在焦虑，需进一步检查

序号	问题	判断标准
1	你认为你是一个容易焦虑或紧张的人吗	回答"是"为阳性
2	最近一段时间你是否比平时更感到恐惧或焦虑不安	回答"是"为阳性
3	是否有一些特殊的场合或情境更容易让你感到焦虑	回答"是"为阳性
4	你曾经有过惊恐发作吗	回答"有"为阳性

抑郁筛查：□是　　　□否

以下问题回答皆为"是"则提示存在抑郁，需进一步检查

序号	问题	判断标准
1	过去几周（或几月）你是否感到无精打采、伤感，或对生活的乐趣减少了	回答"是"为阳性
2	除了不开心之外，是否比平时更悲观或想哭	回答"是"为阳性
3	你经常有早醒吗	回答每月超过 1 次为阳性
4	你近来是否经常想到活着没有意思	回答"经常"或"是"为阳性

疼痛评估

疼痛　　□是　　　□否　　　评分：
疼痛部位：

疼痛程度	分值
1 级（无疼痛感）	0
2 级（轻度疼痛）	1～3
3 级（中度疼痛）	4～6
4 级（重度疼痛）	7～9
5 级（剧烈疼痛）	10 分

用药情况

止疼药物的使用：　　　□是　　　□否
药物依赖性：□长期使用　　　□疼痛症状严重时使用
止疼药物的种类：

药物名称	规格	用法用量	治疗开始时间

续表

营养状况	营养风险评分：_____		
	营养状况指标	**分数**	**选择**
	正常营养状态	0	
	3个月内体重减轻>5%或最近1个星期进食量（与需要量相比）减少20%～50%	1	
	2个月内体重减轻>5%或BMI 18.5～20.5或最近1个星期进食量（与需要量相比）减少50%～75%	2	
	1个月内体重减轻>5%（或3个月内减轻>15%）BMI<18.5（或血清白蛋白<35g/L）或最近1个星期进食量（与需要量相比）减少70%～100%	3	

| 肺癌生存质量 | EORTCQLQ－LC43 量表：该量表由 EORTCQLQ 的核心量表 QLQ－C30 和肺癌特异模块 QLQ－LC13 共同构成。核心量表 QLQ－C30 是共性模块，包括 5 个功能量分别为躯体功能（physical functioning）、角色功能（rolefunctioning）、认知功能（cognitivefunctioning）、情绪功能（emotional functioning）和社会功能（socialfunctioning），通过整体生活质量（qualityoflife，QL）反映患者总生活质量。
1. 乏力　□无　□有
2. 疼痛　□无　□有
3. 恶心呕吐：□无　□有
4. 口舌发酸：□无　□有
5. 吞咽困难：□无　□有
6. 手足刺疼：□无　□有
EORTCQLQ－LC43 量表可以较准确地反映肺癌患者的生活质量。 |

| 术后辅助治疗 | 化疗：　　□是　　　　□否
放疗：　　□是　　　　□否
基因检测：□是　　　　□否
靶向药物治疗：□是　　　□否
非特异性免疫治疗：□是　　　□否
特异性免疫治疗：□是　　　□否
中药治疗：□是　　　　□否
生物治疗：□是　　　　□否
口服其他用药（名称、剂量、用法）
药物 1：
药物 2：
药物 3： |

（四）随访管理

1. 根据其病理分期、高危因素、基因突变等因素决定其术后的辅助治疗方案，而不同的因素及其治疗方案对其术后复发模式存在一定的影响。因此随访内容也有不同，肺癌术后影像学及血液检查内容主要随访方案，见表 3－7－2。

表 3 - 7 - 2　肺癌术后随访方案

随访方案	具体内容
随访方案 A	①病史；②体格检查；③肺癌肿瘤标志物：NSE、SCC、CEA、糖抗原 CA125，CYFRA21 - 1；④检查项目：低剂量胸部螺旋 CT 平扫（必要时胸部增强 CT）
随访方案 B	方案 A（局部）＋检查项目：腹部 CT 平扫或 B 超，头颅增强 MRI，全身骨扫描：①病史；②体格检查；③肺癌肿瘤标志物；④全身 PET - CT 检查
随访方案 C（非必要）	锁骨上淋巴结 B 超，纤维支气管镜，EBUS/EUS，经皮穿刺活检，淋巴结活检及浅表肿物活检，体腔积液细胞学检查，痰细胞学，胸腔镜，纵隔镜；CTC，ctDNA

注：NSE：神经元特异性烯醇化酶（neuron - specific enolase）；SCC：鳞状细胞癌抗原（squamous cell carcinoma antigen）；CEA：癌胚抗原（carcinoembryonic antigen）；CYFRA21 - 1：细胞角蛋白 19 片段（cytokeratin - 19 - fragment）；MRI：磁共振成像（magnetic resonance imaging）；PET：正电子发射断层成像（positron emission tomography）；EBUS：支气管内镜超声（ndobronchial ultrasound）；EUS：内镜超声（endoscopic ultrasonography）；CTC：循环肿瘤细胞（circulating tumor cell）；ctDNA：循环肿瘤 DNA（circulating tumor DNA）

2. 不同分型肺癌患者术后随访方案，见表 3 - 7 - 3。

表 3 - 7 - 3　不同分型肺癌患者术后随访方案

分类	时间频率	随访方案
Ⅰ期（术后无须辅助治疗，驱动基因阴性）	前 2 年每半年随访 1 次	每年上半年随访方案 A，下半年随访方案 B
	第 2 年后每年随访 1 次	随访方案 B
T 期、M_A 期、M_B 期（$T_3N_2M_0$）（术后需辅助治疗，驱动基因阴性）	前 2 年每个季度随访 1 次	每年前 3 个季度为随访方案 A，第 4 个季度为随访方案 B
	第 3～4 年每半年随访 1 次	每年上半年随访方案 A，每年下半年随访方案 B
	第 4 年后每 1 年随访 1 次	随访方案 B
EGFR 阳性术后无须辅助治疗	前 2 年每半年随访 1 次	每年上半年随访方案 A，下半年随访方案 B
	第 2 年后每年随访 1 次	随访方案 B
EGFR 阳性术后需辅助治疗	前 3 年每个季度随访 1 次	每年前 3 个季度为随访方案 A，第 4 个季度为随访方案 B
	第 4～6 年每半年随访 1 次	每年上半年随访方案 A，下半年随访方案 B
	第 6 年后每 1 年随访 1 次	方案 B
ALK 突变及其他少见突变术后无须辅助治疗	在Ⅰ期（术后无须辅助治疗，驱动基因阴性）方案基础上适当增加随访频率	方案 B

续表

分类	时间频率	随访方案
ALK 突变及其他少见突变术后需辅助治疗	同 EGFR 阳性，术后需辅助治疗方案	

注：EGFR：表皮生长因子受体（epidermal growth factor receptor）；ALK：间变性淋巴瘤激酶（anaplastic lymphoma kinase）。

所有进行治疗的患者应鼓励患者长期戒烟。

（五）肺癌患者术后全程管理内容

1. 呼吸道管理

主要教会患者运用主动循环呼吸技术（active cycle of breathing techniques，ACBT），它是一种由患者主动参与的呼吸道管理技术，主要包括呼吸控制、胸部扩张训练、用力呼气3个部分，它可快速清除呼吸道分泌物，促进患者咳嗽、排痰，降低分泌物对呼吸道的刺激。在实施过程中，患者以端坐位或半坐卧位为宜，训练方法如下：

1）呼吸控制（BC）

（1）在主动循环呼吸中，TEE 和 FET 之间的休息间歇为呼吸控制期。

（2）患者放松上胸部、肩部。

（3）利用下胸部和腹部完成呼吸，即膈式呼吸。

（4）按自身的速度和深度进行潮式呼吸（潮气量呼吸）。

（5）此阶段持续时间与患者需求相适应。

2）胸廓扩张运动（TEE）

（1）深吸气到吸气储备量（补吸气量）。

（2）吸气末屏气3秒。

（3）呼气是被动轻松的。

（4）在每一主动呼吸循环中完成3次。

3）用力呼气技术（FET）

（1）用力呼气技术由 1~2 次用力呼气（呵气）组成。

（2）是一种快速但不用最大努力的呼气。

（3）中等强度吸气后的呵气，较久、较低沉，从外周气道清除分泌物。

（4）深吸气后的呵气，较短、较响亮，清除近端较大气道分泌物肺癌患者可行 ACBT 训练计划，见表3-7-4。

表3-7-4 肺癌患者 ACBT 训练计划表

时间 \ 频率	呼吸控制	胸部扩张训练	有效用力呼气
手术前通过宣传海报、训练小册子、小视频等让病人对训练有初步认知	1~2	1~2	1~2
术前对患者进行训练	1~2	1~2	1~2
术后第1天	1	1	1
术后第2天	2~3	2~3	2~3
术后第3~6天	3~4	3~4	3~4
术后1周	4~5	4~5	4~5
术后1~3月	5~8	5~8	5~8

2. 进行有效的肢体训练及呼吸训练（每日进行）

可到康复门诊或呼吸慢性病管理门诊就诊，获取专业指导，也可以坚持练习华西呼吸康复操，详见表3-7-5。

表3-7-5 华西坐位呼吸康复操图示

分节	动作要领	呼吸方式	图示
第一节 头颈 运动	双手叉腰； 两眼平视； 自然呼吸	吸气，仰头/抬头； 呼气，低头/左右转头	
第二节 肩部 运动	吸气时双臂平展； 呼气时双手搭肩； 吸气时双肩外展； 呼气时内收， 吸气双手从腋下反穿； 呼气双臂自然下落	吸气，外展； 呼气，内收	

续表

分节	动作要领	呼吸方式	图示
第三节 升臂 运动	吸气时双臂上举，同时双脚上垫 呼气时掌心翻转下落	吸气，双臂上举 呼气，翻转下落	
第四节 曲肘 下蹲	吸气时屈肘下蹲 呼气时伸臂	吸气，屈肘下蹲 呼气，伸臂	
第五节 侧体 运动	吸气：左脚开步，与肩同宽，双手打开平举 呼气时侧弯 吸气时回正	呼气，侧弯 吸气，回正	
第六节 转体 运动	呼气时转体搭肩 吸气时回正 左右臂交替	呼气，转体搭肩 吸气，回正	
第七节 双手 托举	呼气时双臂下落 吸气时上托，最后呼气下落 自然呼吸	呼气，双臂下落 吸气，上托	

续表

分节	动作要领	呼吸方式	图示
第八节 抬腿 运动	吸气时抬腿屈膝 呼气时下落勾脚 吸气时展臂 呼气时抬腿 吸气时放松 左右腿交替	吸气，抬腿屈膝 呼气，下落勾脚 吸气，展臂 呼气，抬腿	
第九节 踮脚 运动	呼气时垫脚 吸气时扩胸 呼气时回正 双手扶于丹田	呼气，垫脚 吸气，扩胸	

病情允许的患者，可选择练习站位。

3. 患者相关症状的管理

表 3-7-6　肺癌患者术后症状管理

症状/发生频率	时间										
	术后第1天	术后第2天	术后第3天	术后第4天	术后第5天	术后1周	术后2周	术后3周	术后1月	术后2月	术后3月
疼痛											
悲伤、疲乏											
呕吐、恶心											
麻木、睡眠不安											
咳嗽、咳痰、气短											
咯血											
健忘											
胸闷											
食欲下降											
便秘											
昏睡											
口干											

备注：症状逐渐减少，如果症状没有减少反而增加应及时就医。

4. 营养管理方面

先对患者进行营养评估，进行 MCT 饮食指导。术后 4～6 小时口服温开水 100 mL。若无不适，术后 6～8 小时口服低脂型肠内营养粉 50 g，兑温水至 250 mL，提供能量约 200 kcal，蛋白质 8 g。控制饮用速度，小口饮用，30 分钟内饮完。必要时，8～10 小时口服第二次营养粉。

术后第一天开始进食 MCT 饮食，可每天搭配水果 200 g（拳头大小）加餐进食（根据自己喜好自备）。术后在院期间饮食注意事项：

（1）若主食（馒头、米饭等）不够，请与配餐员提出增加主食量。

（2）不能额外再进食高脂肉类、肉汤、纯牛奶、酸奶、豆浆、蛋黄。

（3）饮水以淡茶、果汁、白开水为主。

（4）出院后继续进食一周"低脂饮食"，然后逐渐恢复正常饮食。

低脂饮食：优先选择富含单不饱和脂肪酸的橄榄油、茶籽油以及含多不饱和脂肪酸的大豆油、玉米油、花生油等，尽量不食用动物油。交替使用不同种类的植物油，每天烹调用油控制在 20 g 以内。烹调方法以蒸、烩、煮、拌为主。不用油煎、油炸和富含油脂食品以及含反式脂肪酸的食品，如蛋糕、点心、人造黄油、肥猪肉、肥牛羊肉、肥鹅、肥鸭、猪皮、猪蹄、带皮蹄、肝、肾、肺、脑、鱼籽、蟹黄、腊肠、肉汤等。

5. 血栓管理

每一位患者在入院时即进行深静脉血栓（VTE）风险评估，填写 VTE 风险评估表，根据评估结果给予相应的 VTE 预防措施，包括早期活动，预防性抗凝治疗，使用抗血栓压力带等以降低术后肺栓塞和脑栓塞的发生率。

（符小敏、万群芳、叶丽娟）

参考文献

［1］ Loop T. Fast track in thoracic surgery and anaesthesia：update of concepts ［J］. Curr Opin Anaesthesiol，2016，29（1）：20－25.

［2］ Steenhagen E. Enhanced recovery after surgery：It's time to changepractice ［J］. Nutr Clin Pract，2016，31（1）：18－29.

［3］ Tyson MD，Chang SS. Enhanced recovery pathways versus standard care after cystectomy：a meta－analysis of the effect on perioperative outcomes ［J］. Eur Urol，2016，70（6）：995－1003.

［4］ 中国加速康复外科专家组. 中国加速康复外科围手术期管理专家共识（2016）［J］. 中华外科杂志，2016，54（6）：413－418.

第八章 肺移植患者的全程管理

一、概述

肺移植作为终末期肺病的治疗手段，在全球历经 60 余年的发展。在我国也高速发展了 20 余年。肺移植，俗称"换肺"。当一个人的肺发生了严重的病变导致肺不可逆转的病损且药物治疗无效时，称为终末期肺病，此时顺畅的一呼一吸对患者就成了可望而不可求的事，这时就要通过肺移植的方式将病变的肺切除，同时更换健康的肺，从而恢复患者正常的呼吸。

伴随着各种肺实质、肺血管及支气管发生了不可逆的改变，肺功能出现严重障碍，或患者反复伴有感染、出血等状况，患者多有明显的呼吸困难及呼吸衰竭，极大程度地降低了患者的生活质量，使患者过早地丧失劳动力，甚至导致患者死亡。对于经充分内科治疗后仍不能改善症状、不能维持基本呼吸功能的患者，肺移植是目前唯一有效的治疗方法。肺移植是指通过手术的方法切除丧失功能的病肺，同时将同种异体的健康肺植入体内的过程，通过肺移植治疗，可以改善患者的生活质量，提高患者的活动能力。为了预防排斥反应，肺移植患者需长期服用免疫抑制药物。

二、适应证

肺移植手术主要用于慢性肺部疾病终末期的治疗，尤其适合慢性终末期肺部疾病经最优化、最合理治疗后肺功能仍进行性降低者，主要包括慢性阻塞性肺病、特发性肺间质纤维化、肺囊性纤维化、α_1 抗胰蛋白酶缺乏肺气肿、特发性肺动脉高压、支气管扩张症、肺结节病等。

三、禁忌证

（一）绝对禁忌证

（1）2 年之内的恶性肿瘤，表皮鳞癌和基底细胞瘤除外，总体说来 5 年之内有其他病史的都需谨慎，肺移植术在治疗局限的气管肺泡细胞癌中的应用还存有争议。

（2）伴有严重的无法治疗的其他器官、系统的严重病变者（心脏、肝或肾脏）、冠状动脉疾病或具有严重的左心室功能损伤都是绝对的禁忌证，但是可以考虑心肺联合移植术。

（3）无法治愈的肺外感染，包括慢性活动性病毒性肝炎（乙型肝炎或丙型肝炎）和艾滋病患者。

（4）显著的胸壁或脊柱畸形者。

（5）无法完成医疗治疗过程或随访过程者。

（6）未治疗的精神疾病或心理状况无法配合治疗者。

（7）没有经济能力及家庭、社会支持的患者。

（8）成瘾患者（如对乙醇、烟草或麻醉药）或6个月之内有成瘾史者。

（二）相对禁忌证

（1）年龄超过65岁者。老年患者由于并发症较多，生存率相对较低。因此，患者的年龄应当是受体选择的一项参考条件，虽然对于年龄的上限并无绝对的标准，但是随着相对禁忌证的出现将会增加患者的风险。

（2）危重的或不稳定的身体状况（如休克、机械通气或体外模氧合）。

（3）患者机体的恶病质。

（4）存在着高致病性的感染，如细菌、真菌或分枝杆菌。

（5）严重的肥胖（定义为体重指数超出30 kg/m^2）。

（6）严重的骨质疏松。

（7）机械通气。对于移植前使用机械通气支持的患者需要谨慎对待，要排除其他急性成慢性器官损伤，并且要积极地让其参与康复锻炼以提高肺移植术的成功率。

（8）其他情况。如同时伴有其他未达到终末期的器官损伤，如糖尿病、系统性高血压、消化性溃疡或胃食管反流需在移植前先予以治疗。患有冠状动脉疾病的患者应在肺移植术前先行介入治疗或旁路移植术。

四、手术方式

肺移植手术主要包括单肺移植术、双肺移植术、心肺联合移植术、活体肺叶移植术。

1. 单肺移植术

该手术一般由第4或5肋间向移植侧切开，显露肺静脉及主支气管后，可夹闭肺动脉以检测肺切除后对循环及氧供的影响。主要适用于65岁以下的无肺部感染的肺实质性疾病，如特发性肺纤维化、肺气肿；可治性先天性心脏病伴继发性肺动脉高压、无严重心力衰竭的肺血管性疾病等疾病。

2. 双肺移植术

主要适用于60岁以下囊性肺纤维化、严重疱性肺气肿、支气管扩张及无严重心力衰竭的肺血管性疾病，包括经典的整体双肺移植术和双侧单肺连续移植术。后者因为具有无须体外循环、术中心脏不停跳、术后出血和神经损伤少等优点，目前已逐渐取代了前者。

3. 心肺联合移植术

主要适用于55岁以下原发性肺动脉高压及不能矫正的各种先天性心脏病所致继发性肺动脉高压、晚期肺实质性疾病合并心功能不全、原发性肺动脉高压继发严重心力衰竭、囊性肺纤维化或双侧支气管扩张所致肺脓毒性感染等患者。

4. 活体肺叶移植术

主要适用于儿童和体型较小的成人终末期肺部疾患，主要是囊性肺纤维化，特别是在急性肺衰竭，又没有合适的供体时可以考虑该手术，术中注意不能钳夹和过多挤压肺组织。

五、辅助检查

肺移植时要进行系统的生理、心理的评估，主要包括以下的检查：胸部 CT、肺功能、心电图、超声心动图、血液相关检查（血型、移植配型、相关感染病原体抗体及核酸检测，重要脏器功能检测等），运动能力评估、骨密度检测以及其他与之健康状况相关的检查。

六、肺移植患者的全程管理

（一）患者纳入标准

（1）经移植团队评估确定成为肺移植候选的患者。

（2）肺移植术后患者。

（3）年龄≥18 岁。

（4）具有正常的沟通交流、读写能力，能够配合健康指导。

（二）肺移植候选条件

经上述辅助检查后患者需到移植中心就诊，但并非意味着自然成为移植候选者。移植团队需综合分析患者的检查结果及病史所有信息（包括生理及心理状况、经济能力、家庭及社会支持）以决定患者是否能成为肺移植候选者。以下简述各类型慢性终末期肺部疾病成为肺移植候选者的条件：

1. 慢性阻塞性肺疾病

（1）BODE 指数 7～10 的患者或有下列表现之一者。

（2）因急性高碳酸血症入院治疗的历史（$PaCO_2 > 50$ mmHg）。

（3）氧疗后无效的肺动脉高压和或肺源性心脏病。

（4）$FEV_1 < 20\%$、DLCO $< 20\%$ 或弥漫性肺气肿。

2. 囊性肺纤维化和其他原因引起的支气管扩张

（1）FEV_1 低于 30% 或下降迅速，尤其是年轻的女性患者。

（2）肺部疾病急剧恶化，需要入 ICU 治疗的患者。

（3）疾病恶化，需频繁的抗生素治疗。

（4）不能耐受和（或）再发性气胸。

（5）用支气管动脉栓塞不能控制地咯血。

3. 特发性肺纤维化和非特异性间质性肺炎

1）组织学或影像学证实 UIP 或下列中的任何一项

（1）一氧化碳弥散量少于 39%。

（2）6 个月内用力肺活量低于 10% 或更多。

（3）6 分钟步行试验中氧饱和度下降为 88% 以下。

（4）高分辨率 CT 显示蜂窝状改变（纤维分数 >2）。

2）组织学改变证实 NISP 和下列任何表现之一

（1）一氧化碳弥散量减为 35% 以下。

（2）用力肺活量减少 10% 或更多，或者 6 个月内一氧化碳弥散量降低 15%。

4. 肺动脉高压

（1）心功能级别为Ⅲ级或Ⅳ级，目前药物治疗已发挥到极致。

（2）6 分钟步行试验低于 350 m。

（3）静脉前列腺素 E 或类似药物治疗无效。

（4）心脏指数小于 2 L/（min·m²）。

（5）右房压超过 15 mmHg。

5. 肉瘤病

（1）运动耐受力的下降。

（2）休息时也发生低氧血症。

（3）肺动脉高压。

（5）右房压力超过 15 mmHg。

6. 淋巴管平滑肌增多症

（1）肺功能的严重损伤和锻炼能力的下降。

（2）休息时低氧血症。

7. 肺朗格汉斯细胞组织细胞增多症

（1）肺功能和锻炼功能的严重损伤。

（2）休息时低氧血症。

（三）知情同意

患者及家属自愿参与管理，并能配合随访，包括电话随访、门诊随访、家庭随访，签署知情同意书。

（四）信息收集（建立档案），见表 3 - 8 - 1

表 3 - 8 - 1　患者信息收集表

基本信息收集表
姓名：_____　　性别：男/女　　　出生日期：_____　　联系电话：_____ 家庭住址：_____ 民族：_____　　身高：_____　　体重：_____　BMI：_____ 职业：_____　　文化程度：_____ 医疗费支付方式：_____ 手术时间：_____ 手术方式：□全肺移植　□右肺移植　□双肺移植 吸烟史：□从不吸烟 □不吸烟，但有二手烟暴露史　　暴露场所：□家庭　　　□办公室 □有吸烟，现已戒烟　　　　开始吸烟年龄：_____　岁 戒烟时年龄：_____岁 戒烟前平均每日吸烟：_____支 □吸烟　　　　　　　　　开始吸烟年龄：_____岁 　　　　　　　　平均每日吸烟：_____支 居家照护情况：家庭情况：□独居　　　□与家人同居　　□多人居住 居住条件：□单间　□多人同住一间

续表

疾病相关信息收集

咳嗽： □是 □否

咳痰： □干咳 □有痰

每日咳痰次数：□1 ~ 10 次 □10 ~ 30 次 □30 次以上

痰液性质及颜色：□白色泡沫 □白色黏液 □黄白黏痰
　　　　　　　　□黄色黏痰 □黄色泡沫痰 □其他：

血压是否正常：□是 □否，请填写具体数值＿＿＿＿＿＿＿＿＿

血糖是否正常：□是 □否，请填写具体数值＿＿＿＿＿＿＿＿＿

血脂是否正常：□是 □否，请填写具体数值＿＿＿＿＿＿＿＿＿

呼吸困难发作次数：□1 ~ 3 次，白天发作，无夜间发作
　　　　　　　　　□1 ~ 3 次，白天、夜间均有发作
　　　　　　　　　□3 次以上白天、夜间均有发作

呼吸困难：

□0 级 我仅在用力运动时出现呼吸困难

□1 级 我在平地快步行走或步行爬小坡时出现气短

□2 级 我由于气短，平地行走时比同龄人慢或者需要停下来休息

□3 级 我在平地行走 100 m 左右或几分钟后需要停下来喘气

□4 级 我因严重呼吸困难以至于不能离家，或在穿、脱衣服时出现呼吸困难

免疫制剂的使用情况免疫制剂使用： □是 □否

免疫制剂使用依从性：□长期规律使用 □时间依赖使用

免疫制剂种类：

药物名称	用法用量	治疗开始时间	副作用

其他特殊用药（名称、剂量、用法）

药物 1： 药物 2：

药物 3： 药物 4：

辅助检查

肺功能检查： □是 □否 GOLD 肺功能分级：

FEV_1 值＿＿＿＿ FVC 值＿＿＿＿＿＿ FEV_1／FVC ＿＿＿＿＿＿

肺功能分级	肺功能 FEV_1 占预计值百分比
1 级（轻度）	≥80
2 级（中度）	50 ~ 79
3 级（重度）	30 ~ 49
4 级（极重度）	< 30

动脉血气分析：□是 □否 □吸氧情况下 □未吸氧

酸碱度＿＿＿＿ PO_2 ＿＿＿＿ PCO_2 ＿＿＿＿ HCO_3^- ＿＿＿＿ BE ＿＿＿＿

胸部 CT（主要结果）＿＿＿＿＿＿＿＿＿＿＿＿＿＿＿＿＿＿＿＿＿＿＿

续表

氧疗情况

氧疗： □是　　　□否

每日累计氧疗时间：　　　　　　　　　　小时

氧疗方式（可多选）：□鼻塞　　　□面罩　　　□家庭无创

供氧方式：□氧气枕　　□氧气瓶　　□制氧机

吸氧流量或浓度：

呼吸机压力：

SPO_2波动范围：

心理状态

焦虑筛查：□是　　　□否

以下问题回答有 2 项及以上为"是"则提示存在焦虑，需进一步检查

序号	问题	判断标准
1	你认为你是一个容易焦虑或紧张的人吗	回答"是"为阳性
2	最近一段时间你是否比平时更感到恐惧或焦虑不安	回答"是"为阳性
3	是否有一些特殊的场合或情境更容易让你感到焦虑	回答"是"为阳性
4	你曾经有过惊恐发作吗	回答"有"为阳性

抑郁筛查：□是　　　□否

以下问题回答皆为"是"则提示存在抑郁，需进一步检查

序号	问题	判断标准
1	过去几周（或几月）你是否感到无精打采、伤感，或对生活的乐趣减少了	回答"是"为阳性
2	除了不开心之外，是否比平时更悲观或想哭	回答"是"为阳性
3	你经常有早醒吗	回答每月超过 1 次为阳性
4	你近来是否经常想到活着没有意思	回答"经常"或"是"为阳性

活动能力（下标数字为分数）

日常生活自理能力（ADL）得分：

1. 进食 □可独立进食$_{10}$ □需部分帮助$_5$ □需极大帮助或完全依赖人$_0$

2. 洗澡 □准备好洗澡水后，可自己独立完成$_5$ □在洗澡过程中需要他人帮助$_0$

3. 修饰 □可自己独立完成$_5$ □需他人帮助$_0$

4. 穿衣 □可独立完成$_{10}$ □需部分帮助$_5$ □需极大帮助或完全依赖他人$_0$

5. 控制大便 □可控制大便$_{10}$ □偶尔失控$_5$ □完全失控$_0$

6. 控制小便 □可控制小便$_{10}$ □偶尔失控$_5$ □完全失控$_0$

7. 如厕 □可独立完成$_{10}$ □需部分帮助$_5$ □需极大帮助或完全依赖他$_0$

8. 床椅转移 □可独立完成$_{15}$ □需部分帮助$_{10}$ □需极大帮助$_5$ □完全依赖他人$_0$

9. 平地行走 □可独立在平地上行走 45 m$_{15}$ □需部分帮助$_{10}$ □需极大帮助$_5$ □完全依赖他人$_0$

10. 上下楼梯□完全独立$_{10}$ □需部分帮助$_5$ □需极大帮助$_0$

　　6 分钟步行距离：　　　　　m

续表

氧疗情况

营养状况

营养风险评分：_____

营养状况指标	分数	选择
正常营养状态	0	
3个月内体重减轻>5%或最近1个星期进食量（与需要量相比）减少20%～50%	1	
2个月内体重减轻>5%或BMI 18.5～20.5或最近1个星期进食量（与需要量相比）减少50%～75%	2	
1个月内体重减轻>5%（或3个月内减轻>15%）BMI<18.5（或血清白蛋白<35g/L）或最近1个星期进食量（与需要量相比）减少70%～100%	3	

（五）制定随访计划

总共划分了八个阶段：术后 0～3 月、术后 3～6 月、术后 6～9 月、术后 9～12 月、术后 12～18 月、术后 18～24 月、术后 2 年、术后 2 年以上。

表 3-8-2　每日监测记录表

日期	1	2	3	4	5	6	7	8
FEV_1								
肺活量								
体温								
血压								
体重								
剂量								
药物浓度								
日期	9	10	11	12	13	14	15	16
FEV_1								
肺活量								
体温								
血压								
体重								
剂量								
药物浓度								
日期	17	18	19	20	21	22	23	24
FEV_1								
肺活量								
体温								
血压								

续表

体重								
剂量								
药物浓度								
日期	25	26	27	28	29	30	31	
FEV_1								
肺活量								
体温								
血压								
体重								
剂量								
药物浓度								

表 3-8-3　术后 0~3 月随访计划表

项目	频率	时间					
胸片	每周一次，正常者两周一次						
胸部 CT	必要时						
血常规	每周一次						
药物浓度	每周一次						
肾功能	每月一次						
电解质	每月一次						
肝功能	每月一次						
凝血功能	BF 前						
CMV 病毒 PCR 测定	每 2 周一次						
群体反应性 抗体测定	第 2 周及 第 6 周						
肺功能	每周一次						
气管镜	第 2 周及 第 6 周						
移植专科护士	肺功能教学、出院宣教						
EB 病毒 PCR 测定 （R^-/D^+者）	每周一次						

表 3-8-4　术后 3~6 月随访计划表

项目	频率	时间							
胸部 CT	术后第 3 月								
胸片	4~5 月内每两周一次，之后每月一次								
血常规肾功能	每月一次								
药物浓度	每月一次								
电解质	每月一次								
肝功能	每月一次								
凝血功能	BF 前								
CMV 病毒PCR 测定	每 2 周一次								
血脂	术后第 3 月								
群体反应性抗体测定	术后第 3 月								
肺功能	每两周一次								
6 分钟步行试验	术后第 3 月								
气管镜	术后第 3 月								
营养评估	术后第 3 月								
骨密度	术后第 3 月								
心脏超声	术后第 3 月								
EB 病毒 PCR 测定（R^-/D^+ 者）	每两周一次（6 周）								
胃排空	术后第 3 月								

（六）管理内容

1. 药物管理

以下内容可根据患者服药情况，直接推送给患者学习。

1）免疫抑制药物的使用

（1）他克莫司（也叫普乐可复）。其是一种免疫抑制药，可抑制某种特定参与排异反应的白细胞。他克莫司胶囊有 0.5mg、1mg、5mg 三种规格，一天吃 2 次，每 12 小时一次，最好早晚 9 点服药，饭前 1 小时或饭后 2 小时服药较佳。服用他克莫司者请注意以下几点：

葡萄柚和葡萄柚汁可以增加他克莫司的吸收，导致中毒，因此，不能吃葡萄柚，也不能喝葡萄柚汁。

患者服药期间每次来院复诊都需要抽血测他克莫司浓度，抽血需在早上服药之前，因此，在复查日要带上他克莫司以便在抽血后立即服药。

他克莫司不能断服，因此最起码备2周的药在身边。

他克莫司需在室温15~30℃保存。

刚移植完，他克莫司为舌下含服，但在出院前都可以服用他克莫司，但注意千万不要吞下他克莫司。

定期监测血药浓度调整他克莫司用量是很重要的，最少一个月测一次血药浓度。他克莫司可以和很多药物相互影响，导致体内他克莫司量的增加或减少，所以吃任何新药前都要询问医生。

他克莫司的副作用：有的患者会出现双手细微颤动，有的患者会手发抖，尤其是术后第一个月，如果一直持续或颤抖加重，表明有可能他克莫司浓度太高了。此外，还有以下副作用：头痛，如果头痛很严重时要及时处理。掉头发，有的病人可能会轻微的掉头发。血糖升高，有些患者需要吃降糖药控制血糖，如果血糖很难控制，需要打胰岛素时需要在家监测血糖。高血压，可能需要合适的药物来控制，而且需要每天在家测量血压。恶心、腹泻，他克莫司有胃肠道反应，尤其是术后一月内。高血钾，少见的副反应。肾功能改变，如果长时间摄入过多的他克莫司，会对肾功能造成影响，因此在监测肾功能的指标时，也要监测他克莫司浓度，根据情况调整他克莫司用量。

（2）环孢素。环孢素是和他克莫司相似的免疫抑制剂，环孢素有液体制剂和胶囊两种。液体制剂在橄榄油基里，一瓶有50 mL，每升含100 mg。液体的环孢素要在有刻度的器皿里测量，准确性是至关重要的。液体的环孢素可以混着橙汁、苹果汁装在玻璃或塑料容器里（泡沫除外）一起喝，千万不要和葡萄柚汁混在一起。混好了以后一口气喝下去，用多余的果汁冲洗容器再喝，保证完整的剂量。环孢素胶囊有两种规格：100 mg和250 mg，胶囊的环孢素里有小剂量的蔬菜油。在吃药之前不要把胶囊从锡箔纸里拿出来，不然胶囊会像葡萄干一样皱起来。吃环孢素最好间隔有规律，每12小时一次，最好在早晚9点。每次复查检测环孢素浓度，需要带着环孢素，这样抽完血就能及时吃药了。

和他克莫司一样，环孢素会和很多药物相互影响，所以吃别的药物前要先告诉医生。环孢素的副作用和他克莫司类似，也有一些他克莫司没有的副作用，比如毛发生长、牙龈肿胀。环孢素常引起脸部、手臂、身体的毛发生长，需早晚用软毛的牙刷刷牙，每餐后漱口清除食物残渣，如果有牙龈肿胀更要及时刷牙。

（3）硫唑嘌呤（也叫咪唑硫嘌呤）。硫唑嘌呤是另一种免疫抑制药物。它通过减少引起排异的白细胞数预防排异。硫唑嘌呤是片剂，根据体重和白细胞数目决定其剂量。如果白细胞数过少，就要减少硫唑嘌呤的剂量。硫唑嘌呤的副反应包括减少白细胞数和掉头发（只是轻微的、暂时的）。

（4）骁悉（吗替麦考酚酯）。骁悉是一种重要的免疫抑制剂，有 500 mg 和 250 mg 胶囊两种，大多数患者使用骁悉代替硫唑嘌呤。机理和硫唑嘌呤类似，以减少排异的白细胞数来产生作用。通常剂量是每 12 小时 1 000 mg，大多数患者初始剂量从 250 mg、500 mg，接下来每 3 天增加一次剂量直到达到 1 000 mg。服用骁悉需要密切监测白细胞数，如果白细胞数过低，需要减量。骁悉的副作用包括白细胞减少，胃肠道不适如恶心、呕吐，伴或不伴腹泻等。

（5）泼尼松。泼尼松通过抑制身体的免疫系统预防排异，泼尼松也叫类固醇。一般从大剂量开始吃药，然后逐渐减少至一个低水平维持服用。

泼尼松的副作用：大多数情况下，泼尼松的副作用与剂量相关，也就是说，如果减少剂量，副作用也会减少，副作用包括：食欲增加，需要自己注意热量的摄入，保持理想体重。血糖升高，避免集中摄入太多甜食。外表改变，脸变圆，肚子变大，皮肤变薄易皱。胃酸增多（可能导致溃疡），泼尼松要与食物一起吃。流汗多，夜间明显。脸部、背部、胸部痤疮，一天清洗皮肤 2～3 次，保持清洁干燥。如果痤疮成为问题，请与医生联系。肌肉无力（尤其是腿），多锻炼，增加腿部肌肉力量最好的办法是散步，每天多锻炼一会儿，路线也要多变。眼部问题，您有视物模糊或者其他眼部问题都要告诉医生，医生会检查您是否患了白内障。关节问题，如果有持续的关节疼痛要告诉医生，您的关节可能要照 X 线。伤口愈合缓慢。情绪改变，在大剂量的泼尼松服用时可能会感到坐立不安、喜怒无常。

2）抗感染药物

（1）阿昔洛韦。用来预防疱疹病毒的感染和传播，也可以抑制水痘病毒、EB 病毒。EB 病毒可能引起单核细胞增多症和特定的淋巴瘤。阿昔洛韦有 200 mg 和 800 mg 两种胶囊规格。根据医生的处方服药，一个典型的剂量是一天 3 次，每次 200 mg。阿昔洛韦的副作用包括头痛、恶心、呕吐、腹泻、头晕眼花等。

（2）更昔洛韦/缬更昔洛韦。更昔洛韦用来抑制疱疹病毒和 CMN 病毒。更昔洛韦和阿昔洛韦不能一起吃。更昔洛韦通常静脉给药，一天 1 次或 2 次，通常住院给药，剂量根据体重决定。缬更昔洛韦是更昔洛韦的口服药制剂，一天 1 次或 2 次。有些患者口服缬更昔洛韦代替静脉点滴更昔洛韦，缬更昔洛韦需在饱餐后服药。在用更昔洛韦或缬更昔洛韦的时候至少 2 周检测一次白细胞数，吃药的时间根据个体决定。

（3）制霉菌素漱口液。可以预防口腔和咽部的真菌感染，漱口并含漱，一天漱口 4 次，可在餐后或睡觉前，含漱后 15 分钟内不要漱口。如果有假牙，漱口前拿下来。

（4）复方磺胺甲噁唑。用来预防细菌感染的一种抗生素，也用来预防卡氏肺孢子虫肺炎，如果您对磺胺类过敏，就不要吃这个药。移植术后一周开始服药，每周 1、3、5 各吃一片。

3）其他药物

（1）呋塞米（速尿）是一种利尿剂，用来治疗水肿和高血压，它通过增加排尿排出多余的液体，剂量因人而异。服用利尿剂时每天要称体重。一晚上增加或减少 1 kg 意味着体内液体的改变，而不是真实的体重。如果一晚上增加 1 kg 或更多，或者下午下肢水肿，说明液体在体内滞留；如果一晚上减少 1 kg 或者更多，站立时感到头晕目眩，经常口渴，说明在排出过多的水分。

（2）氯化钾。服用呋塞米时有时需要补充氯化钾。呋塞米会使钾随着尿液排出过多，氯化钾的剂量根据血钾水平而定。氯化钾有粉刺、溶液、片剂等。

（3）甲胺呋硫、尼扎替丁、奥美拉唑、兰索拉唑、耐信、半托拉唑。这些都是抑制胃酸分泌的药，服用泼尼松有胃溃疡和胃灼热的风险，以上任何一种药都可以降低这个风险，剂量如下：

甲胺呋硫：一天 2 次，一次 150 mg；

尼扎替丁：一天 2 次，一次 150 mg；

奥美拉唑：一天 1 次，一次 20 mg；

兰索拉唑：一天 1 次，一次 40 mg；

耐信：一天 1 次，一次 40 mg；

半托拉唑：一天 1 次，一次 40 mg。

（4）降压药。用来控制高血压，根据血压情况决定是否用药。

（5）固定剂量的吸入剂。少数肺移植后患者应用万托林（沙丁胺醇）和异丙托溴铵（爱全乐）来扩张气道，使呼吸轻松，常用剂量是一天两次。

（6）甲氧氯普胺（灭吐灵）。甲氧氯普胺片剂有 5 mg 和 10 mg 两种。通常一天 4 次，饭前 30 分钟和睡觉前。它帮助胃肠道正常蠕动，许多肺移植术后患者存在恶心、反流，甲氧氯普胺安可以改善这些症状。

（7）氧化镁。环孢素和普乐可复可以导致肾脏排镁增多，许多患者肺移植术后需服用氧化镁数月。氧化镁片剂规格是 400 mg，服药剂量因人而异。氧化镁在他克莫司或环孢素 2 小时内不建议服用。

表 3-8-5 肺移植患者口服药物记录表

药物名称	药物剂量	服药时间	药物名称	药物剂量	服药时间

续表

药物名称	药物剂量	服药时间	药物名称	药物剂量	服药时间

2. 预防并发症

1）排异

术后随时都可能发生排异，通常术后 1 个月内常见，早期发现排异治疗比较简单，因此一些排异的现象和症状是很重要的，包括：发热、气短、活动耐量降低、FEV_1/FVC 下降等。排异经常毫无预兆，因此，治疗排异包括静滴甲泼尼龙 3 天。

2）感染

免疫系统是机体抗感染的一部分，为了预防排异使用免疫抑制剂后免疫系统就弱了，会变得易感染细菌、病毒等。

3）巨细胞病毒感染

巨细胞病毒在普通人中很常见，在正常人中不会引起问题，但对于免疫抑制的移植患者来说，会引起很严重的问题。这个风险在初移植几周内尤其高，因为大剂量免疫抑制剂的使用。大多数患者这段时间需要用更昔洛韦预防巨细胞病毒感染。巨细胞病毒感染可能发生在术后任何时期，早期发现治疗效果佳，主要包括以下症状：

发热（可能是低热，周而复始的——比如早上发热，下午就退）、气短、FEV_1/FVC 降低、易疲劳、肌肉和关节疼痛、白细胞数降低。

4）闭塞性细支气管炎

闭塞性细支气管炎是指移植肺功能衰退，当下的治疗无效，新的治疗方法正在研究，可能很快就可以用了。并不是每个移植受者都会发生，原因目前不明。这可能会导致重复感染或排异。

3. 自我防护

移植患者的感染可能很严重，甚至威胁生命。因此，需要采取一些措施来预防感染。其中之一是避免到人群拥挤的场所，因为可能有人患有传染性疾病。

1）避免感冒和流感

虽然移植了，得感冒和流感的次数不会改变，反而需要引起更多的关注。为了身体和心理的健康，要尽可能预防感冒和流感。建议家人如有可能每年都应打流感疫苗，避免交叉感染。

2）急救与卫生

免疫抑制药物会使身体愈合伤口的能力降低。

（1）清洁伤口保持干燥。

（2）如果伤口愈合延长，或者您感到红、肿、痛，或有其他感染的症状，立即处理。

（3）如果有皮疹、水疱或其他皮损应立即处理。

（4）保护好牙齿和牙龈很重要，口腔是感染的重要根源。6个月看一次牙医以避免牙齿和牙龈问题。及早联系牙医进行抗生素治疗，在用抗生素前要先和医生沟通，看抗生素是否和环孢素相容。

4. 感染症状监测

（1）体温38℃以上。

（2）咳嗽剧烈，痰的颜色改变或气短。

（3）疼痛、水疱、肿块。

（4）寒战。

（5）流感样症状或重感冒症状。

（6）伤口处流水或肿胀。

（7）恶心、呕吐或腹泻严重或持续24小时以上。

（8）易疲劳或活动耐量下降。

（9）排尿烧灼感或尿频。

（10）FEV_1、FVC 24小时降低10%或FEV_1/FVC 3天内有下降趋势。

5. 锻炼和营养

1）肺康复

肺康复主要包括呼吸训练及呼吸技术支持及锻炼，一般患者从术前就开始训练，术后两周就可以脱离氧气，术后2~4周就可以每天步行1.5公里，术后1~4周就可以出院，根据个人情况或长或短。

［呼吸控制技术（呼吸操）］

（1）膈肌—缩唇呼吸。其是最常用的呼吸控制技术。其中膈肌呼吸（腹式呼吸）是鼓励患者尽可能利用膈肌的上下移动来获得最大通气量，减少残气量。通常膈肌上下移动1 cm可以增加250~350 mL的通气量。其方法是让患者采取半卧前倾位，护士将手置于患者剑突下方，嘱患者用鼻缓缓吸气，然后用嘴呼气。吸气时，患者应放松，并感受到吸入的气体将护士的手推起；呼气时，护士的手轻轻按压，帮助膈肌上移，这样有利于激发下一次吸气时膈肌更好地收缩，缩唇呼吸是一种自我控制的呼气末正压呼吸方式，它可以延长气体流出的时间，提高气道内压力，防止远端气道的过早闭合，促使气体充分排出。

a. 激励式呼吸训练器：具体操作为患者取坐位，双手持锻炼器拿平，鼓励持久的最大吸气，将吸气嘴放入口内缓慢深吸气并屏气2秒，然后将吸气嘴取出口，做缩唇式呼气，如此练习，每2小时练习1组，每组吸气5~6次。可促进并行的通气及增强肺泡扩张，提高肺泡通气量，使用呼吸锻炼器做吸气训练，根据容器刻度和容量设置，患者可以方便地把握吸气速度和总容量，并逐渐形成恰当的深而慢的呼吸模式。深而慢的呼吸模式不仅提高呼吸效率而且由于呼吸频率的减少，使得呼吸肌获得充分休息和血供。呼吸深度的增加使呼吸肌获得收缩、舒张的锻炼，使肌力增强，呼吸肌疲劳程度减弱。因此，可缓解患者对气急的焦虑，改善主观症状。

b. 缩唇呼气法：具体操作为用鼻缓慢呼吸，然后屏气，心中默数1，2，3；将口唇缩起，成吹哨状，然后经口慢慢呼气，心中默数1，2，3，4，5。呼气时会发出低微的声音。应尽量将残余气体呼出，以改善通气。

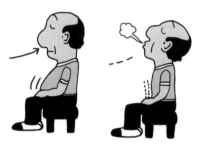

图3-8-1 缩唇呼吸

c. 腹式呼吸法：具体操作为嘱患者取舒适卧位，全身放松，一手放于腹部，另一手放于胸部，用腹肌缓慢呼吸，使放于腹部的手感觉到因吸气而抬起，因呼气而凹下，而放于胸部的手几乎不动。形象的说法就是吸气时鼓肚子，呼气时瘪肚子。应强调呼气，而不是吸气，这种深呼吸练习频率为8~12次/分。持续3~5分钟，每天可练习数次。

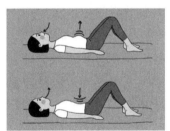

图3-8-2 腹式呼吸

（2）深呼吸技术。通常指胸式呼吸，目的是增加肺容量，使胸腔充分扩张。方法是：患者处于放松体位，经鼻深吸一口气，在吸气末，憋气几秒钟，以使部分塌陷的肺泡有机会重新扩张。然后经口腔将气体缓慢呼出，可以配合缩唇技术，使气体充分排出。

通过激励式呼吸训练器、缩唇式呼吸、腹式呼吸、深呼吸、做呼吸操等呼吸锻炼可增加膈肌的移动度，从客观上看增加了潮气量，患者气急等症状得到了改善，提高了有效肺通气。

（3）咳嗽和哈气技术。咳嗽是呼吸系统的一种防御性反应，它可以因气道受到刺激引起反射性咳嗽，也可以在主观控制下产生自主性咳嗽，但是咳嗽只能将支气管树第6~7级的分泌物向近端移动，更远部位的分泌物则需要其他技术进行清除。

a. 哈气技术：是将声门打开的咳嗽，其要点是咳嗽时发出"哈"音。由于咳嗽和哈气技术均可以增加气道阻力，尤其在低肺容量时，所以必须与呼吸操交替进行训练。

b. 有效咳嗽咯痰：嘱患者反复深吸气2次后，用腹部带动胸腔，进行2次或2次以上的由下至上、由轻至重的咳嗽咯痰动作，同时由护士协助按压胸骨前缘和后背或叩拍背部，将痰逐渐咳出。

（4）间隔高强度训练。除了持续低强度锻炼，间隔高强度训练也有利于减轻轻至中度慢阻肺患者的呼吸困难和疲劳症状，在高强度间隔呼吸肌训练当中，要求患者在理疗师的监督下进行为期8周，每周3次的康复训练，每次康复训练持续21分钟，中间包括在"吸气阈值负荷装置"呼吸2分钟、休息1分钟，共7个循环。呼吸负荷装置阈值可调节至103 cmH$_2$O，并随训练时间推进逐渐提高。

［躯干活动和肢体锻炼］

（1）躯干活动。指导患者尽可能全身放松，尤其放松颈、肩和上胸部肌肉，是纠正异常呼吸模式的重要技术。嘱患者将需要放松的肌肉先尽可能地收缩，然后放松。躯干或肢体的主动活动，主要包括关节活动和软组织牵伸。主要活动部位有颈、肩、胸壁、脊柱等。这一训练可以提高胸壁及整个躯体的柔韧性，与呼吸操相结合，可以强化呼吸操的作用。让患者每周做蹬车锻炼3次，每次45分钟，持续6周，能使患者最大做功能力增加36%，潮气量增加8%。

（2）上肢肌肉群的训练。上肢锻炼包括器械上肢运动锻炼和徒手上肢锻炼，主要是要求患者进行为期8周的肢体锻炼，强度为每周3次，每次10分钟热身、20分钟上肢循环锻炼、10分钟休息。锻炼时采用多种上肢锻炼，包括：双手高举向墙壁扔球；左右手在头顶上转移沙包；左右手上举，轮流拉滑轮上的绳子；双手高举一塑料圈，穿过高处一条铁丝，但不能碰到铁丝等。

Bauldoff的方法为患者坐位，双脚平放于地面，共做3组动作，第一组：双臂置于膝上，手掌向下，然后手臂上抬伸出分开，高于头顶与垂直线成45°，然后手掌垂直向下回复原位；第二组：双臂伸直垂于身体两侧，手掌向后，然后伸臂向前上手掌转向后，下垂回复原位；第三组：双臂伸直垂于身体两侧，手掌向后，然后向上至水平位，掌心转向前，双臂伸直前移相会于中线，下垂回复原位。每组动作做6次为一套，每套之间休息1分钟。运动时患者两手腕均挂上重物，随锻炼时间延长和耐力提高，增加悬挂重量，增幅为0.18 kg，每天锻炼1次。当患者能完成一组动作后，就开始进行第2、3组动作，当患者能在1周内完成3组动作时，就将重量增加0.18 kg，直至达到1.8 kg。

（3）下肢锻炼。主要是踏板运动、登阶梯、下肢系轻布袋行走等。可以通过 6 分钟步行试验测试患者心肺功能情况，以评判康复锻炼效果。

表 3 - 8 - 6　6 分钟步行试验记录单

移植状态	测试日期	测试状态	测后状态	测试距离	备注
移植评估					
术后 3 月内					
术后 3 月					
术后 6 月					
术后 9 月					
术后 12 月					
术后 18 月					
术后 24 月					

2）营养　饮食和营养对肺移植术后来说很重要。

（1）肺移植术后饮食总原则。①饮食要求：高蛋白、高维生素、高热量、高钙、富含纤维素；低脂肪、低胆固醇、低糖、低盐。②根据血液检验结果来调节饮食中相关电解质、营养素的含量；咸淡适宜、荤素搭配、营养素均衡、易消化熟食；少量多餐，以促进胃肠功能的恢复。③饮食过渡：从流质→半流质→软食→普食逐步过渡。④限制水份总量的摄入，每日液体总量控制约 2 500 mL，具体以实际病情为准。⑤忌生冷辛辣食品、生鲜食品，如海鲜、未经消毒的鲜果汁等等（因免疫力低下易引起细菌感染）。⑥无肛门排气排便前忌食产气食物，如甜食、豆制品、牛奶等。⑦ 忌食增加出血风险的食物或水果（人参、桂圆）。⑧ 忌食增加或降低免疫力的食物或保健品（如人参、西洋参等）。⑨ 忌食影响药物溶度的食物（如中药制剂、海参）或水果（葡萄柚）。

（2）肺移植术后饮水原则。术后早期需限制水分总量的摄入，量出而入，每日液体总入量 2 500 mL 左右（包括补液量），具体以实际病情为准。

（3）肺移植术后早期进食步骤。①第一步：饮水。饮水时机：肺移植术后拔除气管插管两小时后即可试饮水。②第二步：流质。饮食原则：水、果汁及各类汤（粥汤、菜汤）；忌大荤浓汤，忌产气流质，如甜汤、豆浆、牛奶等。进食时机：试饮水如无呛咳现象、无胃肠道不适即可进食流质。③第三步：半流质。饮食原则：粥、烂面；各类汤（以鱼汤、炖蛋为佳）；酸奶（腹泻者忌食）、水果；忌大荤浓汤；忌产气半流质，如甜食、豆制品、牛奶等。进食时机：进食流质 24 小时后无胃肠道不适即可进食半流质。④第四步：软食。饮食原则：柔软易消化的米饭、面食、各类菜式，咸淡适宜、荤素搭配、营养素均衡；可参照患者术前口味，但必须去除不健康饮食习惯。进食时机：肺移植术后 1 周，进食半流质饮食无胃肠道不适即可进食软食。⑤第五步：

普食。饮食原则：参照软食，移植后半月，进食软食后无胃肠道不适即可进食普食。

（4）肺移植术后长期饮食原则。①饮食要求：高蛋白、高维生素、高热量、高钙、富含纤维素；低脂肪、低胆固醇、低糖、低盐；荤素搭配、营养素均衡。②餐具专人专用，注意饮食卫生，避免引起腹泻；忌生冷辛辣食品、生鲜食品，如生鱼片、各类海鲜、未经消毒的鲜果汁等，因未经烹煮的生食中潜在细菌、病毒、寄生虫，肺移植术后免疫力低下较普通人易感染。③忌食增加或降低免疫力的食物或保健品（如人参、西洋参等）。④忌食影响药物溶度的食物（如中药制剂、海参）或水果（葡萄柚）。⑤肺移植术后因长期口服泼尼松，骨质形成能力降低。免疫抑制剂不仅抑制肠道吸收钙，而且加速钙的排出，饮食中要注意摄取钙高的食物，如排骨汤、贝壳类食物，熬汤时适当加醋，加速钙的溶解、吸收。⑥忌食碳酸饮料，因碳酸饮料影响钙质的吸收。⑦由于免疫抑制剂可引起高血脂、糖尿病、高血压等，因此宜进低盐、低脂、低胆固醇饮食，可多食新鲜水果、蔬菜等。因患者服用激素类药物，可出现食欲旺盛的现象，注意控制饮食量，避免体重增长过快，而影响药物浓度，葡萄柚可影响普乐可复药物浓度不可进食。

（5）其他饮食注意事项。①低糖饮食。肺移植术后需终身服用糖皮质激素，糖皮质激素可致血糖水平增高，这种情况称为高血糖或糖皮质激素诱发的糖尿病，高血糖者应注意：遵照糖尿病膳食选择糖尿病餐，三餐定时定量。每餐后水果控制在 100 g，选择新鲜、低糖水果，如西红柿、黄瓜、猕猴桃等。避免进食含糖食物，如蜜、蜜饯、各类糖、糖浆、各类果酱、玉米浆、各类甜品、各类甜点等食物。使用胰岛素、口服降糖药物的注意事项有请在每餐前 15~20 分钟注射胰岛素，请务必在注射后 30 分钟内进食；胰岛素类似物（如诺和锐）作用时间快，注射后需立刻进食。使用胰岛素、口服降糖药物等治疗，如剂量过大或进食过晚可导致低血糖。低血糖的症状：头晕、心慌、出汗、强烈饥饿感。外出时请随身携带糖尿病卡，备好糖果、饼干或巧克力等，以便发生上述症状立即食用自救。②高蛋白饮食。肺移植围术期机体消耗大量蛋白质和热量，另外肺移植术后终身服用激素，激素会加速蛋白质的消耗，因此需补充高蛋白饮食，高蛋白食物有：肉类、鱼类。③低盐饮食。激素会引起机体水钠潴留增加，引发高血压，因此需低盐饮食。避免进食的高盐食品有：各类腌制食品、各类罐头食品、各类咸泡菜、酱菜等。④进食补钾。一些药物（如环孢素、普乐可复）会提高血钾水平，而另一些药物（如速尿、糖皮质激素）则可以降低血钾水平。血钾太高或太低都会对肌肉和心脏功能产生影响，因此需要根据血钾水平调整食谱。富含钾的食品有：水果和果汁，如香蕉、橙子、杏子、鳄梨、干果、油桃、橙汁、洋李子、番茄汁；多叶绿色蔬菜，如菠菜、芹菜、大葱；土豆、干豆、豌豆、扁豆、番茄、南瓜、菌类食品。⑤进食补钙。术后行类固醇激素治疗，会使骨质形成能力降低。另外免疫抑制剂不仅抑制肠道钙吸收，而且会加速钙的排出，因此，饮食中需要注意添加含钙高的食物。

可以进食骨头汤、虾皮、牛奶、大豆、嫩豆腐、青豆、炒南瓜子、猪肉松等补钙。

6. 性生活

通常在术后 6 周，伤口愈合后就可以有性生活。免疫抑制剂使免疫力降低，就更易感染性病。使用避孕套对安全的性生活很重要。使用避孕套并不能保证不会得性传播疾病，但这是最好的预防措施。性传播疾病有肝炎、CMV、艾滋病、疱疹和念珠病等。

7. 肺移植患者术后作息时间表　此表适用于术后院内治疗及出院居家管理全阶段。

表 3 - 8 - 7　肺移植患者术后作息表

时间		内容	备注
上午	7：30	晨起，生活护理，可饮白开水	
	8：00	口服抗排斥药物	
	9：00	禁食至 9：00 后进早餐	
	9：30 开始	液体及雾化治疗，雾化后拍背咳嗽	
	10：00～10：30	呼吸训练器锻炼 30 组	
	10：50～11：00	腹式呼吸训练 20 组，扩胸运动 10 组	
	11：00～11：30	下肢锻炼 20 组	
	11：30～2：00	午餐，服用餐后药物	
下午	12：30～14：00	午休	
	14：00～14：30	步行锻炼	
	14：30～15：00	腹式呼吸训练 20 组，扩胸运动 10 组	
	15：10～15：20	下午雾化治疗及拍背咳嗽	
	15：30～16：00	下午液体治疗及加餐	
	16：10～16：40	呼吸训练器锻炼 30 组	
	17：00～17：30	自由活动	
	17：30～18：00	晚餐及服用晚餐后药物	
夜间	19：00 开始	禁食，不禁白开水	
	20：00	服用抗排斥药物禁食至 21：00	
	20：30	晚上雾化治疗，拍背咳嗽	
	21：00	饭后自由活动	
	21：30	夜间液体治疗	
	22：00	休息	

（符小敏、蒋丽、叶丽娟）

参考文献

［1］Costa J，Benvenuto LJ，Sonett JR. Long－term outcomes and mana gement of lung transplant recipients ［J］. Best Pract Res Clin Anaesthesiol，2017，31（2）：285－297.

［2］Lischke R，Simonek J，Pozniak J，et al. Lung transplantation ［J］. Rozhl Chir，2011，90（11）：612－620.

［3］李平东，黄丹霞，宫玉翠. 以肺康复指南为指导的肺移植术后康复研究现状 ［J］. 中华护理杂志，2012，47（8）：755－757.

［4］董念国，廖崇先. 心肺移植学 ［M］. 北京：科学出版社，2019.

［5］丁嘉安，姜格宁. 肺移植 ［M］. 上海：上海科学技术出版社，2008.

第四篇　呼吸康复之中医适宜技术

第一章　常用中医适宜技术

从中医生理角度看，肺位于人体上焦，五脏中居最高位，朝百脉。在十二经络循环中居首位，向上连接气道、咽喉而开窍于鼻，向外合人体肌肤、毛发，向下与大肠相为表里。从功能看，肺主气、司呼吸；肺主宣发卫外，固表；肺主治节，主肃降，通调水道；肺主咽喉通气及发音；助大肠主津及传化糟粕。从中医病理角度看，外感六淫之邪，或肺脏自身虚弱，均可出现肺的功能失常。如果外邪袭肺，肺气失宣，营卫不和，卫外功能失常，可出现恶寒、发热、气喘、汗出或无汗等症状；如果肺气虚以致不能布散水谷精微至五脏六腑，或不能宣发卫气、输精于皮毛，则可出现少气懒言、皮毛枯槁、乏力、自汗、易感冒等症状；若肺气虚以至于宗气不能正常生成，助心行血功能失常，心气不足，心血淤阻，又可出现心悸、胸闷等症；若肺脏不能肃降，通调水道失司，水湿停聚，泛溢于肌肤可出现水肿症状；如大肠传化失司，则可出现腹泻、便秘、便溏等排便异常。可见，肺系疾病的病位是以肺与大肠及其经络循行处、鼻、咽喉、颜面、皮毛等为主，可兼加或传变其他脏腑部位。

为提高我国公民中医养生保健素养，普及中医养生保健基本理念、知识和技能，提升公民健康水平，2014 年 5 月，国家中医药管理局与国家卫生计生委组织专家制定印发了《中国公民中医养生保健素养》。文件明确指出，中医养生保健是指在中医理论指导下，通过各种方法达到增强体质、预防疾病、延年益寿目的的保健活动，情志、饮食、起居、运动则是中医养生的四大基石。而中医药适宜技术通常是指安全有效、成本低廉、简便易学的中医药技术，是中医养生保健常用的技术。常用中医药适宜技术有艾灸（赵氏雷火灸）、推拿、拔罐、刮痧、穴位贴敷、耳穴压丸、皮内针、扶阳罐、导引术、八段锦、易筋经、太极拳、芳香疗法、音乐疗法、中药食疗、中药茶饮、中药足浴等。

一、艾灸

（一）艾灸基本情况

艾灸，是指艾叶制成的艾灸材料产生的艾热，刺激体表穴位或特定部位，通过激发经气的活动来调整人体紊乱的生理生化功能，从而达到防病治病目的的一种治疗方法。艾灸法又分为艾柱灸、艾条灸、温灸器灸。艾条灸与温灸器灸是居家康复的最佳选择。艾灸疗法具有温通经络、祛散寒邪，补虚培本、回阳固脱，行气活血、消肿散结、预防保健、益寿延年等作用，适用于外感风寒表证、中焦虚寒、经络痹阻及防病保健等。

赵氏雷火灸现为国家中医药管理局中医药适宜推广技术。国家级非物质文化遗产，赵氏雷火灸由艾绒、乳香、木香、沉香、羌活、黄芪、独活、防风、细辛、茵陈、干姜等20多种药物配制而成，利用中药燃烧时产生的热量、红外线、药化因子、物理因子以及使用独特的手法，通过脉络和腧穴的循经感传共同达到温经通络、调节人体机能来治疗疾病。实践证明，雷火灸燃烧时温度高达240℃，药力猛、药物渗透力强、灸疗面广。其灸具独特，"以面罩位带穴"的施灸新方法与手法配合等达到补中益气、升阳举陷、温散寒邪、疏通经络、活血化淤、通络止痛、清热燥湿、祛风止痒、通关利窍、散结、抗炎、止痛、改善血液循环、调节代谢、提高免疫功能等功效和作用。

注意事项：艾灸火力应先小后大，灸量先少后多，程度先轻后重，以使患者逐渐适应；需采用瘢痕灸时，应先征得患者同意；直接灸操作部位应注意预防感染；注意晕灸的发生及处理。患者在劳累后、大汗后、精神紧张或饥饿时不适宜应用本疗法；注意防止艾灰脱落或艾倾倒而烫伤皮肤或烧坏衣被，尤其是幼儿患者更应认真守护观察，以免发生烫伤。艾条灸毕后，应将剩下的艾条套入灭火管内，以彻底熄灭，防止再燃。如有绒灰脱落床上，应清扫干净，以免复燃烧坏被褥等物品。

禁忌：颜面、心前区、大血管部和关节、眼睑处不可用瘢痕灸；乳头、外生殖器官不宜直接灸；中暑、高血压危象、肺结核晚期大量咯血等不宜使用艾灸疗法；妊娠期妇女腰砥部和少腹部不宜用瘢痕灸。

（二）艾灸量、治疗时间及疗程、晕灸的处理办法

艾灸量：艾灸量是运用艾灸治疗时所用艾灸量以及局部达到的温热程度，不同的灸量产生不同的治疗效果。艾灸的灸量一般以艾的大小和壮数的多少计算，小、壮数少则量小，大、壮数多则量大；艾条温和灸，温灸器灸则以时间计算。艾灸部位如在头面胸部、四肢末端皮薄而多筋骨处，灸量宜小；在皮厚而肌肉丰满处，灸量可大。病情如属沉寒痼冷、阳气欲脱者，灸量宜大；若属外感、痈疽痹痛，则应掌握适度，以灸量小为宜，凡体质强壮者，可灸量大；久病、体质虚弱、老年和小儿患者，灸量宜小。

艾灸治疗时间及疗程：每次施灸时间10～40分钟，依病症辨证确定。5～15次可为一个疗程。瘢痕灸一次间隔6～10天。

晕灸的处理办法：若发生晕灸，应立即停止艾灸，使患者平卧，头低足高位，注意保暖，轻者一般休息片刻，或饮温开水后即可恢复；重者可掐按人中、内关、足三

里等穴位，帮助患者恢复；严重时按晕厥处理。

二、推拿

推拿是指医者用肘、手或足等其他部位，按照特定的操作技巧和规范化动作要求在受术者体表进行操作，用来治疗和预防疾病的一种技巧动作，是推拿医学防治疾病的主要手段。成人推拿在操作中主要采用经穴推拿法，运用手法刺激穴位，使经络通畅、气血流通，以达到调整脏腑功能治病保健目的的一种方法。推拿具有疏通经络、调和气血、祛邪扶正、提高免疫力的疗效。

三、拔罐

拔罐是利用燃烧、抽吸、挤压等方法形成内负压，使罐吸附于腧穴或体表的一定部位，以产生调整机体功能、防治疾病目的一种外治方法。罐的种类分为竹罐、陶罐、玻璃罐、抽气罐、扶阳罐等。其中扶阳罐具有温通经络、温补阳气的功效，对于提高免疫力、预防流感，具有十分重要的作用。抽气罐因其操作简便、安全，适合居家使用，所以居家主要使用扶阳罐和抽气罐。拔罐法具有通经活络、行气活血、消肿止痛、祛风散寒等作用，其适应范围较为广泛，一般多用于伤风感冒、头痛、咳嗽、哮喘、胃脘痛、呕吐、腹痛等。

四、刮痧

刮痧是以中医经络腧穴理论为指导，蘸取一定的介质，运用专业手法与刮痧器来刮拭皮表，达到疏通经络、挑出痧毒、治愈疾病的一种治疗方法，具有简、便、廉、效的特点。刮痧板的种类主要有铜砭类、牛角类、玉石类、砭石类、磁疗类。

刮痧法的适应范围十分广泛，凡针灸、按摩疗法适用之疾病均可用本疗法治疗。临床经验证明，刮痧疗法适用于内科、儿科、妇科、皮肤科、眼科和耳鼻咽喉科等临床多种常见病和部分疑难病症，而且都有较好的疗效。

注意事项：刮痧治疗时应注意室内保暖，尤其是在冬季应避免外感风寒；夏季刮痧时，应避免风扇、空调直接吹刮拭部位；刮后不宜即刻食用生冷食物，出痧后30分钟以内不宜洗澡；年迈体弱、儿童对疼痛较敏感的患者宜用轻刮法刮拭；凡肌肉丰满处（如背部、臀部、胸部、腹部、四肢）宜用刮板的横面（薄面厚面均可）刮拭。对于关节处、四肢末端、头面部等肌肉较少，凹凸较多的部位宜用刮痧板的棱角刮拭；下肢静脉曲张或下肢肿胀者，宜采用逆刮法，由下向上刮拭。

禁忌：严重心脑血管疾病、肝肾功能不全等疾病出现浮肿者；患有出血倾向的疾病，如严重贫血、血小板减少性紫癜、白血病、血友病患者；患感染性疾病者，如急性骨髓炎、结核性关节炎、传染性皮肤病、皮肤囊肿包块患者；急性扭挫伤、皮肤出现肿胀破溃者；刮痧不配合者，如醉酒、精神分裂症、抽搐等；特殊部位，如眼睛、口唇、舌体、耳孔、鼻孔、乳头、肚脐、前后二阴以及大血管显现处等部位，孕妇的腹部、腰部。

刮痧的次序：刮痧顺序的总原则为先头面后手足，先背腰后胸腹，先上肢后下肢，逐步按顺序刮痧。全身刮痧者，顺序为头、颈、肩、背腰、上肢、胸腹、下肢；局部刮痧者，如颈部刮痧顺序为头、颈、肩、上肢；肩部刮痧顺序为头、颈、肩上、肩前、肩后、上肢；背腰部刮痧顺序为背腰部正中、脊柱两侧、双下肢。

刮痧的方向：总原则为由上向下、由内向外，单方向刮拭，尽可能拉长距离。头部一般采用梳头法，由前向后，或采用散射法，由头顶中心向四周；面部一般由正中向两侧，下颌向外上刮拭；颈肩背腰部正中、两侧由上往下，肩上由内向外，肩前、肩外、肩后由上向下；胸部正中应由上向下，肋间则应由内向外；腹部则应由上向下，逐步由内向外扩展；四肢宜向末梢方向刮拭。

1. 刮痧的时间

刮痧的时间包括每次治疗时间、刮痧间隔和疗程。

（1）每个部位一般刮拭 20~30 次，通常一名患者选 3~5 个部位；局部刮一般 10~20 分钟，全身刮痧宜 20~30 分钟。

（2）两次刮痧之间宜间隔 3~6 天，或以皮肤上痧退、手压皮肤无痛感为宜，若刮痧部位的痧斑未退，不宜在原部位进行刮拭。

（3）急性病痊愈为止，一般慢性病以 7~10 次为一疗程。

2. 刮痧的程度

刮痧的程度包括刮拭的力量强度和出痧程度。

（1）刮痧时用力要均匀，由轻到重，先轻刮 6~10 次，然后力量逐渐加重，尤其是经过穴位部位，以患者能够耐受为度，刮拭 6~10 次后，再逐渐减力，轻刮 6~10 次。每个部位刮拭 20~30 次，使患者局部放松，有舒适的感觉为宜。

（2）一般刮至皮肤出现潮红、紫红色等颜色变化，或出现粟粒状、丘疹样斑点，或片状、条索状斑块等形态变化，并伴有局部热感或轻微疼痛。对一些不易出痧或出痧较少的患者，不可强求出痧。

刮痧手法：根据病症和刮痧部位的不同，刮痧操作的力量大小、速度快慢、刮拭方向、刮痧板边角接触的部位以及刮痧配合手法应有所不同。

五、穴位贴敷

穴位贴敷是将各种不同的药物制成一定的剂型，贴敷于某些穴位或特定部位上，使药力发挥作用。穴位贴敷因其具有操作方便、性价比高、无毒副反应的特点，对于居家群众的自我调护十分有效。穴位贴敷药物能起到活血化淤、清热解毒、消肿止痛以及改善并调理周围组织的作用。

操作手法：穴位贴敷分为贴法、敷法、填法、熨帖法，操作前用 75% 乙醇或

0.5%～1%碘附棉球或棉签在施术部位消毒。

贴法：将已制备好的药物直接贴压于穴位上，然后外覆医用胶布固定或先将药物置于医用胶布黏面正中，再对准穴位粘贴。硬膏剂可直接或温化后将硬膏剂中心对准穴位贴牢。

敷法：将已制备好的药物直接涂搽于穴位上，外覆医用防渗水敷料贴，再以医用胶布固定。使用膜剂者可将膜剂固定于穴位上或直接涂于穴位上成膜。使用水（酒）浸渍剂时，可用棉垫或纱布浸蘸，然后敷于穴位上，外覆医用防渗水敷料贴，再以医用胶布固定。

填法：将药膏或药粉填于脐中。外覆纱布，再以医用胶布固定。

熨帖法：将熨帖剂加热，趁热外敷于穴位，或先将熨帖剂贴敷穴位上，再用艾火或其他热源在药物上温熨。

注意事项：久病、体弱、消瘦以及有严重心肝肾功能障碍者，孕妇、幼儿、糖尿病患者不宜使用；颜面部慎用。对于所贴敷之药，应将其固定牢稳，以免移位或脱落。凡用溶剂调敷药物时，需随调配随敷用，以防挥发。若用膏剂贴敷，膏剂温度不应超过45℃，以免烫伤。对胶布过敏者，可选用低过敏胶布或用绷带固定贴敷药物。对于残留在皮肤上的药膏，不宜用刺激性物质擦洗。贴敷药物后注意局部防水。皮肤反应色素沉着、潮红、微痒、烧灼感、疼痛、轻微红肿、轻度出水疱属于穴位贴敷的正常皮肤反应。贴敷后若出现范围较大、程度较重的皮肤红斑、水疱、瘙痒现象，应立即停药，进行对症处理。出现全身性皮肤过敏症状者，应及时到医院就诊。

贴敷禁忌：贴敷部位有创伤、溃疡、感染等情况者禁用（治疗皮肤病者除外）。对药物或敷料成分过敏者禁用。孕妇，应避免在下腹部、腰骶部腧穴以及能引起子宫收缩的穴位用药。

贴敷时间：刺激性小的药物，可每隔1～3天换药1次；不需要溶剂调和的药物，还可适当延长为5～7天换药1次。刺激性大的药物，应视患者的反应和发疱程度确定贴敷时间，数分钟至数小时不等；如需再贴敷，应待局部皮肤愈后再贴敷，或改用其他有效穴位交替贴敷。

敷脐疗法：每次贴敷3～24小时，隔日1次，所选药物不应为刺激性大及发疱之品。冬病夏治穴位贴敷从每年入伏到末伏，每7～10天贴1次，每次贴3～6小时，连续3年为一疗程。

六、耳穴压丸

耳穴就是分布于耳郭上的腧穴，也叫反应点、刺激点。当人体内脏或躯体有病时，往往会在耳郭的一定部位出现局部反应，如压痛、结节、变色、导电性能等。利用这一现象可以作为诊断疾病的参考，或刺激这些反应点（耳穴）来防治疾病。耳穴压丸法，又称耳穴贴压法、耳穴压籽法或压豆法，是在耳穴表面贴敷小颗粒状药物的一种简易刺激方法。患者可以不定时地按压以加强刺激，达到防治疾病的目的。耳穴压丸具有疏通经络、调整脏腑气血、促进机体的阴阳平衡、提高机体免疫力的作用。

耳穴压丸注意事项：施术部位应防止感染，紧张、疲劳、虚弱患者宜卧位针刺以防晕针。湿热天气耳穴压丸留置时间不宜过长，2～3天为宜。留置期间应防止胶布脱落或污染，对普通胶布过敏者宜改用脱敏胶布。耳穴放血施术时，术者应戴医用手套避免接触患者的血液。妊娠期间慎用耳针。

耳穴压丸禁忌：脓肿、破溃、感染、冻疮、瘢痕局部的耳穴禁用耳针。凝血机制障碍患者不应使用耳穴刺血法。不能配合施术的患者，禁用耳针、电针及理针等操作。

耳穴按摩手法：医者用手或耳穴按摩棒对准耳穴部位，施以一定力度及手法，时间宜5～10分钟。耳穴按摩手法主要包括按揉法、点按法、按掐法、提捏法、擦法、摩法。依据耳穴所在部位选择适合的按摩操作手法。操作方法如下：

1. 按揉法

是按法与揉法的复合动作，用按摩棒或手指螺纹面置于耳穴部位，前臂和手指施力，行节律性按压揉动。

2. 点按法

以按摩棒或食、中指指端的螺纹面着力，垂直向下按压。

3. 按掐法

是指术者手握空拳，拇指伸直，指腹紧贴在食指中节桡侧缘，拇指指甲垂直于耳穴，逐渐用力，达到"以指代针"之效。

4. 提捏法

是指术者肩、肘关节放松，腕关节略背伸，用拇指与食、中两指相对用力挤压并向外提打患者耳郭。

5. 擦法

用按摩棒或手指指腹贴附于耳郭表面，做较快速地往返直线运动，使之摩擦生热。

6. 摩法

以指（拇指、食指、中指）或食指、中指、无名指与小指并拢，指头自然伸直。腕关节略屈，以指面附着于耳郭部位，做环形而有节律的抚摸。

七、八段锦

八段锦是从北宋起开始流行的一项健身运动，共八节，分为武八段与文八段两种，具有简单易学、功效显著的特点。八段锦除具有健身的目的外，还吸纳了中国古典哲学理论、传统中医经络学原理和养生理论创编而成，是一种集养生、保健、强身健体于一体的体育运动。

八、易筋经

易筋经是我国古代流传下来的内外兼练的医疗保健养生功法，是以自身形体活动、呼吸吐纳、心理调节相结合为主要运动形式的民族传统体育项目。易筋经具有内外兼练、强身健体、防治疾病、延年益寿的作用。

九、太极拳

太极拳是以中国传统儒、道哲学中的太极、阴阳辨证理念为核心思想，集颐养性情、强身健体、竞技对抗等多种功能为一体，结合易学的阴阳五行之变化，中医经络学，古代的导引术和吐纳术形成的一种内外兼修、柔和、缓慢、轻灵、刚柔相济的中国传统拳术。太极拳具有修身养性、祛病强身等诸多实用功效。

十、芳香疗法

芳香疗法就是利用芳香植物的纯净精油来辅助医疗工作的疗法。详细地说就是人们从大自然中的各种芳香植物的不同部位中提炼出有不同气味和颜色的精油，如桉树的叶、玫瑰的花、佛手柑的果皮等。芳香疗法具有杀菌、消炎、调节内分泌、改善机体代谢水平与免疫能力等作用，同时还有局部理疗、治疗的作用。

十一、音乐疗法

音乐疗法以心理治疗的理论和方法为基础，运用音乐特有的生理心理效应，使求治者在音乐治疗师的共同参与下，通过各种专门设计的音乐行为，经历音乐体验，达到消除心理障碍，恢复或增进心身健康的目的。中医五音疗法，就是根据中医传统的阴阳五行理论和五音对应，用宫、商、角、徵、羽五种不同的音调的音乐来治疗疾病。

十二、中药食疗

中药食疗是在中医理论指导下利用食物的特性来调节机体功能，使其获得健康或治愈疾病的一种方法。通常认为，食物是为人体提供生长发育和健康生存所需的各种营养素的可食性物质。中药食疗富治于食，不仅能达到保健强身、防治疾病的目的，而且还能给人感官上、精神上的享受，使人在享受食物美味之中，不知不觉达到防病治病的目的。

十三、中药茶饮

中药茶饮是指用中草药与茶叶配用，或以中草药（单味或复方）代茶冲泡、煎煮，然后像茶一样饮用。中药代茶饮为我国的传统剂型，是在中医理、法、方、药理论指导下，依据辨证或辨证与辨病相结合对病情的判断，为防治疾病、病后调理或仅为养生保健而组方选药与茶叶（或不含茶叶）合制而成的剂型。中药茶饮具有防治疾病、养生保健、延年益寿的功效。

十四、中药足浴

中药足浴是利用合适的中药配方熬成中药水来泡脚，其中的有效中药成分在热水的帮助下，渗透进皮肤，被足部的毛细血管吸收，进入人体的血液循环系统。中药足浴具有改善体质、调理身体、治疗疾病的效果。

（邹学敏、张利君、王文楠）

参考文献

［1］中国国家标准化管理委员会. 中华人民共和国国家标准－针灸技术操作规范，第 1 部分：艾灸非书资料：GB/T 21709. 1－2008［S］. 北京：中国标准出版社，2010：3.

［2］中国国家标准化管理委员会. 中华人民共和国国家标准－针灸技术操作规范，第 22 部分：刮痧非书资料：GB/T21709. 22－2013［S］. 北京：中国标准出版社，2010：3.

［3］中国国家标准化管理委员会. 中华人民共和国国家标准－针灸技术操作规范，第 9 部分：穴位贴敷非书资料：GB/T21709. 9－2008［S］. 北京：中国标准出版社，2010：3.

［4］中国国家标准化管理委员会. 中华人民共和国国家标准－穴位贴敷用药规范. 非书资料：GB/T33414－2016［S］. 北京：中国标准出版社，2010：3.

［5］中国国家标准化管理委员会. 中华人民共和国国家标准－针灸技术操作规范，第 3 部分：耳针非书资料：GB/T201709. 3－2021［S］. 北京：中国标准出版社，2010：3.

第二章　耳穴压丸在呼吸系统疾病防治中的应用

一、支气管炎

主穴：口、气管、肾上腺、枕、缘中、神门、耳尖、内分泌、肺、大肠。

肺、气管：相应部位主穴以调理和治疗病变部位，理肺止咳。

缘中：止咳定喘。

神门：镇静消炎。

耳尖：消炎镇静作用。

大肠：肺与大肠相表里。

加减：脾，痰多时取脾穴，中医认为"脾为生痰之源""肺为生痰之器"，当脾湿不运，痰滞于肺，故取脾，以达到去湿消炎的作用。艇中，在痰不易咳出时，帮助咳痰。

（1）急性支气管炎：咳嗽频繁剧烈，声音浊重，鼻塞流涕，遇热缓解多属风寒型，主穴加皮质下；咳嗽声洪亮、急促，咳痰不爽，遇冷缓解多属风热型，主穴加三焦；干咳，痰少而黏，带血丝多属燥热型，主穴加肝、三焦、风溪；咳嗽声浊、痰多，遇寒加剧，大便溏多属风湿型，主穴加肾、艇中。

（2）慢性支气管炎：痰多易咳，咳声不扬，早晚加剧，反复发作，天寒更甚属痰湿犯肺型，主穴加胸、口；若咳剧痰少，咳声高亢，时轻时重，吐痰不利主穴加三焦、肝阳1、2，减神门穴；若久咳不愈，咳音发哑属肺阴虚型，主穴加膀胱、肾，减内分泌穴；若咳声乏力，早晚阵发，劳后加剧属气虚型，主穴加贲门、十二指肠、小肠，减内分泌穴；反复发作，久咳不愈属阴阳两虚型，主穴加小肠、肾、皮质下、肝。

二、支气管哮喘

主穴：肺、口、气管、肾上腺、内分泌、风溪、交感、皮质下、缘中、神门、枕。

肺、支气管：为相应部位主穴。

皮质下：调节自主神经功能。

缘中：止咳定喘。神门、枕：镇静，止喘、消炎。

加减：肾，虚喘时取用。中医认为"肾不纳气则喘"，取肾以补肾纳气。

结节内：支气管哮喘是过敏性疾病，取结节内以脱敏，增强机体抵抗力的作用。

辨证治疗：见表4-2-1。

表4-2-1　支气管哮喘的辨证治疗

项目 分型	支气管哮喘		
	肺寒型	肺热型	肺肾虚型
症状	胸膈气闷为寒，喉中痰鸣，痰清稀而白，口不渴或渴起热饮，胃寒	胸膈烦闷，气粗痰鸣，喘咳不已，痰黄稠而黏，不易咳出，口干口苦，身热自汗	哮喘反复发作日久，或年老体弱，心慌气短，动则尤甚，食少形瘦，畏风自汗，倦怠无力，或吸短呼长，以呼为快
舌苔脉象	舌苔白滑腻，脉弦清或浮紧	舌质红，苔黄腻，脉滑数	舌质淡，脉虚
加减	神门、大肠、皮质下、风溪	艇中、枕、口、三焦、内分泌	贲门、风溪、肾

三、胸肋痛

主穴：相应部位、神门。

临床经验：选择准疼痛部位在耳部的反射点是治疗的关键。

四、感冒

主穴：肺、内鼻、咽、喉、肾上腺、神门、耳尖。

加减：发热主穴加耳尖、屏尖、肾上腺。其中耳尖放血对退烧有奇效。

头痛：主穴加相应部位（前头痛取额穴；偏头痛取颞穴；后头痛取枕穴）。

头晕：取枕、外耳。

全身酸痛：取肝、脾、口、三焦。

咳嗽：取气管、支气管、缘中。

胃纳不佳：取贲门。便秘、腹胀：胃、大肠。

辨证治疗：见表4-2-2，表4-2-3，表4-2-4。

表4-2-2　风寒型感冒的辨证治疗

项目分型	风寒型感冒		
症状	恶寒发热，头痛无汗，鼻塞声变，鼻流清涕，喷嚏咳嗽。吐痰清稀，肢体疼痛，口不渴	风寒感冒数日不解，由表传里，症见发热恶寒，寒热往来，汗出而表不解，头痛，周身骨节酸痛，口干，尿赤	迁延不愈或反复发作，无热或低热恶寒，鼻塞清涕，发汗太过或反复感冒，经常发汗，以致肺卫气虚，卫外不固，风寒外侵（习惯性感冒）
耳穴	肺、内鼻、咽喉		
加减	皮质下、结节内	神门、口、耳尖	交感、脾、胃

表4-2-3　风热型感冒的辨证治疗

症状分型	风热型感冒			
	风热型感冒	肺炎型流行感冒	中毒性流感	阴虚感冒
症状	发热重，微恶风寒，咽喉干痛红肿，头痛自汗，面色潮红，口渴欲饮，咳嗽吐痰，黄稠不利	高热口渴，剧烈咳嗽，呼吸气喘，头痛体痛，咳痰黄稠不利，口唇青紫	高热不退，自汗鼻衄，口渴引饮，心烦急躁，口唇干燥，头晕头痛，甚至神昏谵语	发热汗出，身体无力，头晕头疼，咽干口渴，五心烦热
舌苔脉象	舌质红苔薄黄，脉浮数	舌苔薄黄，舌质红，脉浮数	舌质红绛，苔黄缺津，脉数	舌质红，苔薄黄，脉细数
主穴	内鼻、肾上腺、肺			
加减	皮质下、耳尖	皮质下、气管、口	耳尖放血、三焦	贲门、肾、脾

表4-2-4　感冒兼症的辨证治疗

项目分型	感冒兼症		
	风寒挟湿	挟暑	外感内伤
症状	恶寒低热，骨节疼痛，头痛头沉，食欲缺乏	暑气感冒，头晕头痛，身热无汗，心烦口渴，干呕，体困无力，小便短赤	外感风寒，内伤湿滞，常见呕吐，泄泻，胸满闷，脘腹疼痛
舌苔脉象	舌苔白腻，脉腻数	舌苔黄腻，质红，脉滑数	舌苔白腻
主穴	皮质下、耳尖、肺、内鼻、咽喉		
加减	神门、艇中	口、贲门、小肠	心、三焦、脾、贲门

流行性感冒：治疗时加皮质下、三焦、神门予以解热镇痛。

肠胃型感冒：治疗时加贲门、十二指肠、大肠对症治疗，加结节内为防止此型感冒的关键。

习惯型感冒：治疗时以补中益气，提高机体抵抗力，加肺、气管、口、皮质下、贲门、肝、肾、神门。

五、咽喉炎

主穴：口、内咽、三焦。

加减：咽喉痛甚加贲门、交感。咳嗽有痰加气管，肺咳痰不利加艇中。

六、鼻炎

主穴：内鼻、肺。内鼻：为相应部位主穴。

"肺开窍于鼻""肺和鼻能知香臭矣"，当肺气不足，内有伏热，外感风寒或风而致。外邪袭肺，进热凝聚，壅塞肺窍。鼻为肺之外窍，肺气不宣，可致鼻阻、流涕等，故取肺穴以宣开窍。

过敏性鼻炎：取内分泌、肾上腺、结节内。

加减：肾上腺：抗过敏、消炎、对毛细血管有收缩作用，肥大性鼻炎、过敏性鼻炎取此穴。

内分泌：抗过敏，并有增强吸收代偿功能，萎缩性鼻炎取此穴。

结节内：脱敏、增强抗体免疫力。

七、扁桃体炎

主穴：耳尖放血、扁桃体、咽喉、内分泌、神门、轮5~轮6。扁桃体、咽喉：为相应部位主穴，清热解毒利咽。耳尖放血：清热解毒、镇静止痛。神门：止痛。内分泌：消炎。轮5~轮6：放血清热解毒。

八、肺气肿

主穴：口、气管、肺、艇中、大肠。

加减：肾：温补肾阳，化气行水。皮质下：调节自主神经，减轻气喘症状。缘中：镇咳平喘。

九、口腔炎

主穴：口、脾、面颊区反应点。

加减：舌：相应部位。

内分泌：改善微量元素状态。

心：心火旺盛降心火。

贲门：胃火上炎引起的溃疡。

十、肺炎

主穴：枕、缘中、肺、气管、口、艇中。

加减：见表 4 - 2 - 5。

表 4 - 2 - 5　肺炎的辩证治疗

项目分型	邪犯肺卫（初期）	痰热壅肺（中期）	热入心营（后期）
加减	皮质下、神门	大肠、皮质下	小肠、大肠、肝、脾

十一、耳穴防病

主要针对戒烟、预防感冒、预防晕车、晕船、晕机等。

随着社会的发展、物质生活的提高，人们对预防医学日趋重视。中医学的思想，首重预防。《黄帝内经》的第一篇《上古天真论》讲的就是预防问题，提出了"虚邪贼风，避之有时""恬淡虚无，真气从之，精神内守，病安从来？"强调了预防体外疾病因素侵袭的同时，还特别强调了人体内在的预防因素。

耳穴治疗可广泛应用于疾病的前趋期，矫正可逆性疾病，提高机体健康水平。因此，耳穴刺激法在预防医学中有重要的意义。

（一）戒烟

吸烟给人体健康带来严重威胁，增加了肺癌、口腔癌、唇癌、支气管炎、冠心病、高血压等疾病和胎儿畸形的发病率。

取穴：神门、肺、口。

取穴依据为肺、口：吸烟是通过口到肺，吸入尼古丁等物质刺激呼吸道感受器传入神经，在大脑皮质产生兴奋灶，形成条件反射。耳穴治疗是通过经络对大脑皮质的作用，对吸烟兴奋灶起抑制作用，消除和阻断吸烟的条件反射。因此，取口、肺，通过口改变其条件反射，通过肺调整其肺气，达到戒烟的目的。

神门：镇静、调神提气，改变精神因素的影响。

（二）预防感冒

耳穴贴压疗法、耳尖放血治疗，可对反复发作性和持续性感冒患者进行预防。临床观察到，经常接受耳穴贴压的患者，在治疗其他病时，由于抵抗力的提高，很少患感冒或不患感冒。

取穴：耳尖、过敏区、内分泌、肾上腺、内鼻、肺、脾。

取穴依据为内鼻为相应部位取穴，临床常见感冒症状自鼻道开始，病毒来自鼻腔，因此取内鼻，以增加鼻腔之抗病能力。肺开窍于鼻，司呼吸，鼻是呼吸出入的门户，肺有病变，总会影响到鼻。肺主皮毛，因体表皮肤是人体卫外的阳气所敷布的地方，能随着外界气温及体温变化起到调节作用，例如遇冷它能收缩致密，遇热它就能弛缓疏松，致密则无汗，疏松则汗出。皮肤这种适应机能，是与肺脏有着密切关系的。如肺气虚，则皮毛的适应机能就会减弱，被风寒所侵袭，就会感冒，出现鼻塞流涕，甚至出现自汗、盗汗等现象。因此，预防感冒要从补肺气入手。

脾：根据中医脏象学说，脾属土、肺属金，肺气虚易患久咳，可伤及脾，临床可用补脾来代替补肺，为五行学说培土生金的理论。现代医学理论证明，脾与免疫机能有关，补脾可使免疫功能得到改善。脾脏是人体内最大的淋巴器官，是过滤血液的唯一淋巴组织。因此脾在特异性免疫中起着重要作用，无论从中医还是现代医学理论上分析，脾都是很重要的脏器，补肺先补脾，这是补本的最重要方法。

三抗一提是耳尖放血的一种治疗方法，过敏区、内分泌、肾上腺是三抗的重要穴位，可抗感染、抗过敏、抗风湿，提高机体免疫力。与耳尖穴相对的耳郭内侧缘有防感冒点之称。

（三）预防晕车、晕船、晕机

晕车、晕船、晕机属于运动病，是乘坐火车、汽车、轮船或飞机常发生的一种病症，表现为恶心、呕吐、面色苍白、出冷汗、疲倦不适等，其发生机理是某运动影响半规管的结果。中医学认为发病可能与脾胃虚及汽油等异味过敏有关。属"眩晕""呕吐"范畴。

取穴：贲门、胃、枕、晕点、内耳、皮质下、风溪，汽油等异味过敏加过敏区。

取穴依据为内耳：晕车、晕船是运动时刺激半规管或过敏等发生自主神经功能紊乱的反应，这些反应的性质和程度与前庭器官的兴奋性有关。因此治疗和预防晕车、晕船、晕机可取内耳，以调节和稳定前庭器官功能。

贲门、胃：运动病主要症状是恶心、呕吐。贲门是止吐要穴，胃可和胃降逆止呕。

晕点、枕：晕点是诊断和治疗眩晕、头晕的特定穴，枕是止晕要穴。

皮质下：可调节大脑皮质的兴奋和抑制功能，镇静止吐。

风溪：为抗过敏要穴，由汽油等异味过敏引起的晕车、晕船、晕机者，应取过敏区，可减少发病的诱因。

（邹学敏、张利君、王文楠）

参考文献

[1] 李家琪，李青峰，李青山. 耳穴诊治与研究［M］. 郑州：河南人民出版社，2018.

[2] 查炜. 零基础学耳穴［M］. 南京：江苏凤凰科学出版社，2021.

[3] 黄丽春. 耳穴治疗学［M］. 北京：科学技术文献出版社，2019.

[4] 张耕田. 张氏耳针治急难杂症［M］. 北京：中国医药科技出版社，2019.

[5] 温木生. 耳穴贴压疗法治百病［M］. 北京：人民军医出版社，2005.

第三章　刮痧术在呼吸系统疾病康复中的应用

一、感冒（风热证）

感冒是四季常见的外感病，多是由于病毒或细菌感染引起的上呼吸道炎症。临床表现有头痛、发热、畏寒、乏力、鼻塞、流涕、打喷嚏、咽痛、干咳、全身酸痛等症状，部分患者还可出现食欲缺乏、恶心、呕吐、腹泻等消化道症状。

中医学认为感冒多因感受外邪，肺卫功能失调所致。分为风寒外感、风热外感和暑湿外感。风热外感症状是身热，微恶风，汗出不畅，头痛，鼻塞涕浊，口干而渴，咽喉红肿疼痛，咳嗽，痰黄黏稠，兼有食欲缺乏、恶心、呕吐、腹泻等消化道症状者为暑湿外感。暑湿外感可按照"腹泻"的刮痧方法处理。

全息经络刮痧法：①颈部，风府至大椎，双侧风池。②背部，督脉——大椎至至阳。膀胱经——双侧大杼至肺俞。③上肢，大肠经——双侧曲池、合谷。三焦经——双侧外关。肺经——双侧列缺。④下肢，肾经——双侧复溜。

暑湿外感（腹泻）：膀胱经——双侧脾俞至大肠俞；腹部、中脘至气海、双侧天枢、双侧足三里至上巨虚、双侧阴陵泉、公孙。

二、声音嘶哑

声音嘶哑是一个症状，指语声嘶哑，甚至不能发音，常见于现代医学之急、慢性喉炎，声带创伤、结节、息肉，或见癔症性失音、肿瘤等病症。

中医学将声音嘶哑称为"失音"，将其归纳为外感、内伤两大类。外感者因感受外邪，阻塞肺窍，肺气壅遏，失于宣畅，而致声音嘶哑。内伤者多为久病体虚，肺燥伤津，或肺肾阴虚，精气耗损，咽喉失于滋润而致发音不利；或用声过多、过强，损伤声道，津气被耗而导致失音；也有情志刺激，气机郁闭，声音不出者。内伤声音嘶哑者可根据病因分别结合"辨证刮痧"的经穴刮拭。以上疾病所致的声音嘶哑（除肿瘤外）均可照此刮痧治疗。

全息经络刮痧法：①督脉，哑门至大椎。②任脉，廉泉、天突。③胃经，双侧人迎。④大肠经，双侧天鼎。⑤上肢，双侧列缺。⑥下肢，双侧照海。

三、哮喘

哮喘病是一种常见的反复发作性呼吸系统疾病。喉中有痰鸣声谓之哮，呼吸急促困难谓之喘。哮喘是由于支气管分支或其细支的平滑肌痉挛，管壁黏膜肿胀和管腔内黏稠的分泌物增多，使空气不能顺利地吸入、呼出所引起。迁延多年不愈者可引起肺气肿。

支气管哮喘、喘息性慢性支气管炎、阻塞性肺气肿以及其他疾病所见的呼吸困难皆可照此刮痧治疗。哮喘痰多者反复发作的哮喘病可结合"辨证刮痧"经穴刮拭。虚弱体质者刮痧治疗时禁用泻法。

全息经络刮痧法为背部：大椎至至阳、双侧大抒至膈俞、定喘、气喘、志室、肾俞；胸部：天突至膻中、双侧中府；上肢：双侧曲池经内关直至中指尖，咳嗽加双侧尺泽至太渊；痰多加双侧足三里至丰隆。

四、肺炎

肺炎发病急剧，最常见的症状为寒战、高热、胸痛、咳嗽、咳吐铁锈色痰。体温可在数小时内升为 39～40℃，持续高热同时伴头痛、疲乏、全身肌肉酸痛。若病变范围广泛、可因缺氧引起气急和发绀。部分肺炎患者伴有明显的消化道症状，如恶心、呕吐、腹胀、腹泻、黄疸等。肺炎患者在药物治疗的同时，结合刮痧治疗可加快愈病的速度。

全息经络刮痧法为背部：大椎至至阳、双侧风门、肺俞、心俞；胸部：天突至膻中、由内向外刮拭；上肢：双侧尺泽、孔最、曲池、丰隆。

刮痧疗法：刮背部时，先颈椎，顺督脉向下由大椎穴刮至腰骶部，再刮督脉旁侧的膀胱经，其中肺俞、定喘、志室穴加重施刮。刮前胸时，天突穴以刮板角点刮 30 次，任脉由上而下施刮，膻中穴加强施刮力度；再由内向外施以横刮法，每一个肋间隙刮 30 次，中府、俞府穴加强施刮力度。刮上、下肢体时，肺经、心包经、心经、大肠经、三焦经、小肠经，由上而下约刮 30 次，不一定要求刮出痧来。双侧足三里穴，施以重刮 30 次，但不出痧。颈部取廉泉、天突、人迎穴；前胸取天突至膻中穴；脊椎取定喘、肺俞、气喘穴；手部取孔最至内关穴。刮前胸部位时，从内而外进行刮拭，从天突至膻中穴由上而下用刮板角施刮。

（邹学敏、王文楠、张利君）

参考文献

[1] 张秀勤，郝万山. 全息经络刮痧 [M]. 北京：北京出版社，2020.

[2] 周幸来. 常见疑难病中医特色疗法 [M]. 北京：人民卫生出版社，2006.

第四章　中医护理技术在肺康复期常见症状中的应用

中医认为，慢性阻塞性肺疾病属于中医学当中的"肺胀"等范畴。它的表现为"咳嗽""气短"。《灵枢·胀论》指出，"上气喘而躁者，属肺胀""肺胀，咳而上气，烦躁而喘"，论证了肺胀病理病机的临床症状。其病因是因为脏腑功能失调，正气衰弱，防气不固，遇六淫侵袭，客邪犯肺，易产生咳嗽痰宿，气喘犯肺，外邪内虚相搏，迁延时久不愈，肺器官组织亏损，气充积肺为患，致本病。肺为脏腑之华盖，病久则造成肾虚，肺不能主气，肾不能纳气，则气上逆而产生气喘。

一、喘息、气短

雷火灸治疗

1. 灸疗部位

灸胸骨部，第九肋至两腋下；穴位：肺俞、肾俞、内关、手三里、足三里、丰隆、上巨虚、神阙。

2. 操作方法

患者半仰卧位。从剑突至胸骨柄，距离皮肤 2~3 cm，由下至上为 1 次（不能返回灸），每 12 次为 1 壮，每壮之间用手掌由下至上抚摸 2 次，灸至皮肤微红，深部组织发热为度。分别灸两侧第九肋至腋下（不能由腋部向下灸），距离皮肤 2~3 cm，灸 12 次为 1 壮，每壮之间用手掌由下至腋部抚摸 2 次，灸至皮肤微红，深部组织发热度；用双头灸具灸肺俞、肾俞，距离皮肤 2 cm，用小螺旋形法，旋转 10 次为 1 壮，每壮之间用手按压一下，各灸 6 壮；用单头灸具灸两侧内关、手三里、足三里、丰隆、上巨虚，用小螺旋形法，距离皮肤 2 cm，每旋转 10 次为 1 壮，每穴各灸 6 壮；灸神阙穴 6 壮，灸法同上述。每日灸 1 次，每 7 天为一个疗程，每个疗程之间休息 3 天，可灸三个疗程，再总结疗效。若有并发症发生时，可暂停灸疗。

3. 灸语

治则为补虚固本，润肺滋肾阴，扶正祛邪。灸胸骨部两侧，是肺的支气管部位，灸腋下两侧是肺泡组织部位，用灸的热力向气管方向推动，可以调节肺络脉、孙脉，顺气而行，利于肺泡内的气体排泄，同时营血易于滋润肺腑；灸肺俞、肾俞，培固肾水济养肺腑；灸内关、手三里、足三里、丰隆、上巨虚、神阙，补气补脾，化生水谷精微，脾疏健运，肺肾得以滋养，肺气得固，肾阴阳调和主纳，肃降肺邪，本病得以渐愈。

二、固护正气、增强免疫力

（一）艾灸疗法

1. 选穴

足三里、合谷、神阙、关元。

2. 腧穴定位

足三里：在小腿前外侧，当犊鼻下 3 寸*，距胫骨前缘 1 横指。合谷：在手掌第 1、

---

* 此处指同身寸。

第 2 掌骨间，第 2 掌骨桡侧的终点处。神阙：在腹中部，脐中央。关元：在下腹部，前正中线上，当脐中下 3 寸。

3. 操作方法

足三里、合谷用艾条温和灸，每次 15 分钟，每日 1 次。神阙、关元采用温灸盒灸，每穴每次施灸 20 分钟，每日 1 次。

温和灸：将艾条的一端点燃，对准脑穴，距离皮肤 2 ~ 3 cm，使局部有温热感而无灼痛为宜，可将手置于腧穴处感知灸温适时移开艾条抖落艾灰，防止烫伤，适用于四肢腧穴的灸疗。

温灸盒灸：将艾条点燃后，燃烧端插入温灸盒盖，盖上盒盖，将温灸盒置于腧穴处施灸，适用于腹部、背腰部腧穴的灸疗。

（二）经络拍打法

肺经是人体的养生穴道，每日拍打，可提高患者抵抗力。

（1）时辰：选早上起床后，这样有助于大肠经行气（肺与大肠相表里）。

（2）顺序：从肺经源头中府穴起，从上到下依次点揉至大拇指尖的少商穴，发现酸痛敏感点，要一个一个地揉（每次揉 2 ~ 3 分钟）。

（3）手法：一只手握成空拳状，拍打另一只胳膊，力度从轻开始，目的是微微震动，重则泻，轻则补。

（4）时间：每次拍 10 ~ 15 分钟即可，每日上午 1 次。

（5）提示：最后用手心相互搓大拇指处 10 分钟，从鱼际到列缺搓到皮肤微红发热，效果更好。

（三）穴位贴敷法

第一阶段：肺康复训练期间的第 1 ~ 4 周应用。以降气平喘抗疲乏为法，取膈俞、肺俞、定喘、足三里，选平喘固本汤加减（茯苓 10 g，磁石 5 g，五味子 5 g，胡桃 10 g，紫苏 10 g），辅以姜汁加冰片。每周贴敷 1 次，每次持续 4 天，共 4 周。

第二阶段：肺康复训练第 5 ~ 8 周应用。以培补脾胃、纳气固肾为法，取肺俞、脾俞、肾俞、胃俞、神阙，选四君子汤（原方剂量）加黄芪 10 g，辅以姜汁和冰片。每周 1 次，每次 4 天，共 8 周。

（四）贴脐疗法

根据患者不同症状采用不同中药神阙穴贴敷。主要利用肚脐皮肤薄、敏感度高、吸收快的特点，和通五脏六腑、联络全身经脉的功能，发挥中药、经络、穴位的三重作用。中药研粉并使用姜汁、醋等调糊，取适量贴敷于肚脐（神阙）。

"三伏贴"是根据《黄帝内经》中"春夏养阳"的原则，利用夏季气温高，机体阳气充沛，体表经络中气血旺盛的有利时机通过药物刺激穴位产生的局部刺激作用和经络调节作用，即穴位和药效的双重效应，借以调整机体气血功能，调和阴阳，舒经活络，祛邪外出，增强抗药能力，从而达到治病的目的。三伏贴（各个医院院内制剂）采取三伏天穴位贴敷治疗肺胀病，对慢性阻塞性肺疾病患者能起到调节免疫改善肺功能、平喘止咳的效果，是现代规范治疗的一项重要辅助治疗手段。

穴位贴敷注意事项：用药前询问过敏史，注意保暖并保护隐私，药物涂抹薄厚均匀、部位准确，固定松紧适宜，局部皮肤出现红疹、瘙痒、水疱等过敏现象时，立即停止使用，报告医生，协助处理。

夏季防病：采用"冬病夏治"（也称三伏贴）的理念。三伏分为初伏、中伏和末伏。初伏（头伏）：夏至后第三个庚日起到第四个庚日前一天，第三个庚日为入伏，作为初伏的第一天。中伏（二伏）：夏至后第四个庚日起到立秋后第一个庚日前的一段时间，第四个庚日定为中伏开始的第一天。农历七月前立秋者，则中伏为10天；农历七月后立秋者，则中伏为20天。末伏（终伏）：立秋后第一个庚日起到第二个庚日前一天，第二个庚日定为出伏，即伏天结束。

药物选择：遵医嘱可选复方制剂，也可用单位中药，现代临床多选用复制剂，如白芥子、元胡、甘遂、细辛等中药研成细末，用新鲜姜汁，调成膏状。

冬季防病：采用"夏病冬治"（也称"三九贴"）的理念，源于《黄帝内经》"春夏养阳，秋冬养阴"的理论，是中医学"天人相应"与"治未病"思想的体现。寒冬季节，万物归藏，最易填补人体元阴元阳，如果能在此时调养身体不仅可以改善体质，增强免疫力，更可预防夏天过敏性疾病的发生，这就是夏病冬治的意义。

三九天的时间计算：冬至日为一九；冬至日隔九天为二九；冬至日隔十八天为三九。

药物选择：肉桂、细辛、麻黄、吴茱萸等中药研成细末，用新鲜姜汁，调成膏状。贴敷常用穴位：大椎、定喘、肺俞、肾俞。常用穴位定位：大椎（位于第7颈椎突即埋头时最高点下）、定喘（于大椎旁0.5寸）、肺俞（第3胸椎突旁开1.5寸）、肾俞（第2腰突旁开15寸）。

常用三九贴配穴方法：一九、二九、三九均贴敷大椎（双侧）、定喘（双侧）、肺俞（双侧）、肾俞（双侧）。每次贴4~6小时。3年为1个疗程。

三、咳嗽

咳嗽是呼吸系统疾病的主要症状之一。中医学根据其发病原因，概括为外感咳嗽和内伤咳嗽两大类。外感咳嗽起病急、病程短，伴随上呼吸道感染的症状，特点是：咳嗽声重有力，咳痰稀薄或咯痰不爽，鼻塞流涕、头身痛、恶寒发热无汗。偏热者痰稠、咽苦；偏寒者痰清稀。内伤咳嗽病程长，时轻时重，特点是：阵阵咳嗽，咳时面赤，自感痰滞咽喉，咯之难出，咽干，痰量少、质黏，胸闷作痛，口苦。感冒咳嗽，急、慢性支气管炎，肺炎，支气管扩张，肺气肿，肺结核等疾病引起的咳嗽均可照此刮痧治疗。

1. 刮痧

经络穴位：①背部，督脉——大椎至至阳。膀胱经——双侧大杼至肺俞。②胸部，任脉——天突至膻中。由内向外刮拭。肺经，双侧中府、双侧尺泽、列缺。大肠经，双侧合谷。

2. 耳穴压丸

主穴：肺、气管、平喘。

配穴：交感、神门、大肠等。

3. 艾灸法或雷火灸

取穴：大椎、肺俞、风门穴。

配穴：天突、合谷穴；痰湿咳嗽加天突、至阳；脾虚者加脾俞；喘甚者加定喘；每日灸 1 次，每次灸 20 分钟。

4. 拔罐

1）火罐

取穴①：大杼、风门、肺俞、中府、膏肓。配穴咳嗽兼喘加膻中、定喘穴；胸脘痞闷加中脘、内关；痰多加丰隆、脾俞；咳引胁痛加肝俞、期门。

操作：患者取俯伏坐位或俯卧位，取大小适宜的火罐用闪火法或投火法等，将火罐吸拔在所取穴位上，留罐 10～15 分钟。每 3～4 天治疗 1 次，或根据皮肤反应而定，5 次为 1 个疗程。适用于各种咳嗽。

取穴②：背部第 1～12 胸椎两侧，足太阳膀胱经背部第一侧线上。

操作：患者取俯卧位，将大小适宜的火罐，在两侧各吸拔 5～6 只，至皮肤出现淤血为度，隔 2～3 日拔罐 1 次。适用于各种急、慢性支气管炎引起的咳嗽。

2）走罐

取穴：取膀胱经肺俞至脾俞（双侧）。

操作：患者取俯伏坐位或俯卧位，暴露背部。在背部穴位处及罐口涂抹适量凡士林油膏，采用闪火法将罐具先拔于一侧肺俞，待 5 分钟后将火罐向背部下方滑动至脾俞，走罐后用同法施于另一侧的肺俞与脾俞，直至背部两侧皮肤均呈现充血或淤血为度。3 天治疗 1 次，3 次为 1 个疗程。适用于各种咳嗽。

取穴：督脉为大椎至至阳；膀胱经为肺俞至膈俞（双）；小肠经为秉风至天宗穴（双）。

操作：患者取俯卧位，暴露背部，观察皮肤无破损后，选用罐口平滑的玻璃罐，先在背部治疗部位及罐口涂抹适量凡士林，或液状石蜡，然后用闪火法将罐子吸拔在皮肤上，按照走罐要领在所取经穴上缓慢地上下推动，来回 4～6 次。如为风寒咳嗽，皮肤呈现紫红色；风热咳嗽，皮肤呈现潮红色；发热者除推移外并应留罐于大椎穴 3～5 分钟，此时患者即感咽喉舒适清爽。隔日治疗 1 次，3 次为 1 个疗程。

3）灸罐——灸罐法（火龙罐）

取穴：大椎、肺俞、身柱、中府、胸背部啰音明显处。

配穴：咽痒咳嗽甚者，温和灸天突穴 10~15 分钟；痰多者，加丰隆；出虚汗者，加复溜、三阴交、涌泉、合谷等穴施灸罐；体质虚弱、食欲缺乏、病情较缓者，加足三里。

操作：选好治疗穴位，进行火龙罐综合疗法，如果无火龙罐者先行灸法，用艾条行温和灸，每穴 10~15 分钟，然后拔罐，可选用火罐、抽气罐、负压罐等，留罐 10~15 分钟，皮肤出现淤斑后起罐。本法适用于咳嗽清稀、体质虚寒或寒实咳嗽者。

5. 穴位按揉

重按风门、肺俞、中府、膻中等穴位 3~5 分钟，外感风热加按风池、大椎、合谷等；暴热咳嗽者加按脾俞、肾俞等；痰多者加按脾俞、胃俞、天突、足三里、丰隆等。

6. 艾灸法取穴

大椎、肺俞、风门。风寒咳嗽加天突、合谷；痰湿咳嗽加天突、至阳；脾虚者加脾俞；喘甚者加定喘。每日灸 1 次，每次灸 20 分钟。

7. 养金贴

对应病症：本贴可以预防和改善冬季感冒、慢性咳嗽、过敏性鼻炎、哮喘、过敏性哮喘、急慢性支气管炎、肺气肿、肺心病、易感冒、慢性阻塞性肺病等肺系常见问题。

使用方法：选取穴位为大椎、肺俞、膏肓、风门、肾俞、中府、膻中、曲池（可再加脾俞、涌泉），每次贴敷 6~8 小时。3 年为 1 个疗程。

8. 穴位贴敷

1）温肺散（《中华脐疗大成》）

主治：肺寒咳嗽，喘息。

处方：制半夏 10 g，白果仁 9 g，杏仁 6 g，细辛 6 g。

用法：以上诸药共研末，用姜汁调为糊状，外敷脐部。每日换药 1 次。10 次为 1 疗程。

2）天竺止咳散（《敷脐妙法治百病》）

主治：风痰型咳哮证。

处方：天竺黄 10 g，雄黄 1 g，朱砂 1 g，天南星 10 g，丁香 2 g。贴敷脐中穴。每日换药 1 次，10 日为 1 个疗程。

3）清燥润肺糊（《敷脐妙法治百病》）

主治：肺燥咳嗽。

处方：麦冬、玉竹、北沙参、杏仁、浙贝母各 10 g，栀子 9 g，白蜜适量。

用法：前 6 味药共研为细末，过筛后，备用。用时取适量，蜜调成糊状，贴敷于脐上。每日换药 1~2 次，2 周为 1 疗程。

4）润肺止咳糊（《敷脐妙法治百病》）

主治：干咳无痰，少痰。

处方：生地、百合、麦冬、五味子各 10 g，人参 6 g。

用法：上药共为细末，瓶贮备用。用时取适量，用凉开水调成糊状，贴敷于脐中穴。每日换药 1 次，直至病愈为止。

5）呼感散（《家庭脐疗》）

主治：呼吸道易感症。

处方：吴茱萸、红参、鹿茸、生甘草、防风各等量压粉。

用法：每次取药粉 0.5 g，以凡士林调膏涂脐。2 天换药 1 次，1 个月为 1 个疗程。

6）痰热咳嗽糊（《中医脐疗大全》）

主治：痰热咳嗽。

处方：鱼腥草 15 g，青黛 10 g，蛤壳 10 g，葱白 3 根，冰片 0.3 g。

用法：将前 3 味药研碎为末，取葱白、冰片与药末捣烂如糊状，涂布于脐窝内。每日换药 1 次，10 次为 1 个疗程。

7）肺热膏（《贴敷疗法》）

主治：用于风热犯肺、肺气不宣之风热咳嗽。

处方：牛蒡子、鱼腥草各 20 g，葱白 5 g，冰片 0.5 g。

用法：将牛蒡子、鱼腥草研末，与葱白、冰片共捣烂成泥，用之前以 75% 的乙醇消毒脐部，然后取药泥涂于脐中，胶布外贴敷盖，每日 1 次，连用 1 周。

8）麻黄饼（《贴敷疗法》）

主治：用于素体阳虚、感受风寒之久咳不愈者。

处方：麻黄 20 g，细辛、芫花、肉桂各 10 g，白芥子、杏仁各 30 g。

用法：将以上诸药研末，装瓶密封备用。用时以酒调为药饼，如铜钱大小，烘热贴敷肺俞、天突穴，每晚 1 次，10 日为 1 个疗程。

四、乏力伴胃肠不适

（一）艾灸法或雷火灸

内关、中脘、天枢、足三里。

1. 腧穴定位

内关：在前臂掌侧，腕横纹上 2 寸，掌长肌腱与侧腕屈肌腱之间。

中脘：在上腹部，前正中线上，当脐中上 4 寸。

天枢：在腹中部脐中旁开 2 寸。

足三里：在小腿前外侧，当犊鼻下 3 寸，距胫骨前缘 1 横指。

2. 操作方法

内关、足三里用艾条回旋灸，每穴每次 15 分钟，每日 1 次。

中脘、天枢用回旋灸：将艾条一端点燃，距离皮肤2～3 cm处，在穴区上方做往复回旋的移动，使局部有温热感而无灼痛为宜，适时移开艾条抖落艾灰，防止烫伤。每穴每次15分钟，每日1次。

（二）拔罐法

取穴中脘、天枢、气海、足三里、肝俞、脾俞、三焦俞、气海俞、大肠俞，胃热者加合谷穴、太冲穴，胃寒者加曲池穴、关元穴，乏力者加背部膀胱经上穴位。

1. 腧穴定位

中脘穴：在上腹部，前正中线上，当脐中上4寸。

天枢：在腹中部脐中旁开2寸。

气海：在下腹部，脐中下1.5寸，前正中线上。

足三里：在小腿前外侧，当犊鼻下3寸，距胫骨前缘1横指。

肝俞：位于背部，第九胸椎棘突下，后正中线旁开1.5寸。

脾俞：位于背部，第11胸椎棘突下，后正中线旁开1.5寸。

三焦俞：位于背部，第1腰椎棘突下，后正中线旁开1.5寸。

气海俞：位于背部，第3腰椎棘突下，后正中线旁开1.5寸。

大肠俞：位于背部，第4腰椎棘突下，后正中线旁开1.5寸。

2. 操作方法

根据具体情况采用闪罐、走罐、留罐进行操作。

闪罐：即将棉花棒蘸95%乙醇点燃，在罐内绕一周后抽出，立即将罐按在拔罐的部位上，再马上拔下，再吸再拔，反复多次。

走罐：亦称推罐，即在拔罐前，先在所拔部位的皮肤或罐口上，涂上一层凡士林等润滑油作为介质，再以闪火法或滴酒法将罐吸拔于所选部位的皮肤上，然后医者以右手握住罐子，以左手扶住并拉紧皮肤，在向上、下或左、右。

留罐法：又称坐罐法，是中医拔罐疗法的一种，指罐吸拔在应拔部位后留置一段时间的拔罐法。留罐时间可根据年龄、病情、体质等情况而定，留置时间一般为5～20分钟，若肌肤反应明显、皮肤薄弱、年老与儿童则留罐时间不宜过长。它可用于拔罐治疗的大部分病症，是最常用的拔罐法。又分为多罐和单罐。拔罐并配合补泻手法进一步增强拔罐疗效，待罐印消失后根据病情再拔罐。

（三）温罐灸法

中脘、大椎穴、神阙穴、气海穴。

1. 腧穴定位

中脘穴：在上腹部，前正中线上，当脐中上4寸。

大椎：在后正中线上，第7颈椎棘突下凹陷中。

神阙穴：位于肚脐，在肚脐中央。

气海：在下腹部，脐中下 1.5 寸，前正中线上。

2. 操作方法

温罐置于特定部位和穴位进行推熨，治疗时间 15~20 分钟，使局部有温热感而无灼痛为宜。

（四）循经推拿法

主取足阳明胃经上的穴位，梁丘、犊鼻、足三里、上巨虚、条口、下巨虚、丰隆、解溪、冲阳、陷谷、内庭、厉兑。

1. 腧穴定位

梁丘：在股前区，髌底上 2 寸。

犊鼻：在髌韧带外侧凹陷中。

上巨虚：在小腿外侧，犊鼻下 6 寸，犊鼻与解溪穴的连线上。

条口：位于小腿外侧，犊鼻下 8 寸，犊鼻与解溪连线上。

下巨虚：在小腿前外侧，当犊鼻下 9 寸，距胫骨前缘一横指。

丰隆：其位于人体的小腿前外侧，外踝尖上八寸，条口穴外一寸，距胫骨前缘二横指。

解溪：位于踝区，踝关节前面中央凹陷中，拇长伸肌腱与趾长伸肌腱之间。

冲阳：在足背最高处，当拇长伸肌腱和趾长伸肌腱之间，足背动脉搏动处。

陷谷：位于足背，在第二、三跖骨间，第二跖趾关节近端凹陷中

内庭：位于足背第 2、3 趾间，趾蹼缘后方赤白肉际处。

厉兑：在第二趾外侧，距爪甲角 0.1 寸处取穴。

2. 操作方法

可采用指压、揉捏、搓转等方法，每穴 1~2 分钟，每次按摩 10~15 分钟，每天可按摩 1~2 次。

（五）赵氏雷火灸法

足三里、关元、脾俞、三阴交。

1. 腧穴定位

足三里：在小腿前外侧，当犊鼻下 3 寸，距胫骨前缘 1 横指。

关元：下腹部，脐中下 3 寸，人体前正中线上。

脾俞：位于背部，第 11 胸椎棘突下，后正中线旁开 1.5 寸。

三阴交：三阴交在小腿内侧，当足内踝尖上 3 寸，胫骨内侧缘后方。

2. 操作方法

点燃灸条，将火头对准应灸部位，距离皮肤 2~3 cm，灸至局部皮肤发红、微微发汗，每穴灸 3~5 分钟，每次灸 20~30 分钟，在施灸的时候，要注意保暖。火头与皮肤应该保持一定的（2~3 cm）距离，以免烫伤皮肤。应该喝 200~300 mL 温开水，饮食

方面注意清淡饮食，忌辛辣食品。

（六）中药热奄包

主要置于胃脘部即上脘、中脘、下脘等穴。

1. 腧穴定位

上脘：上腹部前正中线上肚脐上五寸的位置。

中脘：位于上腹部，当前正中线上，脐中上 4 寸。

下脘：在上腹部，前正中线上，当脐中上 2 寸。

2. 操作方法

中药热奄包由吴茱萸、小茴香、粗盐按 1：1：1 比例组成，用恒温箱加热后置于患者胃脘部，外敷 20 分钟，过程中防止烫伤。

（七）耳穴疗法

1. 主穴

胃、皮质下、交感。配穴：伴恶心呕吐加肝、脾、贲门、枕。伴呃逆加耳中、肝、神门；伴胃肠功能紊乱加脾、肝、胆、小肠、神门。

2. 操作方法

将王不留行贴于相应耳穴上，每穴按摩、捏压 1 分钟，每天 3 次。双耳可交替贴压，夏季可保留 1~3 天，冬季 3~7 天。

（八）穴位贴敷

中脘、天枢、关元、足三里。

1. 腧穴定位

中脘：位于上腹部，当前正中线上，脐中上 4 寸。

天枢：肚脐旁开 2 寸。

关元：下腹部，脐中下 3 寸，人体前正中线上。

足三里：在小腿前外侧，当犊鼻下 3 寸，距胫骨前缘 1 横指。

2. 操作方法

根据具体情况选择合适贴敷药方，将敷贴贴于相应穴位上，贴敷时间 4~6 小时，有皮肤过敏者及时取下，贴敷期间注意勿湿水。

（九）培土贴

1. 对应病症

本贴对于脾胃虚寒、慢性胃炎、慢性肠炎、慢性腹泻、消化不良、便溏、胃胀、胃痛等常见脾胃疾病有很好的调理和改善作用。

2. 使用方法

选取穴位：脾俞、胃俞、关元、足三里、上脘、中脘、天枢、涌泉（可再加膏肓、痞根）。

五、不寐

《灵枢·口问》云："阳气尽，阴气盛，则目瞑；阴气尽而阳气盛，则寤矣。"《类证治裁·不寐》云："阳气自动而之静，则寐；阳气自静而之动，则寤。不寐者，病在阳而不交阴也。"中医对失眠的认识由来已久。强调了阳气在睡眠中占有主导地位，而睡眠只有在阴阳不断消长变化相交过程中才会产生。"人禀天地之气以生，即感天地之气以病，亦必法天地之气以治"。寤寐过程亦本于天地阴阳之气运行，是人体顺应自然界昼夜运行规律的生理调节行为，阳气昼行于表，温煦全身，夜行于阴，人静而寐，若阳气虚损，失其正位，阴阳升降失常，寤寐失调而致失眠。治未病防治观正是通过调整人体阳气运行与自然界消长规律同步来调治失眠，恢复睡眠节律。

1. 杵针技术

心脾两虚：取神道八阵、天谷八阵。河车路：大椎至命门段，三阴交、神门。阴虚火旺：取神道八阵、命门八阵、百会八阵。河车路：大椎至命门段，太溪、三阴交、神门、太冲、内关。肝火上扰：取神道八阵、至阳八阵、百会八阵。河车路：大椎至命门段，行间、足窍阴、神门。胃腑不和：神道八阵、脊中八阵、百会八阵、中脘八阵。河车路：大椎至命门段，丰隆、历兑、隐白、神门。

2. 穴位按摩

睡前劳宫对涌泉搓揉各 100 下。

（1）心烦不寐伴头重，头晕目眩，目赤耳鸣的患者，可做头部按摩，如太阳、印堂、风池、百会等穴。睡前按压每个穴位 30 ~ 50 次。

（2）心脾两虚的患者，睡前按摩背部夹脊穴。

（3）肝火扰心者取涌泉穴。

（4）痰热扰心与心脾两虚者取合谷、足三里。

（5）心肾不交者取肾俞、涌泉穴。

3. 耳穴

主穴：神经衰弱区、神经衰弱点、皮质下、催眠点、失眠点、心、神门、枕。配穴：脾、肝、胆、胃。随症加减：多梦加耳背肾，早醒加耳背肾，肝郁化火加肝、胆以疏肝利胆，胃气失和加脾、胃以健脾和胃，心肾不交加心、肾以养心安神、水火相济，心脾两虚加心、肝、脾，补益心脾。

4. 罐法

1）平衡火罐

取心俞、膈俞、肾俞及胸至段脊柱两侧膀胱经循行线、华佗夹脊穴。如失眠严重、多汗加涌泉、劳宫穴；头痛、头晕甚者，加太阳穴。

2）一般罐法

火罐：取穴心俞、内关、三阴交。心肾不交加肾俞、太溪；心脾两虚加脾俞、足三里；肝郁化火加肝俞、太冲。选取大小适宜的玻璃罐，用闪火法或投火法排气，先拔主穴，后拔次穴，留罐 10 ~ 15 分钟，亦可结合针罐治疗，心肾不交和心脾两虚型用留针或出针罐法；肝郁化火用针络或叩刺罐法，每日治疗 1 次。

走罐：①取背俞穴心俞至脾俞；②肺俞至肝俞；③厥阴俞至肾俞。大椎穴每组必加。患者取俯卧位，暴露背部，用凡士林或液状石蜡、植物油涂抹背俞穴部位。选用中号或大号玻璃罐，用闪火法吸拔于皮肤上，心脾两虚者采用第①组穴，走罐至皮肤微红为度，然后将罐留在心俞（双）、大椎两穴 15 分钟；心肾不交者采用第③组穴，走罐至皮肤潮红充血为度，然后将罐留于肾俞（双）、大椎两穴 10 分钟；肝郁化火者采用第②组穴，走罐至皮肤出现淤斑、淤点为度，然后将罐停留于肝俞（双）、大椎两穴 5 分钟。隔日施术 1 次，10 次为 1 个疗程。

3）复合罐法

药罐——敷药罐法：涌泉（双）。

操作：选取大小适宜的火罐，吸拔于涌泉穴上，留罐 10 ~ 15 分钟。起罐后，取朱砂 3 ~ 5 g，研成细末，用干净布一块，涂药糊少许，将朱砂均匀黏附于上，然后外敷涌泉穴，以胶布固定数小时。

按摩罐：取心俞、膈俞、肾俞和胸至低段脊柱两侧，两侧膀胱经内侧循行线及周荣穴。

操作：以拇指指腹在心俞、膈俞、肾俞上进行点、揉按摩，每穴 3 ~ 5 分钟，然后于两侧膀胱经上各拔罐 4 只（均匀分布），留罐 30 分钟，起罐后在周荣穴上再拔罐 30 分钟。每周治疗 2 次，6 次为 1 个疗程。

针罐——刺络罐法：①大椎、神道、心俞、肺俞；②身柱、灵台、脾俞、肾俞；③中院、内关、三阴交。

操作：三组穴位交替使用，每次用一组穴，先行局部常规消毒，然后用三棱针点刺，刺后立即加拔火罐，留罐 10 ~ 15 分钟。起罐后擦净血迹、消毒，一般不需纱布覆盖。隔日治疗 1 次。

5. 五行音乐

《黄帝内经》提出"五音疗疾"的理论，中医通过五音调理情志历史悠久。五音疗法，就是根据中医传统的阴阳五行理论和五音对应，用宫、商、角、徵、羽对应脾肺肝心肾五脏，通过五种不同音调的音乐来治疗疾病。根据五音对应五脏的属性，对于肝气郁结，怒伤肝等肝胆疾病应该选择角调式曲目，如《草木青青》《春江花月夜》；心气不足用徵调式曲目，如《喜相逢》《百鸟朝凤》；思伤脾致脾气虚、脾胃不和者可选宫调式曲目，如《秋湖月夜》《花好月圆》；忧伤肺所致肺气虚，肺失宣降所致咳喘，可选商调式曲目，如《阳关三叠》《黄河大合唱》；肾气虚、肾不纳气所致的咳喘，可选择羽调动式曲目，如《昭君怨》《塞上曲》等。此外，辅以诱导睡眠的方法如睡前散步、睡前做放松气功、热水泡脚、静听单调的声音、默念数字、聆听音乐或催眠曲等。睡前禁止饮用刺激性饮料，如浓茶、咖啡、可乐等。饮食有节，忌过饥过饱环境安静避免噪声。

6. 雷火灸贴补虚法（阳虚体质）

总体特征：阳气不足，以畏寒怕冷、手足不温等虚寒表现为主要特征。

形体特征：肌肉松软不实。

常见表现：平素畏冷，手足不温，喜热饮食，精神不振，舌淡胖嫩，脉沉迟。

心理特征：性格多沉静、内向。

发病倾向：易患痰饮、肿胀、泄泻等病邪易从寒化。

对外界环境的适应能力：耐夏不耐冬；易感风、寒、湿邪。

（1）雷火灸灸疗部位：头顶部、额部、胸部、腹部、百会穴、上星穴、涌泉穴、神阙穴、双耳等穴位。

（2）操作方法：患者仰卧位，用摆阵法，首先用8个双孔盒，每个插入一个点燃的雷火灸条入盒孔内。横摆一个双孔盒在腹前正中带脉上，然后腹前中部左右各直摆一个双孔盒，涌泉穴各一个，胸部中间一个，由天突穴放置至膻中穴，其他两个双孔盒摆在左右两旁，用毛巾盖好8个双孔盒。温灸15~20分钟，用雷火灸灸上星至百会，以及整个头部，并用左手轻轻叩击头皮灸至头皮发热。最后灸双耳部发热为度，最后灸大椎穴位，每天灸1次，7天为1个疗程，1~2个疗程即可。

（3）灸语：失眠阳虚体质的治疗，由腹部、胸部灸至头耳部，首先调理脏腑气血，温中补气，提供精血以供养大脑。神阙穴受药物的刺激和吸收，激发经络之气，可疏通经络，调和气血和畅，促进肠蠕动恢复，起益气健脾、调畅气机的功用，而改善胃肠功能障碍之症状。刺激神阙可以兴奋脐部皮肤上的各种神经末梢，促进血液循环，调整自主神经功能，提高免疫力，改善各脏腑器官的活动功能，从而改善睡眠状况。大椎穴，属督脉与阳经之穴位，为督脉经血，督脉具有维持人体元气、统摄全身阳气的作用，振奋一身阳气，可充分调动全身气血，发挥强身健体的功效。古医书中记载：灸大椎穴一方面具有补虚扶正、解表宣肺、通表宣肺、通阳散寒的功效，能够改善阳虚症状；另一方面具有宣肺热邪功效，可发挥清热之效。再叩击头耳部，疏通头部经络血脉，使脑部血流通畅，心神交汇而神自安，失眠则愈。

灸后进行穴位贴敷：主要是大椎、肺俞、至阳、脾俞、肾俞、足三里，如伴有心脾两虚型选神门穴、三阴交。灸贴补虚法是一种阴阳共调、虚补实泻、标本兼顾的治疗方法。

7. 全息经络刮痧联合耳穴贴压（肝郁化火证）

肝郁化火证：心烦不能入睡，烦躁易怒，胸间胁痛，头痛面红，目赤，口苦，便秘，尿黄。舌红苔黄，脉弦数的一种中医证型。

全息经络刮痧强调辨证基础上取经选穴，是指用边缘钝滑的器具，在人体局部皮肤上沿着经络运行的方向，进行一定方向的刮拭刺激，达到疏通经络的效果。中医认为，刮痧可开腠理、行气血、除邪气，通过局部的刺激传到相应的脏腑，起到调节脏腑的整体作用。刮痧可以促进局部血流运行，缩短睡眠潜伏时间、提高睡眠效率、改善睡眠质量，操作简便、不良反应少，患者接受度高。全息穴区（每次治疗选1~2个全息区）头部或者耳部刮痧：额旁1带，额顶带后1/3。顶颞后斜带下1/3。早刮全头部。颈部：颈椎头部对应区。背部：脊椎心脏、肝脏对应区。手足部：手第二掌骨桡侧头穴、肺心穴。手掌中指、食指。晚刮全足底、足部大拇指。经络穴位：头颈部：胆经——双侧风池。奇穴——四神聪、双侧安眠。背部：膀胱经——双侧心俞、脾俞、肾俞。胸部：上肢有心经——双侧神门，下肢有脾经——双侧三阴交。肝经行火穴：行间和太冲。根据患者具体情况辨证选穴。3~5天1次。

现代人常因工作生活压力及情绪等因素，影响肝脏的正常生理功能，导致肝脏疏泄功能受损，肝气郁滞，郁而化火，灼伤津液，耗伤阴气，引起阴阳失衡，引发不寐；或藏血功能受损，气血不足，气机流动受阻，血不养神，引发不寐；或藏魂功能受损，魂归于肝，方神静得寐，肝气郁滞、肝血不足可致肝不安魂，引发不寐。肝主疏泄，可畅情志调气机。情志不遂则可致肝气郁结，气郁化火，火炽伤阴，阴不足则阳有余，终致阳不入阴。阴阳不和，故为失眠，此为失眠之总病机。治未病防治观正是通过调整人体阳气运行与自然界消长规律同步来调治失眠，恢复睡眠节律。

耳尖放血：《素问·血气形志篇》曰："凡治病，必先去其血"。同理，防其病也须去其血，通过放血可以调理阴阳，气血以归平衡。临床观察耳穴放血有增强免疫功能的作用，故有良好的防病作用。在耳尖、肝阳放血，3~5天1次。

失眠症肝郁化火证常选择的耳穴为主穴：耳尖、神门、心、肝、神经系统皮质下、枕、神经衰弱区、神经衰弱点。配穴：多梦区、胆、脾、胃、肾。刺激耳尖可镇静、清脑、明目。神门穴可以通过调节大脑兴奋与抑制，恢复睡眠——觉醒平衡，起到益气养血安神的作用。心主神明，为五脏六腑之主，当心阳不足，则神经衰弱、健忘、身软无力；心阴不足表现为交感神经兴奋为主的神经衰弱，如心悸、多汗等，取心穴可宁心安神。肝主疏泄，肝的性能与人的精神活动和情绪变化有关，失眠症肝郁化火症患者常出现情绪抑郁、易怒等，可以取肝穴以解郁疏肝。神经系统皮质下穴可以调节大脑皮质，升清利窍、益心安神。枕穴可以使异常兴奋的大脑细胞恢复正常，达到安神宁寐的功效。神经衰弱区、神经衰弱点为利眠两要穴，神经衰弱区可使入睡快，并治疗多梦；神经衰弱点可使睡眠深沉、延长睡眠时间，提高睡眠效果。患者多梦可配多梦区；噩梦易惊、神经衰弱时取胆穴，以镇静安神；胃不和则卧不安，脾胃失调、消化功能减退时可取脾、胃以和胃安眠；肾气虚，腰酸腿软，肢体无力，健忘、头昏耳鸣时，取肾穴可补脑益心神，以交通心肾，阴阳上下互为制约，脏腑功能得以平衡，故选择耳尖、神门、心、肝、神经系统皮质下、枕、神经衰弱区、神经衰弱点这 8 个主穴进行耳穴贴压，依据患者症状辨证取多梦区、胆、脾、胃、肾。

如伴有肩颈痛采用全息经络刮痧法。刮痧板选取玉石刮痧板，辨证选穴主要全息穴区（每次治疗选 1~2 个全息穴区）。头部：顶后斜带（对侧），顶枕带上 1/3；背部：颈椎区；手足部：手部第三掌颈椎区、手部第二掌骨桡侧颈穴、足内侧的颈椎区等穴。经络穴位有颈肩部：督脉——风府至身柱；胆经——双侧风池至肩井；膀胱经——双侧天柱至大杼；阿是穴——疼痛局部。背部：小肠经—双侧天宗；上肢：大肠经——双侧曲池；三焦经——双侧外关、中渚。下肢：胆经——双侧阳陵泉至悬钟等穴区。

（邹学敏、王文楠、张利君）

参考文献

[1] 赵时碧. 中国雷火灸疗法 [M]. 上海：上海远东出版社，2018.

[2] 常小荣，刘密，刘迈兰. 抗疫后防线新型冠状病毒肺炎中医药适宜技术指导手册 [M]. 北京：中医古籍出版社，2020.

[3] 吴小玲，邹学敏. 让呼吸畅起来 [M]. 北京：科学出版社，2020.

[4] 王辉，张庆军，李小丽. 盐酸氨溴索联合康复训练对慢阻肺的临床疗效及其对患者肺功能的影响研究 [J]. 海南医学院学报，2020，26（5）：351-354.

[5] 张秀勤，郝万山. 全息经络刮痧宝典 [M]. 北京：北京出版社，2020.

[6] 林红，杨殿兴. 中国民间拔罐疗法 [M]. 成都，四川科学技术出版，2008.

[7] 田从豁，彭冬青. 中国贴敷治疗学 [M]. 北京：中国中医药出版社，2010.

[8] 盛海燕，朱云燕，朱宜青，等. 择时平衡罐疗法在痰浊阻肺型慢性阻塞性肺病患者中的应用效果 [J]. 当代护士（上旬刊），2021，28（10）：119-121.

[9] 陈柘芸. 灸法在胃脘痛治疗中的应用研究进展 [J]. 护理研究，2020，34（8）：1394-1398.

[10] 黄雯莉. 雷火灸联合西药治疗脾胃虚寒型胃炎的临床观察 [J]. 中国民间疗法，2020，28（15）：67-69.

[11] 齐瑞霞，蒋争艳. 雷火灸治疗胃脘痛的研究进展 [J]. 中医药信息，2022，39（7）：77-80.

[12] 李香萍，廖文霞，黄燕，等. 中药热奄包联合穴位贴敷对胃脘痛患者症状改善及生活质量的影响 [J]. 中国医学创新，2022，19（26）：108-111.

[13] 许向前，王宇亮，铃陪国，等. 热奄包加十二味胃康丸联合注射用泮托拉唑钠治疗寒热错杂型胃脘痛50例 [J]. 中医研究，2020，33（1）：17-19.

[14] 刘继洪. 耳穴诊疗入门 [M]. 北京：中国中医药出版社，2020.

[15] 王晓艳，李志华. 中医穴位贴敷技术对癌症患者化疗后恶心呕吐的防治效果 [J]. 四川中医，2019，37（1）：189-190.

[16] 周先阳，马丽，吴勇，等. 脾胃培元散穴位贴敷防治乳腺癌化疗后消化道反应的临床研究 [J]. 湖南师范大学学报（医学版），2022，19（4）：62-65.

［17］钟枢才. 新世纪全国高等中医药院校创新教材：杵针学［M］. 北京：中国中医药出版社，2006.

［18］梁繁荣. 针灸推拿学［M］. 北京：中国中医药出版社，2016.

［19］刘继洪. 耳穴诊疗入门［M］. 北京：中国中医药出版社，2020.

［20］盛海燕，高丽云. 中药足浴联合平衡火罐改善慢性阻塞性肺疾病失眠患者的疗效探讨［J］. 护理研究，2019，33（20）：3597－3599.

［21］林红，杨殿兴. 中国民间拔罐疗法［M］. 成都：四川科学技术出版，2008.

［22］柏丁兮，高静，江小林，等. 五音配五色音乐疗法改善老年肝肾阴虚型失眠患者睡眠质量及日间疲劳的效果［J］. 中华中医药杂志，2023，38（4）：1853－1860.

［23］王健，庄贺，朱雯燕，等. 五音调神法在脑卒中后抑郁继发性失眠患者中的应用［J］. 护理研究，2022，36（1）：114－117.

［24］唐志芳，钟美容，潘晓日，等. 雷火灸配合耳穴贴压干预老年人心脾两虚型失眠60例效果观察［J］. 湖南中医杂志，2020，2（2）：98－99转109.

［25］纪秋露，林如，庄灼梅，等. 雷火灸临床研究现状及热点的文献计量学分析［J］. 内蒙古中医药，2020，39（1）：154－156转168.

［26］蒋倩，李芳. 灸贴补虚法干预慢性阻塞性肺疾病合并失眠［J］. 中医学报，2021，36（2）：435－440.

［27］国家中医药管理局医政司. 中医病证诊断疗效标准（中华人民共和国中医药行业标准）［M］. 北京：中国中医药出版社，2020.

［28］刘凤选，梅御寒，刘芝修. 耳部全息铜砭刮痧方法的临床应用［J］. 中国护理管理，2019，19（10）：1445－1448.

［29］张秀勤，郝万山. 全息经络刮痧宝典［M］. 北京：北京出版社，2020.

［30］薛定明. 中国耳穴［M］. 北京：中医古籍出版社，1994.

［31］黄丽春. 耳穴治疗学［M］. 2版. 北京：科学技术文献出版社，2017.

［32］张秀勤，郝万山. 全息经络刮痧宝典［M］. 北京：北京出版社，2020.

第五章　中医食疗在呼吸系统疾病中的应用

一、感冒

感冒的病位在卫表肺系，应因势利导，从表而解，采用解表达邪的食疗原则。风寒感冒者宜以辛温发汗解表为食疗原则，风热感冒者宜以辛凉解表为食疗原则，暑湿感冒治疗应以清暑、祛湿、解表为主，体虚感冒治疗又当以补益兼解表为原则。

（一）风寒束表

【食疗方法】辛温解表。

【推荐食疗方】

（1）姜糖苏叶饮（《本草汇言》）：苏叶、生姜各 3 g，红糖 15 g。生姜、苏叶洗净切成细丝，放入锅内，以沸水冲泡，加盖温浸 10 分钟即成，每日 2 次，乘热顿服。

（2）葱豉黄酒汤（《孟诜方》）：豆豉 15 g，葱须 30 g，黄酒 50 g。豆豉加水 1 小碗，煎煮 10 分钟，再加洗净的葱须，继续煎 5 分钟，最后加黄酒，出锅。每日 2 次，热服。

（二）风热犯表

【食疗方法】辛凉解表。

【推荐食疗方】

（1）薄荷豆豉粥：薄荷 6 g，淡豆豉 6 g，粳米 60 g。先将薄荷、淡豆豉另煎，煮开后继续煎煮 10 分钟即可，去渣取汁，备用。粳米煮粥，米烂时兑入药汁，同煮为粥。每日 1 剂，每日 2 次，热服，3 天为 1 个疗程。

（2）葛根粥（《食医心鉴》）：葛根 30 g，粳米 60 g。先煮葛根 30 g，去渣，以药汁下米煮粥，乘热顿服。

（三）暑湿伤表

【食疗方法】清暑祛湿解表。

【推荐食疗方】绿豆粥（《普济方》）：绿豆 50 g，粳米 250 g，冰糖适量。将绿豆、粳米淘洗干净，入锅，用武火烧沸，转用文火煮至米熟成粥；将冰糖入锅，加入少许水，用文火熬成冰糖汁，加入粥内，搅拌均匀即可。

（四）气虚感冒

【食疗方法】益气解表。

【推荐食疗方】煎枣汤（《备急千金要方》）：大枣 20 个，葱白 7 茎（连须）。大枣洗净，用水泡软；葱白洗净，连须备用。把大枣放入锅内，加水适量，大火烧开，煮 20 分钟再加入葱白，用小火煮 10 分钟即成。温服，每日 1 次，吃枣喝汤。

（五）阴虚感冒

【食疗方法】滋阴解表。

【推荐食疗方】葱白七味饮（《外台秘要》）：葱白 9 g，葛根 9 g，淡豆豉 6 g，麦冬 6 g，地黄 9 g，生姜 6 g。以上六物用水 500 mL，武火煮沸，再用文火煮约半小时即可。

二、咳嗽

外感咳嗽，治宜祛邪利肺。因肺居高位，用药宜清扬，以使药力易达病所；宜重视化痰顺气，痰清气顺，肺气宣畅，则咳嗽易愈。内伤咳嗽，以邪实为主者，治宜祛邪止咳；以本虚为主者，治宜补肺养正。

（一）外感风寒

【食疗方法】疏风散寒宣肺。

【推荐食疗方】

（1）苏杏汤：紫苏、杏仁各 10 g，捣成泥，生姜 10 g 切片，共煎取汁去渣，调入红糖再稍煮片刻，令其溶化。每日分二三次饮用。

（2）姜汁糖：生姜 10 g 洗净切片，用白纱布绞汁去渣。将红糖放入锅内加入姜汁，添少许水。将锅置文火上，烧至红糖溶化、黏稠起丝时停火。在一搪瓷盆内涂上热素油，再将熬化的糖汁倒入搪瓷盆内摊平，稍冷后用小刀划成 2 cm 见方的小块即成。每日空腹时服 2 次，每次 5 块。

（二）外感风热

【食疗方法】疏风清热肃肺。

【推荐食疗方】桑菊杏仁饮：桑叶 10 g，菊花 10 g，杏仁 10 g，共煎取汁，再调入白砂糖。酌量代茶饮。

（三）外感风燥

【食疗方法】疏风清肺润燥。

【推荐食疗方】桑杏饮：桑叶 10 g，杏仁 6 g，天花粉 10 g，梨皮 20 g，煎汤取汁。热服，日服 3 次。

（四）内伤肝火

【食疗方法】清肺平肝降火。

【推荐食疗方】丝瓜花蜜饮：丝瓜花 10～20 g 洗净，放入茶杯内，以沸水冲泡，密闭 10 分钟，调入蜂蜜。趁热顿服，1 日 3 次。

（五）痰湿蕴肺

【食疗方法】健脾燥湿化痰。

【推荐食疗方】橘红糕：橘红 10 g 研成细末，与白糖 200 g 和匀为馅，米粉 500 g 以水少许润湿，放蒸屉布上蒸熟，后压实，切为夹心方块米糕。不拘时酌量食用。

（六）痰热郁肺

【食疗方法】清热化痰肃肺。

【推荐食疗方】生芦根粥（《食医心鉴》）：取新鲜芦根 100～150 g，洗净后切成小段，与竹茹 15～20 g 同煎，取汁去渣，再与粳米同煮为稀粥。粥欲熟时加入生姜 2 片，稍煮即可。凉时食用，每日两次，3～5 日为 1 个疗程。

（七）寒饮犯肺

【食疗方法】温肺化饮。

【推荐食疗方】姜汁甘蔗露：取生姜汁一茶匙，甘蔗汁一杯混合，炖至温热即成。趁热服下，日服 2 次。

（八）肺阴亏损

【食疗方法】养阴润肺。

【推荐食疗方】沙参百合饮：沙参10 g，百合15 g，共煎取汁。酌量缓缓饮用。

（九）肺气不足

【食疗方法】补益肺气。

【推荐食疗方】山药杏仁粥：山药500 g，切片煮熟，晒干碾成粉；粟米250 g炒香，磨成细粉；杏仁100 g，炒令过熟，去皮尖，切碎为末，将三者一起混匀。食用时取混合粉放入适量酥油，每次用10 g煮粥，空腹时服。

三、哮病

以"发时治标，平时治本"为基本原则。发时攻邪治标，祛痰利气：寒痰宜温化宣肺，热痰当清化肃肺，寒热错杂者当温清并施，表证明显者兼以解表，属风痰者又当祛风涤痰；反复日久，正虚邪实者，又当扶正祛邪。若发生喘脱危候，当急予扶正救脱。平时应扶正治本：阳虚者应予温补，阴虚者则予滋养，分别采用补肺、健脾、益肾等法。饮食宜清淡，忌肥甘厚腻、辛辣甘甜、海鲜发物等。

（一）发作期

1. 寒哮

【食疗方法】宣肺散寒，化痰平喘。

【推荐食疗方】干姜甘草饮（《伤寒论》）：干姜5 g，甘草10 g，水煎去渣，代茶饮，温服。

2. 热哮

【食疗方法】清热宣肺，化痰定喘。

【推荐食疗方】五汁饮：鲜西瓜皮100 g，鲜荷叶20 g，鲜茅根30 g，鲜竹叶心20 g，鲜荸荠茎10 g。煎汁，去渣，频频服用。

3. 寒包热哮

【食疗方法】解表散寒，清化痰热。

【推荐食疗方】杏仁粥（《食医心鉴》）：杏仁（去皮尖）15 g，粳米100 g。将粳米放入锅内，加水煮至熟，再放入杏仁煮即可。每日1次，5天为1个疗程。

4. 风痰哮

【食疗方法】祛风涤痰，降气平喘。

【推荐食疗方】橘皮粳米粥《调疾饮食辩》：干橘皮20 g（或鲜者40 g），粳米100 g，先煎取橘皮汤，再与粳米共煮成稀粥。日服两次。

5. 虚哮

【食疗方法】补肺纳肾，降气化痰。

【推荐食疗方】参苓粥（《圣济总录》）：党参30 g，茯苓30 g，生姜5 g，粳米120 g。将党参、生姜切薄片，茯苓捣碎泡半小时，煎取药汁两次，用粳米同煮粥，一年四季常服。

（二）缓解期

1. 肺脾气虚

【食疗方法】健脾益气，补土生金。

【推荐食疗方】茯苓大枣粥（《百病饮食自疗》）：茯苓粉30 g，粳米60 g，大枣10 g，白糖适量。将大枣去核，浸泡后连水同粳米煮粥，粥成时加入茯苓粉拌匀，稍煮即可。服时加白糖适量，每日2~3次。

2. 肺肾两虚

【食疗方法】补肺益肾。

【推荐食疗方】山茱萸粥（《粥谱》）：山茱萸15~20 g，粳米100 g，白糖适量。先将山茱萸洗净，去核，再与粳米同入砂锅内煮粥，待粥将熟时，加入白糖稍煮即可。每日1~2次，3~5天为1个疗程，发热期间或小便淋涩者，均不宜食用。

四、喘证

喘证患者因呼吸困难，故应避免空气的污染带来的刺激。吸烟能加剧气喘，酒能助火生痰，因此要戒烟、酒。无论实喘、虚喘，饮食宜清淡为主，宜食易消化、富含维生素、高营养食物，如蔬菜、水果。不宜过食毛笋、姜、葱、椒等辛辣、油腻食物；忌食海腥，如黄鱼、带鱼、虾、蟹等；忌食过甜、过咸的食物。生活有节，早睡早起，劳逸适宜，吸取新鲜空气。

（一）实喘

1. 风寒袭肺

【食疗方法】宣肺散寒。

【推荐食疗方】苏杏汤：紫苏、杏仁各10 g，捣成泥，生姜10 g切片，共煎取汁去渣，调入红糖再稍煮片刻，令其溶化。每日分二三次饮用。

2. 表寒肺热

【食疗方法】解表清里，化痰平喘。

【推荐食疗方】杏仁粥（《食医心鉴》）：杏仁（去皮尖）15 g，粳米100 g。将粳米放入锅内，加水煮至熟，再放入杏仁煮即可。每日1次，5天为1个疗程。

3. 痰热郁肺

【食疗方法】清热化痰，宣肺平喘。

【推荐食疗方】丝瓜花饮（《滇南本草》）：取丝瓜花10 g，冰糖适量，放入茶杯中，用开水冲泡，温浸10分钟后即可饮用。代茶饮，每日3次，5天为1个疗程。

4. 痰浊阻肺

【食疗方法】祛痰降逆，宣肺平喘。

【推荐食疗方】萝卜饼（《清宫食谱》）：白萝卜250 g，面粉250 g，猪瘦肉100 g，油、葱、姜、盐各适量。白萝卜洗净切细丝，猪肉剁细，放入油、葱、姜、盐各少许，共调为馅，面粉加水制成皮，制成小饼，油锅烙熟。空腹食用，每日 2 次，3 天为 1 个疗程。

5. 肺气郁痹

【食疗方法】开郁降气平喘。

【推荐食疗方】橘皮粥（《调疾饮食辩》）：橘皮 20 g，粳米 60 g。橘皮煎汁去渣，与粳米共煮。或单以粳米煮粥，待粥成时加入橘皮末 3 g，煮至粥成。空腹食用，每日 1~2 次，5 天为 1 个疗程。

（二）虚喘

1. 肺脏虚损

【食疗方法】补肺益气养阴。

【推荐食疗方】白醋鲤鱼（《食医心鉴》）：鲤鱼 1 条，生姜 10 g，蒜 10 g，韭菜 10 g，白醋适量。将鲤鱼去除鳃鳞内脏，洗净，切块，先用植物油煎至焦黄，烹上酱油少许，加糖、黄酒各适量，添水煨至熟烂，收汁后，盛平盘，上浇撒姜、蒜、韭菜碎末和醋少许，即可食用。

2. 肾虚不纳

【食疗方法】补肾纳气。

【推荐食疗方】参桃汤（《古今医鉴》）：人参 6 g，核桃仁 2 枚，以上二味水煎，加生姜 3 片、大枣 2 枚。每晚临睡时服汤并食核桃仁、人参、大枣。

3. 正虚喘脱

【食疗方法】扶阳固脱，震慑肾气。

【推荐食疗方】羊肾酒（《验方新编》）：羊肾 2 个，沙蒺藜 60 g，肉桂 60 g，淫羊藿 60 g，薏苡仁 60 g，白酒 1 500 mL。将沙蒺藜隔纸微炒；淫羊藿用铜刀去边毛，用油拌炒。将所有原料共捣碎，置于瓶中，加酒浸泡，盖好。7 日后开取，去渣备用。每次 10~20 mL，每日 1 次。

五、肺胀

发作期，饮食以清淡、易消化为原则。饮食物不可太咸，否则因水钠潴留可致支气管黏膜更加充血、水肿，产生咳嗽、气喘症状。忌油炸、易产气的食物。

（一）外寒里饮

【食疗方法】温肺散寒。

【推荐食疗方】姜糖饮（《本草汇言》）：生姜 10 g，饴糖 15 g。洗净生姜，切丝，放入瓷杯内，以沸水冲泡，盖上盖温浸 5 分钟，再调入饴糖即可。服法可不拘时间和次数。

（二）痰浊阻肺

【食疗方法】化痰降气，健脾益肺。

【推荐食疗方】莱菔子粥（《寿世青编》）：莱菔子末 15 g，粳米 100 g。将莱菔子末与粳米同煮成粥，早晚温热食用。

（三）痰热郁肺

【食疗方法】清肺化痰，降逆平喘。

【推荐食疗方】贝母粥（《资生经》）：粳米 100 g 煮粥，将熟时加入川贝母粉末 5～10 g 和适量冰糖（或白糖），煮沸即可食用。

（四）痰蒙神窍

【食疗方法】涤痰、开窍、息风。

【推荐食疗方】山楂萝卜排骨汤：山楂 50 g，白萝卜 150 g，排骨 100 g。先将排骨煮熟，再入山楂、白萝卜同煮至熟烂即成。

（五）肺肾气虚

【食疗方法】补肺纳肾，降气平喘。

【推荐食疗方】参枣汤（《十药神书》）：人参 6 g，大枣 10 枚。将人参、大枣洗净，放入锅内，加清水，以武火烧开后改用文火，继续煎煮 15 分钟即可。每日 3 次，10 天为 1 个疗程。

（六）阳虚水泛

【食疗方法】温肾健脾，化饮利水。

【推荐食疗方】加味干姜粥：干姜 5 g，茯苓 10 g，甘草 3 g，一起入锅煎取汁去渣，再与粳米 100 g 同煮为稀粥。每日分 2 次服。

六、肺痨（肺结核）

肺结核为慢性消耗性疾病，宜食补益形体的食物，主要在于增强体质，增强抗感染能力。宜多吃猪羊肺等脏器。宜食肉、蛋、豆、乳制品及具有祛痰、润燥、生津、健脾、补肾、养肺的食物。忌温热香燥、辛辣刺激的食物，以免刺激气管，加重咳嗽，诱发咯血。限食生冷之品，例如雪糕、冷饮等。忌食过甜、过咸食物。

（一）肺阴亏损

【食疗方法】滋阴润肺。

【推荐食疗方】银耳粥（《刘涓子鬼遗方》）：银耳 10 g，粳米 100 g，大枣 5 枚。将银耳洗净，泡 4 小时，粳米、大枣先下锅，水沸后加银耳及适量冰糖同煮成粥。每日 2 次，7 天为 1 个疗程。

（二）阴虚火旺

【食疗方法】滋阴降火。

【推荐食疗方】百合鸡蛋汤（《本草再新》）：百合 100 g，加水 3 碗煎煮至 2 碗，鸡蛋去蛋白，倒入百合中搅匀，加冰糖稍煮。每日 1 次。

（三）气阴耗伤

【食疗方法】益气养阴。

【推荐食疗方】人参银耳汤（《中国药膳辨证治疗学》）：人参 5 g，银耳 10 g，冰糖 10 g。先将银耳温水发胀，人参切片，与冰糖同时入锅，加水适量，小火煎煮 2 小时以上即成。每日早晚空腹服食，10 天为 1 个疗程。

（四）阴阳虚损

【食疗方法】滋阴补阳。

【推荐食疗方】海参粥（《老老恒言》）：海参 30 g，粳米 100 g，姜、葱、盐各适量。先将海参浸透发好，剖洗干净，入沸水焯一下，捞出切成片。粳米洗净，加水适量，与海参片同煮为粥，待熟时放入适量姜、葱、盐调味。每日 2 次。

（邹学敏、王文楠、张利君）

参考文献

[1] 施洪飞，方泓. 全国中医药行业高等教育"十四五"规划教材：中医食疗学［M］. 北京：中国中医药出版社，2021.

第六章　康复训练在呼吸系统疾病中的应用

一、八段锦

八段锦是由八种不同动作组成的健身术，故名八段锦，因为这种健身法可以强身益寿、祛病除病，效果甚佳，犹如给人们展示一幅绚丽的锦缎，故称为锦。八段锦包括八节连贯的健身法，具体内容如下：双手托天理三焦；左右开弓似射雕；调理脾胃须单举；五劳七伤望后瞧；摇头摆尾去心火；两手攀足固肾腰；攒拳怒目增气力；背后七颠百病消。八段锦有八组动作，侧重点各不相同，可以从歌诀中看出。例如"双手托天理三焦"即双手托天的动作，对调理三焦功能有益。两手托天，全身伸展，又伴随深呼吸，一则有助于三焦气机运化，二则对内脏亦有按摩、调节作用，起到通经络、调气血、养脏腑的效果。"左右弯弓似射雕"的动作不但能加强下肢力量的锻炼，还能充分调动上肢的肩、肘、腕等多个关节，增加呼吸深度，达到牵拉肺经，按摩心肺的作用。潘华山研究显示：八段锦锻炼对于改善和提高老年人的呼吸功能有意义。长期的八段锦练习可以使肺活量增大，并且能显著改善呼吸耐力、可以最大限度地增加胸廓容积，从而使肺的吸入气量大幅度增加。同时膈肌上下运度大幅度增加，作为人体最重要的呼吸肌，膈肌功能的改善无疑可起到增加胸腔体积，提高肺通气量的作用。

二、五禽戏

五禽戏是以模仿虎、鹿、熊、猿、鸟五种禽兽的动作形态，练习守、调息（精、气、神）合一以达到调气血、益脏腑、通经络、活筋骨、利关节的健身效果。现代医学研究证明，五禽戏是一种行之有效的锻炼方式。它能锻炼和提高神经系统的功能，提高大脑的抑制功能和调节功能，有利于神经细胞的修复和再生。它也能提高人体的肺功能及心脏功能，改善心肌供氧量，提高心脏排血量，促进组织器官的正常发育。同时还能增强肠胃的活动及分泌功能，促进消化吸收，为机体活动提供养料。朱毅等研究显示：五禽戏能有效改善稳定期慢阻肺患者的肺功能和呼吸困难症状，而且能增强运动能力，调整患者的营养状况，从而能减轻症状，阻止病情发展；缓解或阻止肺功能下降；改善活动能力，提高生活质量；降低病死率；达到慢阻肺稳定期的防治目标。一般来说，练习五禽戏时最好在空气新鲜的环境下，每日 4～5 次，每次 10 分钟即可达到锻炼的效果。

三、六字诀

六字诀最早见于南北朝时梁代陶弘景所著《养性延命录》中，"纳气有一，吐气有六。纳气一者，谓吸也；吐气六者，谓嘘、呵、呼、呬、吹、嘻，皆出气也。吹以去热，呼以去风，嘻以去烦，呵以下气，嘘以散寒，呬以解极"。六字诀，通过特定的发音来引动与调整体内气机的升降出入。以"嘘、呵、呼、呬、吹、嘻"六种不同的特殊发音，分别与人体肝、心、脾、肺、肾、三焦六个脏腑相联系，从而达到调节脏腑气机的作用。慢性阻塞性肺疾病以养为主要目的的长期练习，按五行相生的顺序：嘘—呵—呼—呬—吹—嘻。具体内容：第一式嘘字诀，第二式呵字诀，第三式呼字诀，第四式呬字诀，第五式吹字诀，第六式嘻字诀。方东萍等研究显示："六字诀呼吸操"训练应用于慢性阻塞性肺疾病稳定期患者延续护理，能增加患者 6 分钟步行距离，可以明显改善患者的呼吸困难症状，显著提高患者的运动耐力。

（邹学敏、王文楠、张利君）

参考文献

[1] 吴小玲，邹学敏. 让呼吸畅起来 [M]. 北京：科学出版社，2020.

[2] 潘华山. 八段锦运动负荷对老年人心肺功能影响的研究 [J]. 新中医，2008，40（1）：55－57.

[3] 朱毅，李凝，金宏柱. 五禽戏早期干预对稳定期慢性阻塞性肺疾病患者的影响 [J]. 辽宁中医药大学学报，2010，12（6）：107－110.

[4] 方东萍，刘英，朱秀兰，等. "六字诀呼吸操"在慢性阻塞性肺疾病稳定期患者延续性护理中的应用与效果 [J]. 护理管理杂志，2012，12（11）813－815.